W0258899

Die „Monographien aus dem Gesamtgebiete der Neurologie und Psychiatrie" stellen eine Sammlung solcher Arbeiten dar, die einen Einzelgegenstand dieses Gebietes in wissenschaftlich-methodischer Weise behandeln. Jede Arbeit soll ein in sich abgeschlossenes Ganzes bilden. Diese Vorbedingung läßt die Aufnahme von Originalarbeiten, auch solchen größeren Umfanges, nicht zu.

Die Sammlung möchte damit die Zeitschriften „Archiv für Psychiatrie und Nervenkrankheiten, vereinigt mit der Zeitschrift für die gesamte Neurologie und Psychiatrie" und „Deutsche Zeitschrift für Nervenheilkunde" ergänzen. Sie wird deshalb deren Abonnenten zu einem Vorzugspreis geliefert.

Manuskripte nehmen entgegen

aus dem Gebiete der Psychiatrie:	Prof. Dr. M. Müller Bern, Bolligenstraße 117
aus dem Gebiete der Anatomie:	Prof. Dr. H. Spatz 623 Frankfurt (Main)-Niederrad, Deutschordenstraße 46
aus dem Gebiete der Neurologie:	Prof. Dr. P. Vogel 69 Heidelberg, Voßstraße 2

Die Bezieher des „Archiv für Psychiatrie und Nervenkrankheiten, vereinigt mit der Zeitschrift für die gesamte Neurologie und Psychiatrie", der „Deutsche Zeitschrift für Nervenheilkunde" und des „Zentralblatt für die gesamte Neurologie und Psychiatrie" erhalten die Monographien bei Bezug durch den Buchhandel zu einem gegenüber dem Ladenpreis um 10% ermäßigten Vorzugspreis

MONOGRAPHIEN AUS DEM GESAMTGEBIETE DER NEUROLOGIE UND PSYCHIATRIE
HERAUSGEGEBEN VON
M. MÜLLER-BERN · H. SPATZ-FRANKFURT · P. VOGEL-HEIDELBERG
HEFT 96

DER FRÜHKINDLICHE AUTISMUS

EINE KLINISCHE UND PHÄNOMENOLOGISCH-ANTHROPOLOGISCHE UNTERSUCHUNG AM LEITFADEN DER SPRACHE

VON

GERHARD BOSCH

PRIVATDOZENT FÜR NEUROLOGIE UND PSYCHIATRIE
OBERARZT UND LEITER DER KINDERPSYCHIATRISCHEN ABTEILUNG
DER NERVENKLINIK DER STADT UND UNIVERSITÄT FRANKFURT/MAIN

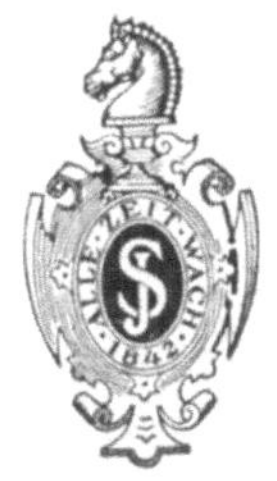

SPRINGER-VERLAG
BERLIN · GÖTTINGEN · HEIDELBERG
1962

Aus der Nervenklinik der Stadt und Universität Frankfurt a. M.
(Direktor: Prof. Dr. J. ZUTT)

ISBN 978-3-540-02884-0 ISBN 978-3-642-86129-1 (eBook)
DOI 10.1007/978-3-642-86129-1

Softcover reprint of the hardcover 1st edition 1962

Library of Congress Catalog Card Number 62 17 869

Druck: Konrad Triltsch, Graphischer Großbetrieb, Würzburg

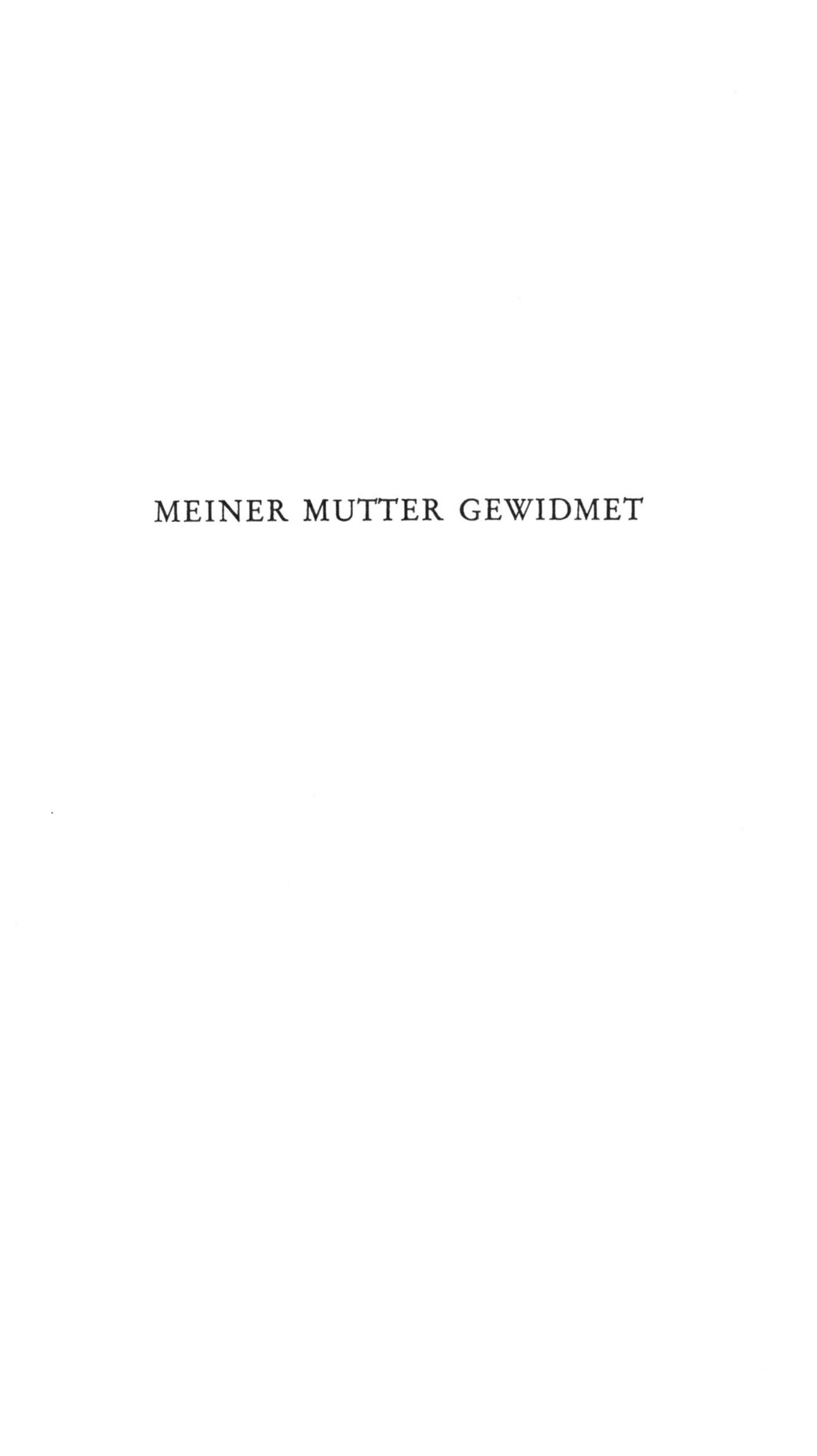

MEINER MUTTER GEWIDMET

Vorwort

Es sind einige Worte zum rechten Verständnis und einige Worte des Dankes, die ich dieser Studie voranstellen möchte. Für mich selbst ist es ein erster Versuch, die vielen, in langjährigem und engem Umgang mit diesen autistischen Kindern gewonnenen Erfahrungen theoretisch zu einem Bilde zusammenzufügen. Ich habe deshalb die Darstellung der Fälle vorangestellt, um diesen Werdegang vom Leser nachvollziehen zu lassen und um die rechte Proportion zwischen der Breite und Fülle der Erfahrung und der notwendigen Abgrenzung und Abstraktion der Theorie deutlich zu machen. Dabei kam es mir allerdings darauf an, durch viele, in den Text eingefügte Beobachtungen immer wieder auch den umgekehrten Weg von den mit Hilfe einer anthropologisch-phänomenologischen Methode gewonnenen Einsichten zurück zur klinischen Beobachtung zu gehen. Damit sollte gezeigt werden, daß diese Ergebnisse die „natürliche", im Umgang mit abnormen Kindern gewonnene Erfahrung gerade nicht verstellen oder ausklammern, sondern als besonders wertvollen und aussichtsreichen Zugangsweg bestätigen. Anthropologisch ist die Methode insofern zu nennen, als zunächst eine Bestimmmung der Region des Daseins angestrebt wird, deren Strukturen und Gehalte bei autistischen Kindern in spezifischer Weise abgewandelt sind und dann erst die Herausarbeitung der Phänomene in ihrem jeweiligen regionalen Bezug. Wenn ich mich dabei zu Beginn einer antithetischen Form der Darstellung bedient habe, so nicht zum Zwecke einer Abwertung anderer theoretischer Einstellungen und Methoden, sondern zur klareren Herausarbeitung des eigenen Denkweges. Ich bin davon überzeugt, daß mit Gewinn auch der frühkindliche Autismus unter verschiedenen Aspekten erforscht werden kann, aber nur dann, wenn diese Ansätze jeweils methodisch rein durchgehalten werden. Mit einem eklektischen Vermengen der Gesichtspunkte ist zwar noch ein Beifall zu gewinnen, aber kaum eine weiterführende Erkenntnis und tragfähige Arbeitshypothese.

Die Arbeit ist im November 1960 abgeschlossen worden. Bis auf kleine Einfügungen und eine Ergänzung des Literaturverzeichnisses habe ich vor der Drucklegung keine Änderungen vorgenommen. Inzwischen erschienene Arbeiten haben zwar die Kasuistik vermehrt, nosologische Fragen diskutiert, aber meinen Ansatz nicht wesentlich berührt oder in Frage gestellt.

Der Abstand, den ich selbst in dieser Zeit von meiner Studie gewinnen konnte, hat mir aber deutlicher bewußt gemacht, als es während der Ausarbeitung der Fall war, in wie enger und im einzelnen gar nicht abzugrenzender Weise ich in Beziehung zu dem mich umgebenden Arbeitskreise gestanden habe. In diesem Sinne verdanke ich an Belehrung und Anregung das meiste meinem verehrten Lehrer, Herrn Prof. Zutt. Die Ausarbeitung seiner anthropologischen Konzeption habe ich während meiner Jahre an der Frankfurter Klinik bei vielen Gelegenheiten, die von der alltäglichen klinischen Arbeit bis zum eingehenden persönlichen Gespräch reichen, miterleben dürfen. Viele wertvolle Anregungen und kritische Einwände, vorwiegend in kinderpsychiatrischen und sprachpsychologischen Fragen, verdanke ich Herrn Prof. v. Stockert, sowie eine unmittelbare Beziehung zur daseinsanalytischen, verstehend-anthropologischen und psychotherapeutischen Forschung bei Erwachsenen einem kleinen Arbeitskreise mit befreundeten Kollegen der eigenen und benachbarten Universitätsnervenkliniken. Durch ihre lebendigen, genauen Beobachtungen und ihr Verständnis für meine Fragestellungen hat die frühere Jugendleiterin unserer Kinderabteilung, Fräulein Charlotte Spath, mir sehr viel geholfen, desgleichen die beiden psychologischen Mitarbeiter, Fräulein Dipl. Psych. A. Eikel und Herr Dr. phil. H. Sennewald, die auf Grund eines Stipendiums der Deutschen Forschungsgemeinschaft bei uns tätig sein konnten. Meine liebe Frau schließlich hat mir durch Mithilfe, Entlastung, Verständnis und viel Geduld immer zur Seite gestanden.

Inhaltsverzeichnis

I. Einleitung

Fast gleichzeitig und wohl unabhängig voneinander haben KANNER (1943) und ASPERGER (1944) die Aufmerksamkeit auf Fälle ihres kinderpsychiatrischen Krankengutes gelenkt, bei denen sich von frühester Kindheit an eine tiefgreifende Störung in der Beziehung zur Mitwelt oder mit den Worten KANNERs „an inability to relate themselves in the ordinary way to people and to situations from the beginning of the life" zeigte. Sie bezeichneten diese Kinder als „autistisch" und brachten damit zum Ausdruck, daß sie in dieser Beziehungsstörung eine wesentliche, eine Grundstörung sahen, von der sich andere, bisher vorwiegend beachtete Auffälligkeiten z. B. der Sprache, des Verhaltens, der intellektuellen Leistungsfähigkeit erst verstehend ableiten ließen.

Beide Autoren haben eine gemeinsame Erfahrungsbasis, insofern sie davon ausgehen, daß die Beziehungsstörung gleichsam eine „primäre", von Anbeginn bestehende und nicht erst im Laufe der kindlichen Entwicklung erworbene sei. Während KANNER in seinen frühen Arbeiten noch von einem Rückzug (withdrawel) spricht, der sich allerdings klinisch nicht beobachten lasse, hat er diese Position später (1958)[1] aufgegeben und seine Auffassung dahingegen präzisiert, daß man bei dem „early infantile autism" im Gegensatz etwa zum schizophrenen Autismus älterer Kinder nicht einen Rückzug erkennen könne, sondern eher eine „from the start more or less firmly intrenched autistic aloneness". Dieser gemeinsamen Basis der beiden Autoren entsprechend finden wir bei ihnen sowohl weitgehend übereinstimmende Fälle als auch vergleichbare Beschreibungen z. B. des Verhaltens, der Sprache und der Intelligenzentwicklung.

Sie haben aber verschiedene Vorstellungen über Art und Genese des Zustandsbildes entwickelt und von diesen geleitet die Grenzen der angenommenen nosologischen oder typologischen Einheit in verschiedener Weise gezogen. Dadurch sind ihre Positionen erheblich voneinander abgewichen. KANNER vertritt bis heute die Ansicht, daß es sich bei dem von ihm sog. „early infantile autism" um eine wohl abgrenzbare nosologische Einheit handle, die man am ehesten in den weiten Rahmen der Schizophrenie einordnen könne. Er hat ein Syndrom aufgestellt und für die Diagnostik dieser Autismusform als verbindlich angesehen, innerhalb dessen er die tiefgreifenden Beziehungsstörungen und das „Beherrschtwerden von dem Bestreben, die Gleichheit (der Situation, der Umwelt, des Tagesablaufes usw.) zu bewahren" für besonders bedeutungsvoll hält. Er spricht im Sinne BLEULERs von Primärsymptomen. Diesen ordnet er drei sekundäre, als ableitbar aufgefaßte Symptome zu, nämlich einen auffallend geschickten Umgang mit Gegenständen im Gegensatz zu der Unfähigkeit mit anderen Menschen Beziehung aufzunehmen, Sprachstörungen entweder in Form eines Mutismus oder in Form einer Sprache, die nicht intendiert

[1] L. KANNER: The Specifity of Early Infantile Autism. Acta paedopsychiatr. **25**, 108 (1958).

zu sein scheint, dem Zweck zwischenmenschlicher Beziehungen zu dienen und schließlich das Bestehenbleiben einer intelligenten und nachdenklichen Physiognomie.

ASPERGER hingegen spricht von „autistischen Psychopathen im Kindesalter“ und hat typologisch eine Sondergruppe abnormer, psychopathischer Kinder herausgearbeitet, zu der er sowohl solche mit schwersten Beziehungsmängeln als auch solche mit geringeren Schwierigkeiten der Kontaktaufnahme rechnet. Trotz einiger weitgehend identischer Fälle, die man vielleicht als „Kernfälle“ bezeichnen könnte, ist dadurch das Krankengut der beiden Autoren sehr unterschiedlich geworden. Eine große Gruppe autistischer Kinder ohne Sprachentwicklung, die KANNER in seinen frühkindlichen Autismus mit hineingenommen hat, fehlt bei ASPERGER ganz, während dessen Fälle mit leichteren Beziehungsschwierigkeiten, die man bisher wohl eher als introvertierte oder schizoide bezeichnet hätte, von KANNER kaum seinem Syndrom zugeordnet würden.

Durch diese verschiedene Abgrenzung wird z. B. die Prognose bei KANNER wesentlich ungünstiger gestellt als bei ASPERGER. Auch die nachfolgenden Bearbeiter des kindlichen Autismus, die sich bezüglich der Auswahl der Fälle weitgehend an das Syndrom von KANNER gehalten haben, sind hinsichtlich der Nosologie zu abweichenden Auffassungen gekommen. VAN KREVELEN, der sich besonders kritisch mit dem Autismusproblem auseinandergesetzt hat, ist der Ansicht, daß es sich um ein Syndrom „Autismus Infantum“ handle, das im Rahmen verschiedener, differenter cerebraler Affektionen vorkommen könne. Zu diesen rechnet er: Oligophrenie, postencephalitische Demenz und Kindheitsschizophrenie. Auch POPELLA nimmt bei seinen Fällen eine cerebrale Schädigung an. STERN und SCHACHTER, ebenso wie GREWEL, möchten zunächst eine Zuordnung zu einer bestimmten Krankheitsgruppe vermeiden, um weiteren Erfahrungen Raum zu lassen, und sprechen daher von einem Syndrom sui generis. Übrigens vertritt auch ASPERGER die Ansicht, daß cerebrale Affektionen verschiedenster Genese zu einem der „autistischen Psychopathie“ sehr ähnlichen Bilde führen könnten.

Angesichts der divergierenden Grenzziehungen innerhalb des Krankengutes durch erfahrene Kliniker haben wir uns bei der Auswahl unserer Fälle bewußt auf jene ganz typischen „Kernfälle“ beschränkt, die sowohl von KANNER als auch ASPERGER übereinstimmend als autistisch bezeichnet würden. Sie entsprechen im wesentlichen der Gruppe frühkindlicher Autisten mit Sprachentwicklung von KANNER und dem Fall Fritz V. ASPERGERS. Von diesen diagnostischen Kriterien ausgehend haben wir in den vergangenen acht Jahren dreizehn Kinder beobachtet, bei denen wir die Diagnose eines „frühkindlichen Autismus“ stellen konnten.

Im folgenden werden wir zur Kennzeichnung der Fälle, die wir im Auge haben, den Begriff des „frühkindlichen Autismus“ beibehalten. Wir wollen damit jene Verläufe erfassen, bei denen autistisches Verhalten vor dem Ende des 3. Lebensjahres, also vor der sog. ersten Trotzphase, erkennbar geworden ist. Bei der Mehrzahl der hier zugehörigen Fälle mag es sich um eine „primäre“, d. h. vom ersten Ansatz der Entwicklung einer zwischenmenschlichen Begegnung bestehende Störung handeln. Bei einzelnen unserer Fälle finden sich aber auch Hinweise auf eine zunächst normale Entwicklung und erste Auffälligkeiten im 2. oder 3. Lebensjahr. Es mögen dabei Beobachtungsmängel eine Rolle spielen. Trotzdem möchten wir diese Frage des Beginns zunächst offenlassen und nicht durch die Wahl des Begriffes „primärer Autismus“, der sich im deutschen Sprachgebrauch zum Teil schon eingebürgert hat, im voraus entscheiden. Dieser letztere Begriff könnte, wenn klinisch eine bessere Unterteilung des „frühkindlichen Autismus" einmal gelungen sein sollte, für jene wirklich primär, von Anbeginn an autistischen Kinder reserviert werden.

Überblickt man die bisher vorliegenden Arbeiten, so findet man darin sehr eindrucksvolle und anschauliche klinische Beschreibungen sowie psychopathologische Untersuchungen beschreibender und gliedernder Art über Sprache, Wahrnehmen, Handeln und Intelligenz. Es fehlt aber bisher, bis auf Ansätze bei KANNER, eine Darstellung, die die verschiedenen Phänomene des kindlichen Autismus in ihrem Zusammenhang als Erscheinungsformen der besonderen Daseinsweise eines autistischen Kindes verstehbar macht. Von einer solchen phänomenologisch-anthropologischen Untersuchung könnte man erwarten, daß sie jenseits der divergierenden klinischen Grenzziehungen Wesentliches darüber zu sagen hätte, was Autismus im frühen Kindesalter eigentlich ist und welche Phänomene wesentlich zu ihm gehören. Diese Aufgabe einer verstehend-anthropologischen Forschung (ZUTT und KULENKAMPFF)[1] ist, so scheint uns, im ganzen zunächst nicht zu bewältigen. Ziel der vorliegenden Untersuchung ist es daher, ausgehend von unserem Material und den übrigen bisher beschriebenen Fällen, einen ersten Zugangsweg am Leitfaden der Sprache zu schaffen und einen Rahmen abzustecken, innerhalb dessen eine vorläufige Ordnung der auffälligsten Phänomene kindlichen autistischen Daseins versucht werden soll Als Anschauungsmaterial zu dieser Untersuchung seien fünf von unseren dreizehn Fällen, die sich sowohl gegenseitig bestätigen als auch ergänzen, ausführlicher dargestellt. Aus den übrigen Fällen werden nur im Zusammenhang der Untersuchung Einzelbeobachtungen mitgeteilt werden. Eine solche ausführliche Darstellung eigener Fälle erscheint dadurch gerechtfertigt, daß nur an Hand des selbst Beobachteten mit der erforderlichen Anschaulichkeit und Lebendigkeit unsere Art die Dinge zu sehen gezeigt werden kann. In der bisher vorliegenden Kasuistik haben doch die bei den jeweiligen Autoren vorherrschenden Gesichtspunkte selektiv auf die Auswahl des übermittelten Materials eingewirkt, so daß manche Zusammenhänge, die uns wichtig zu sein scheinen, nicht klar herausgearbeitet worden sind. Insofern können wir also der Darstellung unserer eigenen Fälle nicht entraten[2].

II. Kasuistik

Fall Hans R. (Aufnahme-Nr.: 2337/52 A): Der Junge wurde zuerst im Alter von 10;3 Jahren über 6 Wochen in der Klinik beobachtet und in den folgenden 6 Jahren regelmäßig ambulant nachuntersucht. Bei der letzten Untersuchung war er 16;3 Jahre alt.

Er ist einziges Kind. Der Vater, ein mittlerer Postbeamter, ist ein stiller und verschlossener Mensch, der Geselligkeiten meidet und vorwiegend für Beruf und Familie lebt. Die Mutter hingegen erschien uns wesentlich lebhafter und aktiver. Sie klagte über die Vereinsamung, in die sie durch die zurückgezogene Art ihres Mannes und die Schwierigkeit

[1] J. ZUTT und C. KULENKAMPFF: Das paranoide Syndrom in anthropologischer Sicht. Symposion auf dem internationalen Kongreß für Psychiatrie in Zürich 1957. Berlin-Göttingen-Heidelberg: Springer 1958.

[2] Einen ganz unbefangen beobachteten und in allen Details veröffentlichten Fall verdanken wir TRAMER: Tagebuch über ein geisteskrankes Kind. Z. Kinderpsychiat. I und II. Basel 1934/35. Vor den Arbeiten KANNERS und ASPERGERS ist hier mit allen Symptomen die Entwicklung eines autistischen Kindes beschrieben.

mit ihrem Kinde in den ersten Jahren in Frankfurt hineingeraten war. Über ihre Sorgen mit dem Jungen hat sie sich oft und gerne ausgesprochen, hat sich stets erkennbar über Hausbesuche gefreut, hat auch Mitarbeiter der Klinik zu diesem Zwecke zu Teestunden eingeladen und Kontakte mit Eltern anderer geistig behinderter Kinder gesucht. Auch in Gegenwart ihres Mannes führte sie meist das Gespräch, schloß Verabredungen und schien durchweg die treibende Kraft bei neuen therapeutischen oder Beschäftigungsversuchen des Kindes zu sein. Ihre Drei-Zimmer-Wohnung machte bei Besuchen stets einen besonders gepflegten, gut bürgerlichen Eindruck. Sie liebte es nicht, wenn man überraschend zu ihr kam, sondern wünschte Voranmeldung, damit sie sich mit Kuchenbacken, Ordnen der Wohnung und Vorbereitung des Kindes auf den Besuch richtig einzustellen vermochte. Bei solchen Hausbesuchen war es fast stets unmöglich, den Jungen eingehender zu explorieren oder gar zu untersuchen, da man von der aussprachebedürftigen Mutter, von ihren Klagen, aber auch von ihren jeweils ganz vortrefflichen Schilderungen des Verhaltens des Jungen besetzt wurde. Sie lebte erkennbar fast nur für ihn, wenn sich auch ihre Einstellung zu ihm im Laufe der Jahre unserer Beobachtung gewandelt hatte. Anfangs war sie noch voller Aktivität und Hoffnung und bereit alles in die Wege zu leiten, was ihm vielleicht zu helfen vermochte. Im Laufe der Jahre hatte sie verständlicherweise resigniert und sich bei den letzten Besuchen weitgehend mit dem bestehenden Zustand abgefunden. Sie war äußerst empfindlich geworden gegen Bemerkungen Dritter über ihr Kind, hatte ihn aus einem Arbeitskreis herausgenommen, nachdem von anderen Eltern die Bemerkung gefallen war, man nehme anscheinend jetzt auch Geisteskranke in diesen Arbeitskreis auf. Von den Bekannten, mit denen sie umging, forderte sie äußerste Rücksichtnahme und darüber hinaus besonderes Verständnis für ihre zentrale Sorge um das abnorme Kind.

Ihre Einstellung auf den Jungen war so überwertig geworden, daß sie auch während des angeregtesten Gespräches stets mit einem Ohr oder Auge gleichsam bei dem Jungen war und ihn, fast ohne es selbst noch zu bemerken, durch kurze Befehle, Ermahnungen dirigierte und durch in das Gespräch hineingeschobene Bemerkungen seine jeweiligen Handlungen kommentierte. Sie registrierte auch die Geräusche, die er machte, wenn er im Nebenzimmer war und vermochte aus seinen Schritten, seinen Selbstgesprächen oder anderen Zeichen zu sagen, was er gerade tat. Selbst bei der Aufnahme auf der Kinderstation hörte sie zutreffend ihren Jungen aus dem vielfältigen Kindergeschrei ohne weiteres heraus. Um den Jungen selbst untersuchen zu können, mußte man ihn von der Mutter trennen, da diese bei Testversuchen sich durchweg nicht beherrschen konnte, ihm doch eine Antwort zuzuleiten, ihn mit Blicken oder kurzen Befehlen zu ermuntern oder seine Worte ständig in einem positiven Sinne dem Untersucher zu erläutern. Wenn er in ihrer Nähe war, hatte sie oft an seinen Kleidern zu tun, strich ihm die Haare zurecht, setzte ihn im Stuhl gerade und hielt seine Hand fest, wenn er mit dieser statt mit einer Gabel Kuchen oder Brot nehmen wollte. Sie war auf diese Weise ständig damit beschäftigt, einen Teil der fehlenden sozialen Einordnung und Anpassung vertretungsweise für ihn zu übernehmen und erinnerte in ihrer Haltung an manche überfürsorgliche Mütter, die ihre Säuglinge oder Kleinkinder nicht einmal einen Augenblick allein im Wagen liegen oder im Sandkasten spielen lassen können.

Die ersten fünf Lebensjahre des Jungen verliefen äußerlich bewegt. Er wurde in einer norddeutschen Großstadt geboren, schon mit $^3/_4$ Jahren flüchtete die Familie aufs Land wegen der Bombenangriffe. Vorübergehend suchte man in Ostpreußen bei Verwandten Zuflucht, mußte von dort aber wegen der anrückenden Russen wieder nach Mitteldeutschland ausweichen. Erst als der Junge fünf Jahre alt war, fand man in einem kleinen Dörfchen zusammen mit der Großmutter (Mutters Mutter) für weitere fünf Jahre Ruhe, bis die Familie dann nach Frankfurt zog. Das Kind war aber nie von den Eltern getrennt, und außer den Belastungen während der Reise oder Transporte hatte er, dank des Einsatzes der Mutter, eine geregeltere Pflege als es bei zahlreichen anderen Kindern in diesen Jahren der Fall war.

Schwangerschaft und Geburt sollen normal verlaufen sein. Geburtsgewicht 4100 g, drei Monate gestillt. Zu beginn des 2. Lebensjahres lernte er Laufen und Sprechen und soll frühzeitig am Tage und in der Nacht sauber geworden sein. Bis zum 5. Jahre ließ er aber häufig Speichel aus dem Munde laufen und hatte ständig ein nasses Lätzchen. Außer Röteln mit $1^1/_2$ Jahren soll er keine Kinderkrankheiten durchgemacht haben und immer kerngesund gewesen sein.

In seinem Wesen fiel den Eltern bis zum Ende des 2. Lebensjahres an dem Kinde nichts auf. Er sei lebhaft und liebevoll gewesen, allerdings hätten sie beide auch keine rechte Vergleichsmöglichkeit mit anderen Kindern gehabt. Im Laufe des 3. Lebensjahres stellte die Mutter ihn aus einer unbestimmten Besorgnis heraus einmal Ärzten einer Lungenheilstätte, neben der sie wohnten, vor, die ihn aber für ganz normal hielten.

Um so überraschender kam es den Eltern, daß sich der Junge, als er mit drei Jahren in einen Kindergarten kam, dort gar nicht eingewöhnen konnte. Er hielt sich abseits von anderen Kindern, hörte beim Vorlesen nicht zu, nahm bei den Spielen nicht teil und störte durch seine eigenwillige Unruhe. Ließ man ihn aber gewähren, so bereitete er keine besonderen erzieherischen Schwierigkeiten. Auch außerhalb des Kindergartens schloß er sich nicht an andere Kinder an, sondern blieb von sich aus wie selbstverständlich im engsten Kreise der Familie. Die Eltern selbst hatten aber, bevor diese Eigenarten des Kindes deutlich wurden, keine Veränderung im Wesen des Kindes festgestellt. Da sich bis zum Alter von sechs Jahren im Verhalten des Jungen nichts änderte, wurde er zunächst von der Schulaufnahme um ein Jahr zurückgestellt, dann aber in dem erwähnten Dörfchen Mitteldeutschlands versuchsweise aufgenommen. In der Schule war die Einordnung, wie erwartet, schwierig. Er kümmerte sich um den Unterricht gar nicht und interessierte sich nicht für die anderen Kinder der Klassengemeinschaft. Nach 2½ Jahren des Schulbesuches kannte er nicht einen einzigen Namen eines Klassenkameraden bzw. vermochte keinen auf Befragen anzugeben. An die Allgemeinheit der Klasse gerichtete Worte des Lehrers überhörte er, und dieser mußte ihm seine Hausaufgaben jeweils ganz persönlich diktieren. Während des Unterrichtes stand er häufig auf, ging hin und her, faßte ungeniert Gegenstände an, die anderen gehörten und hielt mitten in den Vortrag des Lehrers hinein Selbstgespräche. Zu Hause erzählte er niemals spontan irgend etwas von Schulerlebnissen und gab auch auf Befragen hin keinen Bericht des Durchgenommenen ab. Dagegen tauchten in seinen vielen Selbstgesprächen, die er zu halten pflegte, Schulerlebnisse auf, aber, wie die Mutter angab, nicht Inhalte des Lehrstoffes, sondern „ganz private Eindrücke". Die Mutter mußte daher die Aufgaben bei Klassenkameraden oder beim Lehrer erfragen bzw. die diktierten Notizen heranziehen und zu Hause mit ihm alleine unter großem Kraftaufwand den Stoff nacharbeiten. Ihrem Einsatz war es im wesentlichen zu danken, daß der Junge den Stoff des Lesens, Schreibens und Rechnens in den ersten drei Klassen erlernte und bis zur 3. Volksschulklasse versetzt wurde. Nach der Umchulung in die Großstadt war es jedoch nicht möglich, ihn in eine der großen Klassen der Normalschule gehen zu lassen, weil eine genügende Beachtung des Jungen nicht gewährleistet werden konnte und zudem der Lernfortschritt doch von ihm nicht mitgehalten werden konnte. Er besuchte deshalb bis zu seinem 14. Lebensjahr die Sonderschule, glitt aber auch in dieser schließlich in eine Sammelklasse ab, in der er mehr beschäftigt als unterrichtet wurde.

Trotz des fehlenden Interesses für andere Kinder ist es, wie auch im Kindergarten so in der Schule, nie zu besonderen Schwierigkeiten im Umgang mit ihnen gekommen. Gelegentlich gab es in der Schule Raufereien durch ihn ausgelöst, wenn er z. B plötzlich seinem Nachbar einen Federhalter wegnahm oder sonst einen Gegenstand ohne Rücksicht auf den Eigentümer. Wenn er im Hof für sich selbst herumhüpfte, konnte es geschehen, daß er überraschend ein anderes Kind wegstieß, wenn es ihm im Wege war. Nach dem Bericht der Lehrerin habe das aber ganz ohne Bosheit gewirkt, so wie man einen Stuhl beiseite schiebe, der einen störe. Die anderen Kinder der Klasse sollen sich bald daran gewöhnt und ihn haben gewähren lassen. Außerhalb der Schule blieb er stets mit Mutter und Vater alleine, erledigte zu Hause unter ihrer strengen Anleitung seine Schulaufgaben, ging in ihrer Begleitung spazieren und wurde von der Mutter, wie schon beschrieben, ständig im Auge behalten und gelenkt.

Das war der Entwicklungsstand und äußere Rahmen, als der Junge erstmals bei uns mit 10;6 Jahren vorgestellt wurde. Durch detailliertere Anführung der Berichte der Mutter und unserer eigenen Beobachtungen soll nun versucht werden, das Bild dieses Lebens zu bereichern. Äußerlich wirkte der Junge mit 10½ Jahren auf den ersten Blick nett, frisch und kräftig jugendhaft, war stets sehr sorgfältig gekleidet und wohl gepflegt, hatte aber bei näherer Betrachtung einen ins Träumerische hingehenden Blick. Schon der erste Versuch ihn zu begrüßen oder eine kurze Beobachtung seines Verhaltens enthüllten aber sofort eine im folgenden näher zu beschreibende eigenartige Beziehungsstörung zum anderen Menschen.

Innerhalb der Familie hatte sein Verhalten viel Kleinkindliches an sich. Er zeigte durchaus eine enge Verbindung zu den Eltern, ließ erkennen, daß er auf deren Zuwendung und Sorge angewiesen war und wandte sich ihnen, wenn auch nur in geringen Ansätzen, so doch unverkennbar, mit Zärtlichkeiten zu. So kam er oft am Tage zu seiner Mutter gelaufen, schmiegte sich kurz an sie oder gab ihr einen Kuß, der allerdings etwas routinemäßig Hingehauchtes an sich hatte. Das Zu-Bett-Gehen verlief nach einem strengen Ritus. Er nahm stets seine ganzen Spielsachen mit ins Bett, legte sie unter das Kopfkissen oder stellte sie vor dem Bett auf. Früh beim Aufstehen mußten sie sofort zur Hand sein. Er konnte nicht einschlafen, wenn die Mutter ihm nicht gute Nacht gesagt und ihn mit den Worten „pusche pusche" über das Haar gestrichen hatte. Die gleiche Rolle mußte die Schwester während der klinischen Beobachtung allabendlich bei ihm übernehmen. Bei uns konnte er sich auch an beliebige Erwachsene mit den Worten „pusche pusche" wenden und erwartete dann, daß man ihm über das Haar strich. Im An- und Ausziehen war er noch ganz auf die Mutter oder eine Pflegeperson angewiesen, ließ sich das Hemd überstreifen, die Hose zumachen und streckte, ohne den geringsten Versuch es selbst zu machen, seine Schuhe zum Zubinden hin. Er ließ sich sogar nach dem Essen den Mund abwischen und hielt sein Knie hin, um sich daran kratzen zu lassen. Alle Versuche ihn zur Selbständigkeit zu erziehen, stießen von klein auf auf seinen erheblichen Widerstand und konnten trotz großen Einsatzes nur geringe Erfolge erzielen. Auf der Station wurde z. B. versucht, ihm das Binden einer Schleife am Schuh beizubringen. Nach vielen Aufforderungen ging er schließlich auf diesen Versuch ein, legte aber ungeschickt die Fäden lediglich aufeinander und war nicht dazu zu bringen, beim Vormachen zuzusehen. Schon nach kurzer Zeit wurde er jeweils äußerst ärgerlich und abwehrend und schrie schließlich die Kindergärtnerin an: „Das Alleine-Zumachen soll rausgehen". Derselbe Widerstand tauchte auf, wenn man versuchte, ihm irgendeine seiner selbstgewählten Handlungen zu verbieten. Er konnte dann zu Hause schimpfen: „Die böse Mutti wollen wir verbrennen, wollen ihr die Hände abhacken" und ähnliches. Trotzdem hatte die Mutter ihn stets mit großer Strenge zu den Lernfortschritten gebracht, die bei ihm erzielt worden waren und zu den Anpassungen, mit denen er schließlich innerhalb der Familie lebensfähig war. Sie hatte auch zu Schlägen Zuflucht genommen, legte z. B., um seine stundenlangen Selbstgespräche zu unterbinden und ihn an aufgetragenen Arbeiten zu halten, einen Teppichklopfer in seine Nähe und bemerkte dazu, dieser Klopfer werde aufpassen, daß er still sei und ordentlich arbeite. Noch im Alter von zehn Jahren konnte sie ihn mit dieser Methode etwa eine Stunde lang ruhig halten. Dann versteckte der Junge den Klopfer und wandte sich wieder seinen Spielereien oder Monologen zu.

Körperlich hielt er sich sauber, äußerte aber niemals den Wunsch nach einem bestimmten Kleidungsstück und zeigte keine Scham. Er zog sich ohne zu beachten, wer gerade anwesend war, ohne weiteres auf eine Aufforderung hin aus, und die Mutter mußte vor jedem Ausgang erneut bei ihm auf vollständige Bekleidung achten. Sie meinte selbst dazu, es würde ihm wohl nichts ausmachen, auch pudelnackt über die Straße zu gehen. Über Nägelkauen oder Lutschen war nichts berichtet worden. Während des ersten Stationsaufenthaltes wurden onanistische Manipulationen beobachtet. Mit Eintritt in die Pubertät sollen sie sich zu Hause verstärkt gezeigt haben. Auch die Onanie vollzog sich in aller Öffentlichkeit ohne jede Verbergungsneigung.

Bei der Aufnahme auf der Kinderabteilung zeigten sich in den ersten Tagen noch erhebliche Lösungsschwierigkeiten von der Mutter und Eingewöhnungsschwierigkeiten in der neuen Umgebung. Zwar lief er während der Erhebung der Vorgeschichte ganz ungeniert und ohne sich scheinbar um Mutter und Arzt zu kümmern im Untersuchungszimmer herum, öffnete alle Schränke, begann darin herumzuwühlen, das Vorhandene herauszulegen und damit zu hantieren. Währenddessen sprach er ständig mit einem affektiert singenden Tonfall vor sich hin. Trotz der scheinbaren Nichtbeachtung der anwesenden Personen folgte er einer Aufforderung der Mutter, ins Nebenzimmer zu gehen, sofort. Auch dort schien er die anderen Kinder nicht zu beachten, sondern wandte sich den Schubladen und Schränken zu, die er wiederum auf ihren Inhalt untersuchte. Dann wandte er sich plötzlich an die Schwester und sprach vor sich hin: „Zum drehen." Die Mutter verabschiedete sich und versprach ihm, ihn an einem bestimmten Tage wieder nach Hause zu holen. Er klammerte sich nicht an sie, rannte auch nicht an die Tür oder hinter ihr her, sondern wurde nur in der Stimmung weinerlich und war in seinem Selbstgesprächen den ganzen Nachmittag über mit dem Nach-Hause-

Gehen beschäftigt. Immer wieder sprach er in einem klagend trotzigen Ton vor sich hin: „Am Sonntag geht der Hans nach Hause". Dann zeigte er auf die Tür und sagte: „Da geht er hinaus, dann geht er da her", dabei folgte er mit dem Finger den Wendungen des Weges und fuhr fort: „Da mußt du auf die Autos ... da gehst du rüber ... da ist die Mutti und der Vati ... da ist bei uns zu Hause." Erst nach dem ersten Besuch der Mutter beruhigte er sich und hielt sich fortan an dieses versprochene Datum und an einen versprochenen Roller. Die Selbstgespräche nahmen nun folgende Form an: „Am 4. April ist der Junge in einer Wohnung, der Junge will das Stübchen nicht mehr haben, der Junge will eine Wohnung." Mit Stübchen meinte er den kleinen Spielraum der alten Kinderbaracke der Klinik. „Da wird der Junge im Omnibus sitzen. In der Wohnung steht ein Roller. Am 4. April essen die Kinder alleine."

Nach sieben Tagen heißt es erstmals in unseren Beobachtungsberichten, er sei nun an die neue Umgebung gewöhnt und weine kaum noch. In der festen Ordnung des Elternhauses, aber auch nach Eingewöhnung auf der Kinderabteilung lebte der Junge, solange nicht besondere Anpassungsleistungen von ihm verlangt wurden, anscheinend zufrieden und in einer ausgeglichenen Stimmung dahin. Überließ man ihn ungestört sich selbst, so war er stets irgendwie beschäftigt und in Bewegung. Entweder hüpfte er summend herum, mit den Armen wedelnd oder in der Luft rudernd. Manchmal sang er dazu Phantasiemelodien oder auch eigene Texte, die aber niemals einen geschlossenen Sinnzusammenhang wiedergaben. Diese rhythmischen Bewegungen, besonders das Herumhüpfen und Wedeln, wiederholten sich Tag für Tag mehrmals, so daß die Erzieherin, die ihn betreute, von sich aus von „einer Bewegungsphase" sprach. Außer solchen rhythmischen Bewegungen bevorzugte er das Durchwühlen von Schubladen, deren Aus- und Einräumen, wobei er aber nicht auf eine bestimmte Ordnung aus war. Er stellte die Dinge lediglich auf den Erdboden und warf sie nachher wieder in die Schublade hinein. Außerdem interessierte es sich besonders für runde und drehbare Gegenstände. Dieses vorwiegende Interesse hatte die Mutter schon in seinem 3. Lebensjahr beobachtet. Er hatte zu Hause eine ganze Kiste mit den verschiedenartigsten Rädern angesammelt und äußerte in Gegenwart von Besuchern immer wieder: „Er will ein Rad haben". In jedem Raum, den er betrat, erspähte er sofort runde und drehbare Gegenstände und stürzte sich auf sie zu. Bei einer Vorstellung im Hörsaal erspähte er gleich die Kurbel am Epidiaskop und verlangte dieses Rad zu bekommen. Während eines Besuches zusammen mit den Kindern der Kinderabteilung auf dem Flughafen fixierte er während der ganzen Fahrt das Mercedeszeichen auf dem Kühler des Autos und später die sich drehenden Propeller der Flugzeuge. Auch in seinen Zeichnungen bevorzugte er die Darstellung von Rädern und die kreisende Linie mit dem Bleistift oder Pinsel. Er zeichnete meist Räder oder Autos oder Nähmaschinen wegen ihres großen Schwungrades. In andere Darstellungen brachte er Kreisformen hinein, auch wenn sie an sich nicht dahin gehörten. In sein Hausschema, das er sehr starr festhielt, zeichnete er auf die Mitte der Fensterkreuze einen immer größer werdenden schwarzen Punkt. Seine Baumdarstellung zeigte als Krone ein Gewirr von kreisenden Bleistiftlinien. Aber nicht nur am Anblick, am Umgang oder an der Darstellung runder oder sich drehender Gegenstände war er interessiert, sondern bevorzugte auch die Drehung des eigenen Körpers als Bewegung. In seinen Rhythmen spielten Drehbewegungen eine große Rolle. Er machte gerne Purzelbäume, rollte sich um seine Längsachse auf dem Rasen hin und her und wurde abends im Bett dabei beobachtet, daß er seine Füße in eine Konservendose zu zwängen versuchte und sich dann in eine rotierende Bewegung versetzte. Eine seiner wenigen Beziehungen zu Kindern und Erwachsenen bestand darin, daß er diese plötzlich am Arm faßte und verlangend sagte: „drehen". Er ließ sich dann von ihnen herumschleudern oder als Kreisel herumdrehen. Es wurde auch beobachtet, daß er sich an kleinere Kinder heranmachte und versuchte, diese in Drehung zu versetzen. In unangenehmen Situationen, wenn z. B. irgendeine Schulaufgabe von ihm gefordert wurde, konnte er plötzlich ausrufen: „Drehen" oder „Nähmaschine". Wir hatten dabei den Eindruck, daß dieser Ausruf eine Art selbstberuhigende Beschwörung sei. Eine ähnliche Bedeutung schienen Worte wie Fahrrad, Rolltreppe oder Roller zu haben. Dazu einige Beispiele aus unseren Beobachtungen: Während eines Diktates fing der Junge plötzlich an zu weinen und rief: „Am 4. April kommt er nach Hause!" Nach Zusicherung und Beruhigung sagte er noch leise schluchzend: „Onkel, der will drehen!" Am 2. Tage seines Klinikaufenthaltes saß er an einem Tisch und spielte mit Steckbausteinen. Er begann dann plötzlich zu weinen und rief aus: „Er will nach Hause!“ Auf die beruhigende Zurede: „Du bleibst doch noch hier, nicht wahr?“ antwortete er weinerlich: „Will nicht, daß die Tante sagt, es wird hiergeblieben ... will das Stübchen der Hans nicht immer behalten ... zur Wohnung will er gehen ... morgen will er die Mutter ... morgen will der bloß nach Hause!“ Auf die Frage, was er zu Hause tun wolle, entwortete er: „Gutti machen ... Puppenwagen ... Roller haben“. Dann steckte er weiter mit seinen Steckbausteinen und sprach leise vor sich hin: „... ein Gutti ... ein Rad ... ein Rad kaufen ... Räder haben ... die Mutti abholen gehen ... will nicht die Tante das sprechen ... ein anderes Wort ... Nähmaschine haben ... Räder haben ...“ Bei einer anderen Beschäftigung fragte der Ref. ihn plötzlich, warum er so böse aussehe und ob er nicht lachen könne. Er blickte daraufhin erstaunt vor sich hin und rief: „Ha! ... drehen ... was ist mit dir los, Junge, will der Junge nicht lachen ...“ Dann ergriff er einen Bleistift, malte ein Rad, wobei er sich offensichtlich beruhigte.

Außer dem Drehbaren und Runden interessierten ihn auch Löcher, in die er immer wieder mit Stöcken hinein stach oder die er mit Steinen und Erde anfüllte. Im Garten hatte er die Deckel der Hydranten mit Steinen bearbeitet, um die darunter liegenden Löcher frei zu machen. Mit großer Geduld pflegte er sich am Steckbrett mit dem Vollstecken der Löcher zu beschäftigen. Zu Hause konnte man ihn gut und lange damit beschäftigen, mit einem Hammer und Nagel Konservendosen zu durchlöchern. Er schlug in den erhaltenen Boden der Dose jeweils eine Spirale von Löchern, die mit außerordentlicher Präzision ausgeführt wurde. Bei dem erwähnten Besuch auf dem Flugplatz wollte er nach kurzer Zeit nichts mehr von den Flugzeugen sehen und klagte: „Es sollen keine Flugzeuge mehr kommen, der Hans will nach Hause und mit seiner Büchse spielen“. Bald entdeckte er auf dem Flugplatz Löcher im Boden für Fahnenstangen und äußerte: „Der Hans will reinstecken in die Löcher“. Dann begann er Steine hineinzuwerfen, ohne auf ein entsprechendes Verbot zu reagieren, um schließlich, als ihm die Steine abgenommen wurden, wenigstens in die Löcher hineinzuspucken. Seine Spielsachen zerstörte er häufig dadurch, daß er in daran befindlichen Hohlräumen herumstach, alle Räder abmontierte und die Kugellager heraus nahm. Solche Kugeln gehörten zu seinem bevorzugten Spielzeugschatz. Auch in Bilderbüchern entdeckte er überwiegend die runden und drehbaren Gebilde und benannte sie auch, während er über anderes zunächst hinweg ging und erst auf mehrfache und energische Aufforderung zur Benennung zu bringen war.

Schon mehrfach haben wir seine Selbstgespräche oder das von der Mutter sogenannte „Spinnen“ erwähnt. Meist verbunden mit rhythmischem Hinundherhüpfen oder Vor- und Zurückwiegen sprach er teils Lallformen ohne Sinnzusammenhang, teils rhythmisierte Wortspielereien oder auch zusammenhängende Worte, halbe oder ganze Sätze monoton oder in einer Art Singsang vor sich hin. Dazu ein Beispiel: Während des Malens eines Hauses, zu dem er aufgefordert worden war, geriet er in einen solchen Monolog, als er begann in rhythmisch kreisenden Bewegungen Punkte auf die Fensterkreuze zu malen. Dazu sang er vor sich hin: „Kein Punkt ... kein Punkt ... nein, das Fenster ... kein Punkt rein ... ja das Fenster, doch kein Punkt ... haben kein Punkt ... das Fenster ... (Dieses Thema wurde nun in den verschiedensten Weisen variiert. Nach einem plötzlich zur Decke angehobenen Blick ging er dann auf etwas anderes über) ... ja die Lampe ... das ist eine Lampe ... zur Rolltreppe nicht ... zur Roll ... kna ... kna ... topp ... topp ... topp ... ja das ist ein Fenster ... ist das eine Lampe ... ist das ein Fenster? ... ja das ist ein Fenster (exaltiert mit bestätigender Betonung) ... Fenster ... fallen ... Rollschuhe.

In der Beziehung zu anderen Menschen war insbesondere der Blick des Jungen, wie bei anderen autistischen Kindern auch, bemerkenswert. Er sah die Anwesenden wohl, blickte sie aber nicht an, d. h. sein Blick schweifte kurz über sie hinweg, hielt sie aber nicht fest und verweilte insbesondere nicht in einer Blickbegegnung. Man vermißte von seiner Seite jedes Aufblitzen eines Interesses, eines Bemerkens, eines blickenden Heraushebens. Man fühlte sich aber auch nicht kalt und sachlich wie ein Gegenstand betrachtet, sondern hatte vielmehr den Eindruck einer weitgehenden Indifferenz. Ganz anders nämlich fixierte er Gegenstände, die er begehrte oder an denen er hantierte. Hier war der Blick gebannt, er bemerkte kleine Einzelheiten, ließ sich nicht oder nur sehr ungern ablenken und konnte bei solchen erzwungenen Ablenkungen dem Störenden plötzlich einen zupackenden, im Ausdruck trotzig-ärgerlichen Blick zuwerfen. Auch bei anderen Gelegenheiten konnte man diesen bestimmten Blick bei ihm sehen, z. B. wenn man ihn zu etwas aufforderte, zu dem er nicht bereit war, etwa zum Zuhören beim Erzählen einer Geschichte, zur Wiedergabe eines Diktates oder nur zum Wechsel einer Beschäftigung, ebenso aber auch wenn man ihm selbst Wünsche verweigerte, wie z. B. die Herausgabe eines Rades, das Vormachen einer bestimmten Zeichnung. Dazu kommen im Zusammenhang mit der Sprache noch Beispiele. In diesem trotzig-ärgerlichen Blick fühlte man sich erfaßt, aber doch nur als Widerstand, als Störendes. Ein verstehendes Eintauchen von Blick in Blick, eine Beobachtung der Physiognomie des anderen, eine Blickfaszination durch ein fremdes Gesicht haben wir bei ihm niemals gesehen.

Die Sprache soll sich nach Bericht der Eltern bei ihm zwar rechtzeitig entwickelt haben. Sie hatte aber bis zum Beobachtungszeitpunkt so ausgeprägte Eigentümlichkeiten behalten, daß an der regelrechten Entwicklung Zweifel gehegt wurden. Genauere Besprechung mit den Eltern ergab dann auch, daß der Junge niemals gelernt hatte „ich“ zu sagen, daß er bis zum Zeitpunkt der Untersuchung nahezu niemals gefragt hatte und von klein auf einen eigenartigen, einförmigen, singsangartigen Tonfall an sich hatte. Als wir ihn kennenlernten, sprach er sowohl seine Monologe als auch seine Aufforderungen und Wünsche in der gleichen Art vor sich hin. Nur wenn auf seine Wünsche mehrmals nichts erfolgte, konnte er ärgerlich die Stimme heben, sie in lauterem Tonfalle vorbringen, den anderen dabei anrühren, bis er Beachtung fand. Besonders auffallend war, daß er das Personalpronomen „ich“ noch nicht als Pronomen der ersten Person in seinen Wunsch- oder Aussagesätzen verwandte, sondern dazu seinen Eigennamen, die Pronomina „du, er“ oder das Substantiv „der Junge“ benutzte. Die Eltern hatten das Ich in richtigem Gebrauch erst kurz vor der Klinikaufnahme erstmals gehört. Es spielte während unserer Beobachtung im Gesamt seiner Sprache noch eine ganz geringe Rolle und kam durchweg nicht spontan, sondern mußte erzwungen werden. Dazu folgendes Gespräch: Er weinte und sagte: „Er will nach Hause“. Ich fragte dagegen: „Wer?“ Die Antwort lautete: „Na, der“. Auf meine erneute Gegenfrage: „Wer?“ erfolgte dann endlich wegwerfend die Antwort: „Na, ich!“. Bei anderen Gelegenheiten wurde das „Ich“ hingegen stellvertretend für den Gesprächspartner benutzt. Er forderte mich z. B. mit den Worten: „Der Onkel soll malen“, auf, ihm etwas vorzuzeichnen. Ich wehrte ab und sagte: „Nein, ich muß schreiben“. Daraufhin rief er ärgerlich aus: „Doch“. Auf erneute Ablehnung mit den Worten: „Ich male nicht“, erwiderte er heftig: „Ich male doch!“. Obwohl er, wie sich bei späteren Hausbesuchen herausstellte, einige Personen der Abteilung wie die Jugendleiterin, eine Schwester, den Ref. unterschied und auch nach Jahren noch wieder erkannte, blieben doch die Formen der Anrede und der Bezeichnungen der anderen während der Beobachtungszeit wechselnd. Es kam vor, daß er sogar das Geschlecht verwechselte, daß er nur Teile des anderen benannte oder den Eigennamen durch oft abstrus wirkende Tier- oder Gegenstandsbezeichnungen ersetzte. Mich selbst nannte er wechselnd „Onkel, der Mann“ oder auch „Tante“. Die Jugendleiterin nannte er „Charlotte“ oder „Ott-Ott“ oder „Frau“. Eines morgens ging er z. B. an den Tisch und sagte: „Das ist ein Tisch und das ist ein Steuerrad“. Dabei deutete er auf die Jugendleiterin. Auf deren Antwort: „Nein, ich bin kein Steuerrad!“ stieß er trotzig heraus: „Das ist doch ein Steuerrad, ein rotes Steuerrad und nicht die Tante“. An einem anderen Tage bezeichnete er alle Erwachsenen und Kinder, die im Raum waren, als Heuschrecken und behauptete, auch die Nähmaschine sei eine Heuschrecke. Man konnte mit ihm über solche Umbenennungen nicht diskutieren. Er geriet dann in ein trotziges Schreien und beharrte auf dieser Benennung. Immer wieder einmal haben wir ihn nach den Namen der Kinder auf der Kinderabteilung befragt, aber niemals eine zutreffende Antwort erhalten. Einmal flüsterte er ganz wie abwesend vor sich hin: „Hans“ und „Heinz“. Als auf ein Mädchen neben ihm gedeutet wurde, sagte er ebenfalls: „Heinz“ und korrigierte sich auch nach dem Hinweis, daß es doch ein Mädchen sei, nicht, Wir haben von ihm den Namen seiner Lehrerin erfahren, aber auch nur beiläufig. Das ging so vor sich: Er wurde gefragt, welche Menschen lieb seien und antwortete: „Die Mutti“. (Wer noch?) „Die Tante!“ (Welche Tante?) „Tante Schmidt“. (Wo wohnt die Tante Schmidt?) „Da.“ (Es war nicht zu erfahren, um wen es sich handelte.) Auf die weitere Frage, wer außerdem noch lieb sei, sagte er: „Fräulein St.“ (der Name der Lehrerin). Er malte indessen weiter an einer Nähmaschine und sprach singend vor sich hin. Auf Befragen ließ er sich dabei nicht stören und sagte nicht, wer Fräulen St. sei. Da mir der Name bekannt war, fragte ich, in welche Klasse er denn gehe. Daraufhin antwortete er: „ja“. Auf erneute Frage nach der Klasse sagte er dann plötzlich: „Fräulen St. seine“. Auf die Frage, die wievielte Klasse das denn sei, sagte er nur: „Die schöne“. Als ich meine

Frage energisch wiederholte, sah er mich einen Augenblick trotzig und empört an, zog dann beide Arme an seinen Körper wie in Abwehr und sprach erregt vor sich hin: „Nu ... denn sprichst nischt mehr ... geh ... will nicht der Onkel mit mir sprechen ... !" Beispiele für die teilhafte Erfassung des anderen sind im Text der Untersuchung angeführt worden.

Bis zum Zeitpunkt der Aufnahme waren nur zwei Fragen bekannt geworden, nach deren Äußerung er aber nicht auf eine Antwort gewartet haben soll. So fragte er einmal nach dem Anhören eines damals aktuellen Schlagers: „Was ist eine Hochzeitskutsche?", und in Anwesenheit des Vaters fragte er: „Was machst du bei der Post?" Wir hörten einmal unvermittelt die Frage: „Tante, was ist ein Toto?" Während dieser Situation war nicht von Toto die Rede, und es war uns auch nicht erkennbar, wie der Junge im Augenblick darauf gekommen war. Außer dem fehlenden Fragen fiel auch ein fehlendes Antworten auf. Man konnte nicht in ein Gespräch mit ihm eintreten, sondern höchstens von ihm „eine Auskunft" erhalten. So, wenn man ihn bei einer Bildbetrachtung nach einer sachlichen Gegebenheit fragte oder ihm eine Rechenaufgabe stellte und ein Resultat forderte. Wir hatten den Eindruck, daß er Fragen oder Aussagesätze, sofern sie sich nicht auf bestimmte sachliche Begebenheiten bezogen, gar nicht aufnahm. So konnte er selbst kleinsten Erzählungen nicht zuhören, bei denen es auf die Erfassung eines Sinnzusammenhanges ankam. Beim Vorlesen blieb er zwar stets bei den Kindern sitzen, schien aber den Sinn der Geschichte nicht zu erfassen. Als er bei einer solchen Gelegenheit gefragt wurde, was denn vorgelesen worden sei, sagte er vor sich hin: „Klingling". Ich habe ihm eingehend die Geschichte vom Fuchs und Raben mehrmals vorgelesen und ihm dann den Inhalt noch einmal erklärt. Nach diesem befragt gab er dann folgendes an: „Der Rabe sitzt auf einem Baum." Dann stockte er und äußerte, nachdem er zur Fortsetzung angehalten worden war: „Onkel, der will nicht richtig sprechen ... die Raben, die fliegen hoch!" (Was war denn mit den Raben los?) „Gar nichts." (Was war mit dem Fuchs los?) „Gar keiner" (Was war mit dem Käse los?) „Siehst du, den Käse hat der Fuchs in den Mund gesteckt und aufgefressen!" (Wie ist der Fuchs an den Käse gekommen?) Nach dieser Frage rief der Junge plötzlich laut: „Sortieren" und wiederholte das Wort mehrmals singend. Zu einer Fortsetzung dieses Frage-Antwort-Spieles war er nicht zu bewegen. Es wurde ihm dann Papier und Bleistift gegeben, um die Geschichte mit dem Raben aufzuzeichnen. Er malte zwar einen Baum mit einem Raben darauf und einen Fuchs auf dem Boden. Der Käse als Bindeglied zwischen beiden wurde aber zunächst weggelassen. Auf die Frage, wo denn der Käse sei, malte er Töpfchen mit Käse neben den Baum. Auch in diesem nun anschaulich vor ihm liegenden Bilde fand er nicht zum Verständnis der Handlung zwischen den beiden Tieren. Wir haben mehrmals versucht, ihn selbst zur Produktion kleiner Szenen mit Handlungsgehalt anzuhalten. Diese Versuche sind aber fehlgeschlagen. Als wir dem Jungen Kasperlepuppen in die Hand gaben, nahm er eine Puppe, sprach einige vorgesprochene Sätze genau nach, ohne die Puppen aber dazu zu bewegen. Dann suchte er sich eine Puppe, die ein Fell am Kleid hatte, und strich sich mit diesem über das Gesicht. Dazu sagte er: „Pusche pusche". Dann wollte er die Puppe hinwerfen und davon laufen. Nochmals zum Spiel gedrängt hielt er zwei Figuren in die Höhe und rief aus: „Ei, da ist ja der Kasperle, da spielt der Hans Kasperle, guten Tag, Tante, da spielt der Hans Kasperle". Dann murmelte er etwas Unverständliches vor sich hin und führte die beiden Puppen, die er auf die Hände gesteckt bekommen hatte, aneinander, so daß es einen Augenblick aussah, als ob sie stumm miteinander rängen.

Auch das Lesen einer Geschichte brachte ihm den Sinn nicht näher. Zwar las er den Text wortwörtlich klar und überwiegend richtig herunter, aber ohne jede Sinnbetonung und gegenüber dem oben Berichteten weiterführende Sinnerfassung. Beim Lesen einer Hilfsschulfibel, in der die schwierigen Worte durch eingestreute Bilder ersetzt worden waren, überging er diese Bilder, obwohl der Text dadurch vollkommen sinnlos war und störte sich im Lesen an dieser Sinnlosigkeit gar nicht. Beim Diktat schrieb er die diktierten Worte nach, ohne sich um den Sinn zu kümmern. Versuchte man, ihm den Sinn eines Satzes klar zu machen, so reagierte er ablehnend und sagte einmal: „Der Hans kann keine Sätze schreiben". Auf die Frage, warum er denn das nicht könne, meinte er: „Weil er nicht will". „Die Tante soll schreiben" Auf deren Entgegnung, er müsse das alleine schreiben, sagte er wiederum: „Nein, die Tante". Auf ihr erneutes Bestehen darauf, daß er alleine schreiben solle, sagte er abschließend und heftig: „Genug gealleint". In diesem Zusammenhang kann angeführt werden, daß zwar die Mehrzahl seiner Substantive und Adjektive der Konvention entsprachen, einige indessen in eigenwilliger Weise unkorrigierbar benutzt wurden. So benannte er konstant grün als rot und umgekehrt. Die Mutter meinte dazu, er mache den Schnee schwarz und sei nicht davon abzubringen. Seine Lehrerin in der Schule hatte ihn auf Grund dieser Sprachgewohnheit für farbenblind gehalten. Während der letzten Nachuntersuchung mit 16 Jahren konnte ich jedoch deutlich beobachten, daß es sich hier um eine Art Spracheigensinn handelte. Ich hielt ihm etwas Grünes vor, und er benannte es als rot. Auf meinen Einwurf, daß Vater, Mutter und ich selbst das aber grün nennen würden, antwortete er laut und protestierend: „Der Papa und die Mama sagen auch rot und der Hans sagt rot.“ Er bezeichnete weiterhin Viereckiges als rund mit folgender Wendung: „Das ist nicht viereckig, das ist rund, das soll nicht eckig sein“. Er hielt auch an bestimmten, vorwiegend aus kleinkindlichen Bezeichnungen hergeleiteten Gegenstandsbezeichnungen fest. So nannte er Blumen noch „Nolochen“, Haare bezeichnete er als „Mieschen“. Aber auch Wortbildungen, die wir nicht zu deuten vermochten, auch nicht mit Hilfe der Eltern, wurden gehört. So benannte er die Pupille der Mutter, die ihn sehr interessierte, „Pertigerte“. Er hielt sie für lebend und im Auge eingeschlossen. Auch an seinem Gegenüber konnte er gelegentlich nicht den Blick, sondern die reflektorische Bewegung der Pupille bei wechselndem Lichteinfall beobachten. Einige Male hörten wir das Wort „onjebongelt“ und konnten es weder ableiten noch in seinem Sinn präzise erfassen. Am ehesten schien es eine Verbindung von mehreren Gegenständen anzudeuten.

Sein Verhältnis zu anderen Menschen und Kindern, das schon verschiedentlich gestreift wurde, sei noch genauer beschrieben. Er war nicht in der Lage, mit den anderen in ein wechselseitig hinundhergehendes Spiel oder eine Handlung einzutreten. Bei einem Versuch, mit ihm Ball zu spielen, fing er den Ball zwar auf, warf ihn dann aber irgendwohin ohne auf die Richtung zum anderen zu achten. Bei einem Versuch, ein gemeinsames Spiel in der Weise zu spielen, daß Steckklötzchen immer abwechselnd von ihm und dem Untersucher in die Reihen eines Steckbrettes eingefügt werden sollten, achtete er nicht darauf, daß der Untersucher jeweils unmittelbar nach ihm sein Klötzchen hinein steckte, sondern ließ im Weiterstecken, unbekümmert um dessen Aussetzen oder Mitmachen, jeweils für ihn eine Lücke frei. Er forderte ihn aber niemals zum Weitermachen auf. Bei einem Wettstecken, bei dem es auf rasches Vollstecken einer Reihe ankam, steigerte er zwar sein Tempo, schaute aber nicht einmal auf die Steckreihe des Konkurrenten und zeigte nicht die geringste Reaktion auf Zurückbleiben oder Voraneilen. Nachdem er aber seine Reihe vollgesteckt hatte, verlangte er „sein Bonbon“. Auch auf der Station wurde trotz vieler Versuche niemals ein gemeinsames Spiel mit anderen Kindern erreicht.

Er hat andere nie angesprochen und auf ihr Anreden nur ausweichend, sich entziehend, reagiert. Durch die Übung in Schule und Kindergarten hatte er sich an die Anwesenheit der anderen Kinder gewöhnt, fühlte sich aber trotzdem nicht selten gestört. Er konnte z. B. sagen: „Tante, die Kinder sollen raus, der Hans will spielen.“ Während des Spieles der Kinder im Garten hatte er sich selbst hinter einem Strauch eine Art Nest gebaut, aus dem er alle paar Minuten plötzlich schreiend und mit den Armen rudernd herausgerannt kam. Obwohl andere Kinder ähnliche Spiele begannen, schloß er sich ihnen nicht an und achtete auch nicht darauf, wenn sie ihn hier und da einmal nachahmten oder bei ihm mitzumachen versuchten. Gelegentlich bemerkte man außer dem Versuch, die anderen zu beseitigen, auch aggressive Züge. So störte er z. B. das Mensch-ärgere-dich-nicht-Spiel der Kinder dadurch, daß er plötzlich von hinten ein paar Spielsteinchen auf das Brett warf, sich dann schnell herumdrehte und sich krampfhaft die Ohren zuhielt.

In dem Ritus des Tagesablaufes hat er bei uns und auch später zu Hause immer streng auf einen ganz bestimmten Ablauf geachtet, sich aber nicht darum gekümmert, ob auch die anderen an diesem Ablauf teilnahmen. So konnte er z. B. auf der Kinderstation, wenn der Tisch gedeckt war, nicht warten, bis die anderen Kinder auch am Tisch waren und alle anfangen konnten, sondern er stellte sich hin, betete für sich allein, setzte sich zurecht, faltete seine Serviette, ohne die er keinesfalls gegessen hätte, und fing an zu essen. Er hatte auch noch keinen seinem Alter entsprechenden Sinn für Eigentum entwickelt, sondern wollte jedes Spielzeug, das ihm gefiel, sofort für sich behalten ohne zu fragen, wem er es denn wegnähme. Er verlangte, daß ein Rad irgendwo abmontiert würde für ihn. Wenn er andere Kinder beim Spiel sah und Interesse an deren Spielzeug fand, so ergriff er es, preßte es an sich und war nur unter lautem Geschrei dazu zu bringen, es wieder herzugeben. Beim Besuch eines Kaufhauses mit der Mutter zusammen griff er auf einmal auf einen Teller, auf dem lauter 50-Pfennig-Stücke eines Losverkäufers lagen und brachte eine Handvoll dieser begehrten glänzenden, runden Dinger an sich. Im Kaufhaus selbst mußte die Mutter ihn fest an der Hand halten, da er sonst rechts oder links zugegriffen und das ihm Gefallende an sich gebracht hätte. Wenn es wirklich einmal zu Streitigkeiten mit anderen Kindern kam, so wehrte er sich trotz seiner beträchtlichen Körperkräfte meist nicht oder nur mit einem ganz leichten, andeutenden Schlag. Er schien aber immerhin doch zu behalten, daß andere ihm etwas angetan hatten, denn er konnte plötzlich ein Bauwerk zerstören oder etwas von einem wegnehmen, und bei Rekonstruktion des vergangenen Tages kam man meist dahinter, daß der Betroffene ihn irgendwie geärgert hatte. Ein einziges Mal, das ist nachzutragen, äußerte er den Wunsch, mit den Kindern Verstecken zu spielen. Er selbst versteckte sich, schaukelte aber nach kurzem auf dem Gitter und achtete nicht mehr auf das gemeinsame Spiel. Auf der Station beobachteten wir gelegentlich, daß er seine Umwelt gleichsam indirekt betrachtete. Er hielt einen Spiegel schräg an die Augen und schaute mit dessen Hilfe auf die anderen oder bespiegelte sich selbst.

Intelligenz

Wie bei allen autistischen Kindern war auch bei Hans. R. eine zuverlässige und zusammenhängende Intelligenzprüfung nicht möglich. Es gelang nicht, ihn zu einer gleichmäßigen Zuwendung, zu einem Interesse für die gestellten Aufgaben zu bewegen. Schon die Schilderungen seines Verhaltens und seiner spontanen Leistungen, die wir oben gegeben haben, lassen aber erkennen, daß es sich sicher nicht um einen Schwachsinnigen im üblichen Sinne handeln kann. Bei mehreren Versuchen, einen Binet-Test durchzuführen, gelangen dann auch jeweils einzelne Aufgaben. Im Alter von 10;4 Jahren löste er zwei Aufgaben aus der 10-Jahresreihe, und zwar das Zahlennachsprechen und das Vervollständigen von Zahlenreihen. Aus der 9-Jahresreihe löste er das Bauen und das Finden von Oberbegriffen. Aus der 8-Jahresreihe den Labyrinthtest und Vergleiche aus der Erinnerung.

Nachuntersuchungen

Zur Vervollständigung der Beobachtung seien einige Notizen über Hausbesuche im Alter von 12 und 16 Jahren angeführt. Die Mutter wirkte bei dem ersten Besuch gegenüber früher resigniert. Sie hatte sich mit der Hoffnungslosigkeit des Zustandes abgefunden und erwartete keine Änderung mehr. Sie lebte noch zurückgezogener als früher, hatte sich überwiegend an Eltern angeschlossen, die „gleiches Leid" wie sie „zu tragen" hatten. Fortschritte des Jungen konnte sie nicht berichten. Es gehe ihm körperlich gut, er sei nicht krank gewesen, habe einen sehr guten Appetit, schlafe jedoch etwas unregelmäßig. Häufiger liege er nachts wach, spreche vor sich hin und mache seine drehenden Handbewegungen. Er wirke am nächsten Morgen trotzdem ausgeschlafen und frisch. In der Sammelklasse der Hilfsschule, die er zur Zeit besuche, kümmere er sich nach wie vor nicht um den Unterricht, so daß die Mutter mit ihm arbeiten müsse, obwohl er Lesen, Schreiben und Rechnen für sich gern betreibe. Er beschrifte oft in stundenlanger Arbeit viele Blätter von oben bis unten, rechne in gleichförmiger Weise zahllose Kästchen und liebe besonders das Ausfüllen von Malbüchern. Auf strengen Befehl der Mutter setzte sich der Junge hin und las eine ganze Reihe von Tiernamen aus seinem Malbuch in einer leiernden und raschen Weise herunter. Ab und zu fügte er eigene Wortbildungen ein und veränderte die Bezeichnungen einzelner Tiere. So nannte er das Walroß Mandrill und behauptete bei dem Mandrill, er wisse nicht, was das für ein Tier sei. Er hatte noch immer an der Eigenart festgehalten rot und grün umgekehrt zu benennen und ließ sich davon nicht abbringen. Erst als die Mutter den Stock zog und fragte, auf grün deutend, was das sei, antwortete er prompt grün. Seine Sorgfalt bei manuellen Arbeiten mit Holz, Nägeln oder Papier und seine Tendenz zum Beibehalten bestimmter Ordnungen in der Wohnung hatte eher noch zugenommen. Er merkte sogleich, wenn die Mutter irgend etwas von seinen Sachen verrückt hatte, und beklagte sich darüber. Auch seine Vorliebe für Räder hatte er beibehalten. Er sammelte zur Zeit Einzelteile von Uhren, die er stundenlang hin und her drehen, aber auch nachzeichnen und dann ausschneiden konnte.

Bei Ankunft der Besucherin (Psychologin der Kinderabteilung) nahm er von ihr selbst zunächst keine Notiz, sondern stürzte sich nur auf ein Paket, das sie unter dem Arm trug, mit der Feststellung: Das ist ein Paket... was ist in dem Paket?" Die Antwort wartete er nicht ab, sondern wandte sich seiner Malarbeit zu. Nach einiger Zeit sagte er vor sich hin: „Die Frau soll weggehen." Während die Psychologin und die Mutter sich unterhielten, wandte er sich auf einmal zur Psychologin, die ihm vom Klinikaufenthalt her noch bekannt sein mußte, reichte ihr einen Buntstift und Spitzer und ließ sich von ihr den Stift spitzen. Gegen Ende des Besuches schien er sich an die Besucherin gewöhnt zu haben und sagte auf einmal: „Die Frau kann in dem blauen Zimmerchen schlafen."

Außerhalb der Schule besuche er an Nachmittagen einen Hort und solle dort mit anderen Kindern keinerlei Kontakt haben. Hingegen lasse er sich von der Leiterin, ähnlich wie von der Mutter, durch Bitten und Aufforderungen in gewissem Rahmen bestimmen. Er hole auf Aufforderung ein Spiel heraus und fange an, sich damit zu beschäftigen. Wenn sie aber wegsehe, mache er seine eigenen Sachen. Von Zeit zu Zeit wolle er allein in den Hof gehen, springe dann dort umher, summe vor sich hin und wedele mit den Händen. Nach einiger Zeit, die Leiterin spreche von einer „Phase", komme er ruhig wieder ins Zimmer herein. Nach wie vor zeigte sich der Junge der Mutter gegenüber in gewissem Sinne anhänglich, vielleicht etwas aktiver, als es früher gesehen wurde. Während er sich sonst nur streicheln, ließ, schmiegte er sich immer wieder einmal an die Mutter an und gab ihr auch selbst einmal einen Kuß.

Bei einem Hausbesuch mit 16;3 wurde berichtet, daß er bis vor einem Jahr die erwähnte Sonderklasse besucht und sich vor allem gut in den Hilfsschulhort eingefügt habe. Allerdings entwickelte sich nur ein näheres Verhältnis zur Hortleiterin. Mit anderen Kindern habe er nie gespielt und gesprochen. Nur ein sehr ruhiges und freundliches Mädchen habe sich seiner angenommen, ihn gegen andere geschützt und versucht, ihn zu einem gemeinsamen Spiel zu bewegen. Das müsse ihn beeindruckt haben, denn manchmal, wenn er auf der Straße ein Mädchen ungefähr ihres Alters sehe, meine er trotz eindeutiger Unterschiede, das sei „Birgit". Bei diesem Gespräch saß der Junge dabei und fing plötzlich an vor sich hin von Birgit zu sprechen: „Wer hat die Birgit angeschuppt an der Tür, sollst du nicht machen! ... sag doch, die Birgit stand neben mir ... sag doch, die Birgit stand neben mir!" Er hörte erst mit dem perseveratorischen Wiederholen dieses Satzes auf, als der Besucher ihn gleichfalls wiederholt hatte. Bei Eintreffen von Besuchern zu Hause sei er zunächst irritiert, später äußere er jedoch irgendwie, daß die Menschen dableiben sollten. Entsprechend machte der Junge auch gleich zu Beginn meiner Unterhaltung mit der Mutter plötzlich das Licht aus und öffnete die Tür. Die Mutter meinte dazu, es sei eindeutig, daß ich gehen solle. Später sagte er vor sich hin: „Der Doktor Bosch soll nicht fortgehen." Versuche der Mutter, ihn nach der Hilfsschule in irgendeine andere Tätigkeit hineinzubringen, waren gescheitert. Aus einer Lehrwerkstätte nahm sie ihn wegen abfälliger Bemerkungen über sein eigenartiges Verhalten heraus. Ein Versuch, für ihn Heimarbeit zu bekommen, schlug fehl. Sie fühlte sich durch das „notwendige Betteln" gedemütigt. Man hatte den Eindruck einer völlig erstarrten Lebensform, zum Teil auch durch die Empfindsamkeit der Mutter aufrecht erhalten. Unserem Angebot, den Jungen in unserer Gärtnerei zu beschäftigen und doch noch einen Versuch medikamentöser Auflockerung zu machen, kam sie nicht nach. Die Ordnungstendenz und zwanghaft anmutende Stereotypien waren im Verhalten des Jungen noch deutlicher hervorgetreten. Mehrfach wurde beobachtet, daß er beim Weg durch die Zimmer genau den Teppichrändern folgte. Beim Anstoßen an eine Ecke ging er jeweils zurück, schlug leicht dagegen und ging dann erst weiter. Bevor er aus dem Bücherschrank ein Buch holte, ging er mehrmals vor dem Bücherschrank langsam auf und ab und trat jeweils mit dem Gesicht ganz nahe an die Wand heran, um sich dann plötzlich der Tür des Bücherschrankes zuzuwenden und sie zu öffnen. Auf meine Frage, warum er das mache, antwortete er: „Es ist besser so." Spaziergänge mit ihm wurden durch solche Stereotypien schwierig. Wenn er auf der Straße, in einem Geschäft oder bei einem Straßenfeger einen Besen sah, zerrte er seine Mutter dorthin und fragte gleichförmig: Wozu ist ein Besen da?" Dann mußte die Mutter antworten: „Zum Fegen." Erst dann konnte er weitergehen. Befolgte sie diesen Ritus nicht, wurde er erregt und wiederholte zunehmend lauter diese Fragen. (Zur Ablehnung jeglicher Veränderungen siehe S. 83.) Man könne ihn aber durchaus in ein Lokal mitnehmen. Er verhalte sich dort ordentlich, setze sich manierlich in einer Kindergartenhaltung an den Tisch, lege seine Hände auf die Tischplatte und esse anständig. Er esse aber nicht von einer Holzplatte, sondern brauche Tischdecke, Serviette, vollständiges Geschirr. Merkwürdigerweise bevorzuge er Lokale mit viel Betrieb und lauter Schlagermusik, z. B. einer bayrischen Trachtenkapelle. Er strahle dann, ohne sich aber neugierig umzusehen.

Während des Besuches saß er ordentlich am Kaffeetisch, aß aber ganz rasch, ohne den Besucher zu beachten, mehrere Stücke Kuchen in sich hinein, trank die Teetasse leer, führte sie dann plötzlich zum Munde und leckte sie breit und behaglich mit der Zunge aus wie ein kleines Kind.

Körperlich hatte er sich normal entwickelt, war hoch aufgeschossen und hatte ganz die kindliche Frische, die ihn früher auszeichnete, verloren. Der Gesichtsausdruck, früher durch einen irgendwie nachdenklich verträumten Zug ganz reizvoll, war eher leer und verhangen geworden. Er ließ die Haare gleichgültig ins Gesicht hängen, so daß die Mutter sie ihm häufiger zurückstrich. Auch die Kleidung hing an ihm, als ob sie eigentlich nicht zu ihm gehöre. Mehrfach rieb er sich ganz ungeniert am Genitale und die Mutter klagte über seine oft längere Zeit anhaltenden onanistischen Manipulationen (s. S. 102).

Körperlicher Befund (10;4): Größe 135 cm, Gewicht 30,7 kg, beides altersentsprechend. Noch keine Sexualentwicklung, etwas feminin breite Hüften.

Kopfumfang 54,5 cm, unauffälliger Langschädel. Altersentsprechende Gebißentwicklung.

Intern: nichts Pathologisches.

Genitale: Hoden bds. descendiert.

Neurologisch: normaler Befund:

Röntgen-Leerbilder des Schädels ebenfalls normaler Befund.

Ein EEG konnte wegen der Abwehr des Jungen nicht abgeleitet werden. Eine Ableitung in Narkose wurde von den Eltern ebenso abgelehnt wie die Vornahme einer Pneumoencephalographie. Die Eltern zeigten sich außerordentlich ängstlich gegenüber jeglichen Eingriffen. Sie verlangten bei der Aufnahme auch, daß Blutentnahmen jeder Art unterbleiben müßten. Allerdings muß betont werden, daß der Junge schon zahllose ärztliche Untersuchungen und vergebliche Behandlungsversuche hinter sich hatte.

Dieser vorliegende Falle ist wohl der lehrreichste und beispielhafteste unserer Kasuistik. Infolge der guten Beobachtungs- und Darstellungsgabe der Mutter, der langen klinischen Untersuchungszeit und der über sechs Jahre gehenden Nachbeobachtung sowie der reichen sprachlichen Produktivität des Patienten verfügen wir über ein besonders umfangreiches und abgerundetes Material. Wir werden darauf im Verlaufe unserer Untersuchung häufiger zurückgreifen. Hirnorganische, ursächlich bedeutsame Faktoren haben sich bei der klinischen Untersuchung nicht nachweisen lassen. Leider konnten weiterführende diagnostische Untersuchungen (EEG, Pneumoencephalographie) nicht vorgenommen werden. Hinweise auf etwas Psychotisches oder auf verstehbare Entwicklungskrisen haben sich nicht ergeben. Auf die schwierige Frage der Beziehung des frühkindlichen Autismus zu bestimmten familiären Konstellationen (Mutter-Kind-Beziehung) wollen wir in diesem Zusammenhang nicht eingehen, sondern einer Diskussion im Rahmen einer gesonderten Darstellung der ätiologischen Probleme vorbehalten. Besonderes Interesse gewinnt der vorliegende Fall dadurch, daß an ihm eindrucksvoll die zunehmende Einengung nach anfänglichen Ansätzen einer Besserung verfolgt werden kann. Das zunehmend starre Festhalten an einem bestimmten Milieu, einem bestimmten Tagesablauf, das Auftreten ritueller Handlungen, die an Zwangshandlungen erinnern, sowie die durchaus aktiv anmutende Abwehr aller Ansprüche, die diese starre Lebensform gefährden könnten, zeigen, wie hoffnungslos dieses Leben in eine Sackgasse geraten ist. Zugleich zeigt die Identifizierung der Mutter mit dieser Situation, ihre gleichfalls zunehmende Abkapselung nach außen, daß beide, wie wir später zeigen werden, in einer sehr eigentümlichen und ursprünglichen Weise miteinander verbunden geblieben sind.

Fall Karl B. (Aufn.-Nr.: 796/55A): Der Junge wurde im Alter von 5;2 Jahren auf der Kinderabteilung aufgenommen und blieb dort 5 Monate.

Familienanamnese

Der Vater ist Rumäne, von Beruf Buchhalter, ein intelligenter, aber äußerst nervöser und störbarer Mensch. Er leidet an einem Blinzeltic. Ein Bruder des Vaters soll nach dessen Schilderung ein ausgesprochener Einzelgänger sein, ebenfalls an einem Gesichtstic und an einem Waschzwang leiden. Er lebe sehr zurückgezogen, sei beruflich dabei äußerst strebsam. Die Mutter, eine schlanke und primär kühl wirkende Frau, ist in der Kleidung etwas aufgemacht mit betont hohen Absätzen, wallenden Haaren. Sie leidet an einer chronischen und entstellenden Neurodermitis vorwiegend im Gesicht und am Hals lokalisiert. Im Umgang mit dem Jungen wirkt sie recht ungeduldig und reizbar, bezeichnet sich selbst aber als im Wesen ausgeglichen und in der Erziehung beherrscht. Der Junge hat noch eine Schwester, die zur Zeit der Klinikaufnahme 11 Monate alt war und einen sehr lebhaften und im Gegensatz zu ihm zugewandten und an der Umwelt interessierten Eindruck macht. Bis zum Alter von 5;0 lag die Erziehung im wesentlichen in der Hand der Mutter der Mutter, die mit im Haushalt wohnte und die eine ruhige, energische und liebevolle Frau gewesen sein soll. Erst als diese starb, begann sich die Mutter selbst vorwiegend dem Kinde zu widmen.

Eigene Vorgeschichte

Der Junge ist das 1. von 2 Kindern. Die Schwangerschaft und Geburt sollen regelrecht verlaufen sein. Geburtsgewicht 3,6 kg. Normale Atemtätigkeit nach der Geburt. 14 Tage gestillt. In der Folge keine Ernährungsstörungen. Laufen mit 11 Monaten. Bisher keinerlei ernsthafte Erkrankungen außer gelegentlichen Pyodermien. Er begann etwas verzögert mit 2 Jahren zu sprechen. Die Mutter schilderte dabei spontan seine bis heute beibehaltene, eigenartige Sprechweise. Er spreche zwar alles korrekt nach, aber nur selten unmittelbar, nachdem er es gehört habe, sondern häufiger erst im Laufe des Tages für sich selbst. Er stelle keine Fragen und bitte um nichts direkt, indem er sich an jemand wende. Weiterhin spreche er von sich noch nicht mit „ich", sondern nur mit „er" oder mit seinem Namen. Er hole z. B. ein Brot, stelle es auf den Tisch und sage dann laut ins Zimmer hinein: „Er will Brot essen!" oder „Karl will essen". Auch wenn man sehr in ihn dringe oder auf ihn einspreche, gebe er keine Antwort, so daß keinerlei Unterhaltung mit ihm möglich sei. Erzieherisch sei er sehr schwer zu lenken und oft unüberwindlich eigensinnig. Wenn man etwas Bestimmtes von ihm fordere, so könne folgende Antwort erfolgen: „Will er das mal? Er wills nicht!" Er stelle gleichsam an sich selbst die Frage und lehne sie dann ab. Schon im ersten Lebensjahr sei aufgefallen, daß der Junge keinerlei Interesse für seine Umwelt gehabt habe. Schon im Kinderwagen habe er nicht so herumgeguckt wie die kleine, noch nicht ganz ein Jahr alte Schwester. Wenn man versucht habe, ihn auf etwas hinzuweisen, ihm etwas zu zeigen, so sei das ohne erkennbare Wirkung an ihm abgeprallt. Es sei dann in der Folgezeit auch nicht gelungen, seine Aufmerksamkeit auf bestimmte Spiele und Beschäftigungen zu lenken. Er habe nicht spielen gelernt, sondern sitze fast den ganzen Tag herum und schaukele mit dem Oberkörper vorwärts und rückwärts oder von einer Seite zur anderen. Oft stehe er an der Tür, halte den Zipfel eines dort hängenden Mantels in der Hand und wiege sich damit vor und zurück. Auch Versuche, ihn mit anderen Kindern in Kontakt zu bringen, hatten bisher keinen Erfolg. Bei einem Versuch, ihn auf einem Kinderspielplatz spielen zu lassen, sei er gleich auf ein anderes Kind losgegangen, habe es umgestoßen und sich über diesen Effekt offensichtlich gefreut. Von den anderen Kindern sei er wegen seines eigenartigen Wesens sofort abgelehnt worden. Auch die Sauberkeitserziehung machte große Schwierigkeiten. Erst mit 2½ Jahren konnte man erreichen, daß er Stuhl und Urin in einen Topf entleerte. Seitdem sei er bis zum Tode der Großmutter am Tage und in der Nacht sauber gewesen. Er sei aber ausschließlich auf seinen eigenen ganz bestimmten Topf gegangen, den er sich zu diesem Zweck meist selbst herbeigeholt habe. Man habe ihn nicht auf das Klosett umgewöhnen können und auch nicht erreichen können, daß er bei Spaziergängen oder sonstigen Gelegenheiten eine andere Toilette benutzt habe.

Seit dem Tod der Großmutter habe er begonnen am Tage einzukoten, während er nachts nach wie vor sauber sei. Er sei von den Eltern daraufhin zunächst geschlagen worden und verstecke nun seinen Kot oder schmiere damit in einer boshaft erscheinenden Weise in der Wohnung herum. Eine volle Hose habe man unter dem Ofen gefunden und einmal ein Kothäufchen auf dem Tisch.

Von klein auf sei der Junge recht unruhig und ängstlich gewesen. Im letzten halben Jahr habe sich das so gesteigert, daß er jeden Abend bis gegen 12 Uhr im Bett herumtobe und laut und ängstlich zu schreien anfange, wenn man ihn allein lassen oder dunkel machen wolle. Es sei auch kaum mehr möglich, ihn ohne heftige ängstliche Abwehr in eine Straßenbahn zu bringen. Er lasse sich dann auf den Boden fallen und wehre sich mit Händen und Füßen dagegen. Seit längerer Zeit könne man ihn nicht mehr füttern, und infolge seiner eigenen Auswahl habe sich die Nahrungsaufnahme im wesentlichen auf Zucker, Wurstbrote und Milch beschränkt.

Schon im ersten Lebensjahr soll aufgefallen sein, daß er häufig nach dem Aufwachen am Genitale gespielt habe. Auch das habe sich gesteigert. Vor kurzem erst habe er ein großes Loch vorn in sein neues Nachthemd gerissen, um an sein Genitale heranzukommen.

Seit dem Tode der Großmutter, der einzigen, zu der der Junge eine gewisse Beziehung hatte, zu der er auch zärtlich gewesen sein soll und mit der er viel geschmust habe, sei die Erziehungssituation sehr schwierig geworden. Zur Mutter habe er kein besonderes Verhältnis und habe mehrfach geäußert: „Er braucht keine Mami, will nicht die Mami.“ Beide Eltern wirken dem schwierigen Kind gegenüber ratlos und überwiegend ablehnend.

Die Verabschiedung der Eltern brachte diesem Verhältnis entsprechend keine erkennbare Heimwehreaktion. Auch in den folgenden Wochen bei Besuchen der Mutter ließ sich keine tiefere Bindung zwischen beiden erkennen. Der Junge stürzte sich nur auf Mutters Handtasche und versuchte, die darin enthaltenen Süßigkeiten herauszukramen, mit denen er dann wieder davonrannte. Er warf der Mutter kaum einen Blick zu und zeigte keine zärtlichen Regungen. Durch seine große Ängstlichkeit am Anfang war es auch für die Pflegepersonen und Ärzte kaum möglich, nur in seine Nähe zu kommen. Er hockte im Spielzimmer in der dunkelsten Ecke und summte Melodien vor sich hin, von denen „Hänschen klein“ zu unterscheiden war. Manchmal sang er auch einen Text dazu, der nicht ganz so korrekt war, z. B.: „Hänschen klein, in die kleine Welt hinein, Stock und Hut, ist wohlgemut.“ Oder er begnügte sich mit einem rhythmischen „Luleila ... luleila ...“ Diese Neigung, möglichst dunkle oder gegen die Umwelt abgeschlossene Orte aufzusuchen, blieb ihm während der ganzen Beobachtungszeit eigen. So fanden wir ihn hinter einer Tür stehend, an der er sich mit einer Hand festhielt, während er gleichzeitig von einem Bein auf das andere sich rhythmisch hin und her schaukelte. Wir fanden ihn in einer Ecke in der Spielkiste sitzend oder in einem umgedrehten Hocker. Er kroch in ein Schrankfach, unter einen Tisch oder hinter das Kasperlegestell. Im Garten hatte er eine Ecke zwischen der Hauswand, dem Zaun und einem Baum ausgekundschaftet, in der er fast nicht gesehen werden konnte. Während eines Infektes oder während der Mittagsruhe hatte er mehrmals den Bezug des Oberbettes aufgeknüpft und war in diesen hineingekrochen. Stets vergrub er während des Schlafens seinen Kopf unter dem Kopfkissen. Bei anderen Gelegenheiten fanden wir ihn in einem alten Autoreifen zusammengerollt liegen. Auch ein Kleinkinderstuhl, bei dem vor dem Bauch ein Riegel geschlossen werden kann, oder die Gardine am Fenster dienten als Zuflucht. In diese Ecken zog er sich anfangs mit seinem Essen zurück, nur dort in der Zimmerecke war es möglich, ihn auf den Topf zu setzen, und jeder Versuch, ihn da herauszubringen, löste heftiges und ängstliches Geschrei aus. In diesen Ecken war er entweder in rhythmischer Bewegung, oder er summte oder lallte vor sich hin, oder er hielt lange, teils verständliche, teils mit Lallelementen durchsetzte Monologe (siehe unten), die oft mit rhythmischen Bewegungen des Körpers kombiniert waren. Oft sah man ihn auch interessiert die eigenen Finger betrachten, die er vor den Augen hin und her drehte oder in komplizierter Weise ineinander schlang. Manchmal hielt er den Mund halb offen und spielte mit der Zunge im Mund und an den Zähnen herum. Auch Zupfen an den Haaren oder Herumreiben an den Augen wurde dabei beobachtet. Nachdem er einige Wochen bei uns war, sich besser eingewöhnt hatte und schon zu kleinen Spielen mit Steckbausteinen oder einem Hammerspiel an den Tisch geholt worden war, pflegte er dieses Spielzeug, sobald sich die geringste Störung im Zimmer ereignete, mit in seine Ecke zu nehmen und sich dort damit zu beschäftigen. Von

Anfang an ließ er sich aber von bestimmten Schwestern ohne jeden Widerstand an- und auskleiden, und zwar völlig passiv, als ob ihn das Ganze nichts angehe. Er selbst vermochte lediglich seine Pantoffeln auszuziehen und stieg, wenn man nicht darauf achtete, mit den Kleidern ins Bett und verkroch sich unter der Bettdecke. Heftige Angst hatte er nur vor dem Baden in der Badewanne, während er das Waschen am Waschtisch ruhig über sich ergehen ließ. Erst nach mehreren Wochen war es möglich, ihn zum Essen für kurze Zeit an den Tisch zu bringen. Anfangs verlangte er immer nur nach einem Zuckerle mit den Worten: „Willst du Zuckerle haben?" oder „Er will Zuckerle essen". Normales Essen mußte ihm zunächst sehr energisch gefüttert werden. Als er dabei zum ersten Mal auf den Schoß genommen wurde, wehrte er sich heftig, schlug nach der Erzieherin und versuchte, sich wie ein Aal von ihrem Schoß herunterzuwinden. Dabei schrie er dauernd: „Will er ins Bettchen ... er geht jetzt ins Bettchen." Beim Essen fiel auf, daß er an den meisten Speisen erst roch und sie dann wegschob, den Mund zusammenpreßte, die Augen zumachte und versuchte, sich die Hände vors Gesicht zu halten. Mehrmals sagte er auch abwehrend: „Tante weg." In den ersten Wochen verlor er, wo er gerade ging und stand, seinen Kot, meldete nicht, wenn seine Hose voll war und mußte fast mit Gewalt auf seinem Topf festgehalten werden. Wenn man ihn losließ, so rannte er während des Stuhlganges oder Wasserlassens oft einfach fort und achtete nicht darauf, daß er sich und den Boden beschmutzte. Nach etwa 3 Wochen besserte sich das Verhalten in dieser Beziehung. Er begann dabei ruhig sitzen zu bleiben und nach positivem Erfolg befragt zu antworten: „Hat er." Auch als er Schnupfen hatte, zog er die Nase hoch, war nicht zum Benutzen eines Taschentuches zu bringen und kam nicht von selbst zur Reinigung zu einem Erwachsenen. Schon gegen Ende der ersten Woche wurde erstmals ein zärtliches, schutzsuchendes Sichanschmiegen an eine Schwester beobachtet. Er barg, während sie auf einem Stuhl saß, plötzlich den Kopf in ihren Schoß und verharrte so. Streicheln ließ er ohne Regung, aber doch erkennbar gern, mit sich geschehen. Dieses plötzliche Den-Kopf-im-Schoß-Bergen und Sich-streicheln-Lassen wurde ihm zur Gewohnheit. Einmal kam er, offenbar auf der Flucht vor anderen Kindern, die ihn gestört hatten, zu der Jugendleiterin gerannt, preßte seinen Kopf in ihren Schoß und sagte: „Da hat er wieder solche Angst."

Während der Beobachtungszeit ist keine direkte Anrede eines Erwachsenen oder eines Kindes aufgezeichnet worden. Von seinem Blick heißt es, daß er „einen nicht aufnimmt", daß er gleichgültig umherschweift, nicht fixiert und meist ausdruckslos bleibt. Nur selten blickte er beim Zuwerfen eines Balles z. B. seinen Gegenüber kurz an, hielt einmal die Hände dem Ball entgegen, blickte dann aber schon wieder im Zimmer herum oder starrte blicklos vor sich hin. Von der Jugendleiterin wurde einmal folgende Szene notiert. Auf die Fragen: „Wie heißt du, bist du der Karl, wie heiße ich, bin ich die Tante, wollen wir spielen? ...", die gegen Ende seines Klinikaufenthaltes an ihn gestellt wurden, reagierte er mit Lachen, sah die Ref. „freundlich" an. Sie hatte aber trotzdem den Eindruck, daß er eigentlich durch sie hindurch sah. Auf die Frage schließlich: „Soll ich dich nun anziehen?" wiederholte er lediglich die Frage, stand auf, streckte ihr die Arme entgegen, setzte sich dann aber, ohne ihre entgegnende Handlung abzuwarten, wieder hin, versuchte sich in seinen Kissenbezug zu verkriechen und legte sich dann wieder auf den Rücken, spielte mit den Beinen in der Luft herum, lachte vor sich hin, bis er aufgestellt, festgehalten und angezogen wurde. Sobald er angezogen war, rannte er sofort in den anderen Raum und versuchte ins Freie zu kommen. Am Mittag, als er zum Essen gerufen wurde, saß er am Zaun auf der Erde, hielt sich am Drahtgitter fest und wiegte sich vor und zurück. Auf den Anruf hin wurde das Wiegen heftiger und schneller, so daß man den Eindruck hatte, daß er sich gestört fühle. Dann ließ er das Gitter loß, fing an, sich die Haare zu raufen und verzog dabei unwillig den Mund. Wie schon erwähnt, äußerte er seine Wünsche meist dadurch, daß er einen Satz ohne Zuwendung an eine bestimmte Person vor sich hin sprach, in dem das Begehrte meist in falschem grammatischen Zusammenhang vorkam. Hatte er damit keinen Erfolg, so konnte er die Person, von der er etwas forderte, unter Umständen ins Gesicht fassen, schlagen oder auch nur einfach anfassen. Am 17. Tag findet sich folgende Protokollnotiz: „Kommt in den Tagesraum, ruft ‚Plätzeli kaufe will er', schlägt Ref., die auf einem Stuhl sitzt, ins Gesicht, zieht sie an den Haaren, wirkt recht aufgeregt, ruft wieder: ‚Willst du ein Plätzeli? nachher kauf' ich dir wieder ein Plätzeli'. Oder ‚lala will er', oder ‚Plätzeli kaufe will er'. ‚Ja, er kauft Plätzeli. Plätzeli kaufe will er!' Er kneift dann die Lippen zusammen. Auf eine an ihn gestellte Frage reagiert er nicht, sondern spricht immer wieder von den Plätzeli. Er läuft dann in die Küche, klettert dort auf den Stuhl, der am Schrank steht, auf dem sich die Teller mit den Süßigkeiten der Kinder befinden und spricht dabei vor sich hin mit singendem Tonfall: ‚Plätzeli will er!' Auf die Aufforderung, er möge doch vom Stuhl herunterkommen, folgt er sogleich, läuft wieder in den Tagesraum, setzt sich dort auf einen Schemel und schaukelt auf diesem hin und hier. Dabei singt er teils lallend, teils verständlich vor sich hin. Dann kommt er zurück, geht nunmehr an die Seite der im Spielzimmer sitzenden Krankenschwester, legt ihr eine Hand auf den Schoß und hält sich mit der anderen Hand an ihrem Stuhl fest. Dann lehnt er sich eng an sie an, klettert ihr schließlich sogar auf den Schoß und läßt sich von ihr offensichtlich gern hin und her schaukeln. Dabei spricht er vor sich hin: ‚Du willst Plätzeli!' Auf die Worte der Schwester, die mit ihm spricht, scheint er nicht zu achten. Plötzlich klettert er wieder von ihrem Schoß herab, geht zum Lichtschalter, mit dem er sich häufiger am Tage beschäftigt, knipst das Licht mehrmals an und aus, läuft dann wieder zur Schwester zurück und schmiegt sich an sie an. Während dieser Szene haben die anderen Kinder begonnen Kasperle zu spielen. Er sitzt dabei zunächst ruhig auf dem Schoß der Schwester, achtet aber gar nicht auf das Geschehen auf dem Kasperletheater, rutscht vielmehr nochmals auf die Erde herunter, geht an den Tisch, ergreift dort einige Gegenstände, hantiert etwas mit ihnen hin und her, läßt sie wieder liegen, kehrt wieder zur Schwester zurück und versucht, ihr einige Male ins Gesicht zu greifen. Nachdem die Schwester aufgestanden ist und aus dem Zimmer herausgegangen ist, setzt er sich auf den nunmehr freien Stuhl, dreht sich ein paarmal um sich selbst, geht erneut an den Tisch, reibt mit beiden Händen darüber hin, steht dann still, kneift die Augen zu und kehrt dann wieder zu seinem Schemel zurück. Dort reibt er mit den Händen über die freie Sitzfläche, singt und lallt vor sich hin und setzt sich wieder darauf. Dann steht er wieder auf, geht zu dem Kasperletheater, stößt plötzlich mit den Händen gegen die in Aktion befindlichen Figuren und läuft rasch zu seinem Schemel zurück. Diese Abfolge wiederholt sich nach kurzem wieder. Er steht auf, geht zum Tisch, reibt darüber hin, kneift die Augen zusammen, geht zum Stuhl zurück, reibt mit der Hand darüber, setzt sich hin, singt, steht wieder auf, geht zum Kasperletheater, von dem er aber durch einen anderen Jungen vertrieben wird, geht wieder zu seinem Stuhl, reibt mit der rechten Hand darüber, lächelt vor sich hin, reibt mit der Hand an der Wand. Als er nach einiger Zeit von der Ref. angerufen wird, kommt er erst nach viermaligem Rufen gelaufen und will ihr ins Gesicht, besonders an die Nase greifen. Dabei spricht er wieder vor sich hin: ‚Du willst ein Plätzeli.'"

Die Aufforderungen der Erwachsenen befolgte er anfangs fast gar nicht, sondern mußte ergriffen und zu dem, was nun geschehen sollte, gezwungen werden. Im Laufe der ersten 14 Tage gewöhnte er sich aber insofern ein, als er begann, Anrufe und einfache Anordnungen doch zu befolgen, z. B. zum Essen zu kommen, in ein anderes Zimmer zu gehen. Meist mußte man ihn aber mehrmals und eingehend auffordern. So heißt es am 17. Tag: „Läuft über die Wiese bis in eine Ecke des Gartens und klettert dort am Draht hoch. Als ihm zugerufen wird, er solle doch heruntergehen, dreht er sich um, lächelt, macht aber keinerlei Anstalten dazu. Erst als man sich ihm nähert, geht er langsam vom Draht herunter und rennt in das Haus. Im nächsten unbewachten Augenblick befindet er sich jedoch wieder an der gleichen Stelle und will über den Zaun klettern. Er hört wiederum nicht auf den Zuruf, lächelt aber vor sich hin. Erst als einige Kinder hingeschickt werden, um ihn zu holen, klettert er langsam herab." Anfangs des 2. Monates heißt es jedoch: „Setzt sich willig hin, als er gerufen wird, wartet auf Papier und Buntstifte. Nachdem er keine Lust mehr hat zum Malen, nimmt er den Kasten mit den Stiften und bringt ihn an eine Kommode. Dort versucht er eine Schublade zu öffnen. Da ihm dies mit dem Kasten in der Hand mißlingt, wird ihm empfohlen, den Kasten auf den Tisch zu stellen. Das macht er sofort und zieht die Schublade auf." Man konnte ihn rufen, ins Untersuchungszimmer zu kommen, konnte ihn zur Toilette schicken und doch häufig erreichen, daß er diese Aufforderung befolgte. Die Fortschritte blieben aber bis zuletzt labil und nicht zuverlässig. Nach einem kurzen interkurrenten Infekt, währenddessen der Junge einige Tage im Bett liegen mußte, war die ganze Eingewöhnung wieder verloren und man mußte von vorne anfangen. Zu irgendeiner Spielgemeinschaft oder der geringsten gemeinsamen Handlung mit Ausnahme etwa eines kurzen Ballspieles war er nicht zu bringen. Auch dabei fing er lediglich einmal den Ball auf, warf ihn dann aber irgendwo ins Zimmer hinein oder in den Garten. Versuche, andere Kinder an seinem Spiel teilnehmen zu lassen, scheiterten. So wurde einmal ein gleichaltriger Junge zu ihm ans Spiel gesetzt. Er wollte aber keinen Steckbaustein hergeben und schlug nach dem anderen Kinde. Dann stand er jedoch sofort auf und verbarg sich in einer Zimmerecke hinter einem Schrank. Er wiegte sich dort auf den Füßen hin und her, drückte sich mit dem Zeigefinger ins rechte Auge und summte dabei. Es gelang, ihn dann wieder an den Tisch zu bekommen und für sich selbst mit Steckbausteinen zu beschäftigen. Währenddessen griff er plötzlich dem anderen Jungen, vor dem er ausgewichen war, heftig ins Gesicht und wandte sich dann, als sei nichts geschehen, dem Einräumen seiner Bausteine zu. Auch die Versuche von Erwachsenen, ihm ihre Anteilnahme an seinem Spiel aufzuzwingen, wehrte er ab: „Er ergreift die Bauklötze und spricht dabei vor sich hin: ‚Mir wolle mal was baue, nimmt mal was hoch und male ... nimmt mal was hoch und male ... nimmt mal was hoch und male ...' Er baut einen Turm von sechs Klötzen, die er sehr genau aufeinander stellt. Dann baut er ihn wieder auf und erneut ab. Das Ganze wiederholt sich etwa zwanzigmal. Dabei gerät er immer wieder in ein rhythmisches Singen, z. B. in der folgenden Weise: ‚der wie na nimm was snell, snell, snell ... der nimm wa ...' Bei dem Versuch der Ref., sich in das Spiel einzumischen und auch einen Baustein aufzusetzen, nimmt er diesen jedesmal schweigend herunter und setzt selbst einen eigenen darauf. Einmal ergreift er den fremden aufgesetzten Bauklotz, führt ihn zum Mund und beißt leicht darauf. Dabei sieht er die Ref. an. Dann läßt er den Baustein aber sofort wieder interesselos fahren und wendet sich seiner Beschäftigung zu. Auf Versuche, ihn anzusprechen, ihn zu loben, ihn auf Objekte hinzuweisen, erfolgt weder eine Antwort noch ein folgender Blick. Auch Drohungen, er werde gehauen, es würden ihm seine Steine weggenommen, bleiben ohne jeden Eindruck. Er summt und spielt vor sich hin, als ob er nichts gehört hätte. Manchmal lächelt er vor sich hin. Als ein Kreisel von der Ref. vor ihm in Bewegung gesetzt wird, stoppt er diesen sofort und versucht, ihn selbst in Schwung zu bringen. Als ihm das nicht gelingt, gibt er ihn ihr in die Hand und sagt vor sich hin: ‚Ich mach mal.' Auf Versuche, seine Hand zu erfassen und mit dieser den Kreisel in Bewegung zu setzen, wehrt er ab, schiebt den Kreisel beiseite und äußert, ohne noch hinzugucken: ‚Willst das nie das nimmer.'" Meist entzog er sich der Gemeinschaft jedoch durch Ausweichen oder durch vollkommene Nichtbeachtung. Am 14. Tag wurde er im Kolleg vorgestellt, dabei kümmerte er sich gar nicht um seine Umgebung, sondern lief sofort an das Pult, trank das Wasserglas aus, nahm Kreide von der Tafel, steckte sie in den Mund. Dann sprang er im Raum umher, kletterte unter die Bänke und ließ sich weder durch Zurufe noch durch ein angebotenes Spielzeug irgendwie beeinflussen.

In das Untersuchungszimmer konnte man ihn durch das Angebot von „Plätzeli" locken. Sobald er diese aber hatte, lief er sogleich wieder zur Tür, versuchte sie aufzumachen und, wenn sie zugeschlossen war, weinte er vor sich hin: „Schlüssel will er!" Dann warf er sich auf das Untersuchungsbett mit den Worten: „Wollen wir mal ins Bett gehen", streifte seine Schuhe ab und rollte sich in Schlafstellung zur Seite. Später, als er die Angst vor diesem Raum überwunden hatte, lief er häufig selbst hinein, sprang dann sogleich auf das Bett und legte sich in der beschriebenen Weise zum Schlafen nieder. Nicht selten sind plötzliche Aggressionen, die oft den Beobachtern aus der Situation nicht verständlich wurden, aufgezeichnet worden. Wenn sie verständlich waren, dann durchweg in dem Sinne, daß er sich durch Zuwendung gestört fühlen mochte. So heißt es einmal: „K. ist heute offenbar müde, legt den Kopf auf den Tisch oder in meinen Schoß. Als ich ihn anspreche, schlägt er nach mir. Erst als ich ihm ein Lied vorsinge, entspannt sich sein Gesicht und er singt die Melodie und einzelne Worte schon nach dem ersten Vorsingen richtig nach." Ein anderes Mal steht er plötzlich vom Zeichnen auf, geht ohne erkennbaren Grund auf die Psychologin zu und schlägt mit der Faust auf sie los. Dabei spricht er wütend vor sich hin: „Dann, dann da!" und knirscht dabei mit den Zähnen. Nach kurzer Zeit setzt er sich wieder hin, steht aber nach wenigen Sekunden erneut auf und schlägt noch einmal auf sie ein. Nachdem er sich wieder hingesetzt hat, singt er rhythmisch vor sich hin: „Denn ding, dong! ..." und schlägt sich dabei mit beiden Händen heftig auf den Kopf.

Nach der Entlassung stellt ihn die Mutter 5 Monate später erneut vor und berichtet, er sei etwas anschmiegsamer geworden, nicht mehr so scheu und nicht mehr so ängstlich. Er habe angefangen, sich gegen die kleine Schwester zu wehren und gelernt, sie so fest zu hauen, daß man nunmehr sehr achtgeben müsse. Seine Unruhe habe eher noch zugenommen. Er klettere auf alles, was er erreichen könne, habe einige Male schon mitten in der Nacht im Nachthemd am offenen Fenster gestanden, ohne aber hinunterzufallen. Er sei dabei ganz geschickt. Die Sprache sei ganz unverändert. Er spreche nur, wenn er etwas wolle, lege noch Brot und Butter auf den Tisch und sage: „Willst du das?“ Er habe aber gelernt, kleine Hilfeleistungen zu vollbringen. Wenn sie z. B. eine Zigarette verlange, so renne er, hole sie herbei und stecke sie ihr in den Mund. Dann hole er sogar Streichhölzer und zünde ihr die Zigarette an. Auch der Aschenbecher sei dann selbstverständlich da. Nach der Heimkehr aus der Klinik habe er sich sofort wieder in der Wohnung zurechtgefunden und die vertrauten Gegenstände wieder erkannt. Auf der Abteilung gibt sich der Junge sofort sehr viel vertrauter als bei der ersten Aufnahme, stürzt auf den Tisch des Spielzimmers zu, ergreift eine Schachtel mit Farbplättchen und verstreut sie über den Boden. Dann liest er sie mit großem Eifer wieder auf. Beim Erblicken der offenen Tür zum Garten ist er sofort wie der Blitz hinausgelaufen und in der von früher her bei ihm gewohnten Weise über den Gartenweg davongerannt. Auch den Weg ins Arztzimmer hat er gleich wieder gefunden, sich dort auf die Waage geschwungen und auf der Platte hin und her geschaukelt. Dann versucht er auf dem Untersuchungsbett auf und ab zu wippen, wie er das früher häufiger gemacht hat. Auf Aufforderung gibt er dem Arzt ohne hinzublicken die Hand, entzieht sie ihm aber sogleich wieder. Im Spielzimmer sucht er sich später wiederum einen Stuhl, dreht ihn um und steigt zwischen die Beine. Darin ist er zufrieden und wiegt sich mit dem Stuhl hin und her. Er blickt immer noch nicht an, antwortet auf Anreden nicht und ist auch noch nicht bei einem Spiel der Kindergemeinschaft in irgendeiner Weise zu interessieren. Der Junge ist dann in ein Heim gegeben worden, von dem wir leider keinen Bericht erhalten konnten. Die Mutter selbst berichtete 3 Jahre später, er habe sich im Heim nahezu gar nicht verändert. Er sage noch immer nicht „ich“, nehme nicht teil an Spielen der Gemeinschaft und habe noch immer die ausgesprochene Neigung zu rhythmischen Bewegungen in irgendeiner einsamen Ecke an sich.

Körperlicher Befund

Größe 109 cm (altersentsprechend), Gewicht 17,0 kg (—2,0 i. v. zur Größe). Kopfumfang 50,5 cm.

Das Kind zeigte einen normalen kleinkindhaften Körperbau. Es fanden sich keine Auffälligkeiten an den Organen des Rachens, der Brust- und Bauchhöhle. Die Hoden waren beiderseits regelrecht descendiert. Der neurologische Befund war regelrecht.

Untersuchungen auf Lues und Toxoplasmose im Blutserum o. B. Liquor o. B.

Rö-Aufnahmen des Schädels ohne auffälligen Befund.

Lumbale Pneumoencephalographie: Bei etwas geringer Füllung ergab sich eine Weite der Seitenventrikel an der oberen Grenze der Norm.

Dieses Kind haben wir als Beispiel eines Autismus im Spielkindalter angeführt. Hinweise auf eine frühkindliche Gehirnschädigung, die wir auf Grund der oft dranghaft anmutenden Unruhe vermuteten, haben sich weder aus der Anamnese noch aus den körperlichen Untersuchungsbefunden und dem Pneumoencephalogramm ergeben. Der Fall ist u. a. bemerkenswert durch die heftige Reaktion mit Angstzuständen, Schlafstörungen, Einkoten auf den Tod der das Kind bis dahin versorgenden Großmutter. Ähnliche ganz tiefgreifende Störungen haben wir auch bei anderen Kindern, bei Ausfall der bisher vorwiegenden Pflegeperson oder bei Verlegung in Heime, wo nicht eine ähnlich enge Bindung wie an die Mutter oder die Pflegeperson hergestellt werden konnte, beobachtet (Volker Sch., Renate S., Dieter E.). Diese starke Reaktion mit regressiver Tendenz zeigt aber in dem Sinne, wie wir es ausführen werden, daß zur Großmutter eine enge „Beziehung“ bestanden haben muß, die für das Kind von geradezu lebensnotwendiger Bedeutung war. Im Anschmiegen an die Pflegerin, in der eigenartigen Neigung sich in Schrankecken, in Bettüberzüge oder sonstige Hohlräume zu verkriechen, darf man wohl, ohne der unzulässigen Fantastik geziehen zu werden, eine Flucht in die dem autistischen Kinde mögliche Lebensform geborgener Sicherheit erkennen, die wir im folgenden als Symbiose bezeichnet und beschrieben haben.

Fall Dieter E. (Aufn.-Nr.: 274/59A): Die Aufnahme erfolgte im Alter von 9;6 Jahren. Aufenthaltsdauer 6 Monate. Außer unseren eigenen Beobachtungen standen uns Unterlagen über eine eingehende Untersuchung des Kindes in einer Erziehungsberatungsstelle mit 7 Jahren, über eine klinische Beobachtung in der Univ. Kinderklinik mit 8 Jahren und ein Bericht der Leiterin des Vorschulkindergartens, den er im Alter von 6 Jahren ein Jahr lang besuchte, zur Verfügung.

Familienanamnese

Der Junge ist einziges Kind. Beide Eltern sind für ihn verhältnismäßig alt. Der Vater war bei der Geburt des Kindes 44, die Mutter 36 Jahre alt. Der Vater des Vaters soll ein stiller, ungeselliger Mann, von Beruf Kunstmaler, gewesen sein. Er habe, so charakterisiert ihn die Schwiegertochter, viel angefangen aber wenig beendet. Zahllose Bilder seien mit Schwung begonnen, dann aber liegengelassen worden. Die Mutter trug die Last des Haushaltes mit 8 Kindern, eine lebenstüchtige und vernünftige Frau. Der Vater selbst arbeitete sich über Volksschule, Handwerkerlehre in Abendkursen bis zum Hochbautechniker vor und legte noch mit 46 Jahren seine Ingenieurprüfung ab. Er ist leidenschaftlicher Bastler und geht in seiner Technik auf. Außerhalb seines Berufes soll er etwas weltfern sein. Über seinen Sohn verfertigte er gerne lange Berichte mit der Schreibmaschine, mit sorgfältig abgesetzten Daten am Rande und zahllosen Unterstreichungen ihm wichtig dünkender Einzelheiten im Text. Mit uns verkehrte er trotz der Möglichkeit telefonischer Verbindung gern mit Hilfe sorgfältig ausgearbeiteter Briefe. Den speziellen technischen Interessen seines Jungen ist er zweifellos sehr entgegengekommen und hat sie vielfach durch seine eigenen Basteleien noch angeregt und gelenkt. Aus einem Urlaub, in der Zeit, in der der Junge bei uns war, schrieb er ihm einen Brief, in dem nach einem einleitenden Satz über den schönen Urlaubsort im weiteren Text ausschließlich sämtliche Lokomotiven, die dem Ehepaar auf der Fahrt zum Urlaubsort begegnet waren, mit Typ, Nummer und Farbe aufgezählt wurden.

Die Mutter, eine vitale Frau, etwas größer als der Vater, wirkte in der Ehe dominierend. Sie führte bei Gesprächen stets das Wort, verbrachte mehrere Tage am Ort des vorgeschlagenen Heimes, um mit kriminalistischer Genauigkeit Auskünfte einzuholen. Trotz der Vitalität und auch einer gewissen Herzlichkeit im Umgang wirkte sie dem Kinde gegenüber unsicher und oft rational. Sie selbst war Einzelkind. Ihr Vater sei ein sehr stiller, verschlossener, aber gemütvoller und humorvoller Mann gewesen, von Beruf Werkmeister. Er habe sich vorwiegend mit sich selbst beschäftigt, gerne für sich gehandwerkt und seine Freizeit in der Natur verbracht. Aber er habe auch gut andere Menschen um sich herum ertragen können. Die Mutter sei dagegen eine temperamentvolle und jähzornige Frau gewesen, die bei jedem Ärger irgend etwas auf den Boden geschmettert habe. Die Mutter selbst lernte nach der Volksschule Schneiderin und übte diesen Beruf bis zur Ehe selbständig aus.

Eigene Vorgeschichte

Die Schwangerschaft und Geburt sind normal verlaufen. Geburtsgewicht 3700 g. 6 Wochen gestillt. Unauffällige Entwicklung im 1. Lebensjahr. Laufen mit $^{5}/_{4}$ Jahren. Tags und nachts sauber im 2. Lebensjahr. Beginn der Sprachentwicklung ebenfalls im 2. Lebensjahr. Mit 2 Jahren habe er „schon ganz nett gesprochen".

Während der Junge im 1. Lebensjahr freundlich und strahlend gewesen sein soll, hat er sich nach der Pockenschutzimpfung mit 13 Monaten psychisch verändert. Er hatte nur zur typischen Zeit um den 8. bis 10. Tag Temperaturen bis 40°, soll aber von diesem Zeitpunkt ab „etwas schwieriger" geworden sein. Er sah längere Zeit schlecht aus, aß nicht mehr so gut wie früher, spuckte feste Speisen aus und nahm nur noch Durchgedrehtes. Insbesondere verweigerte er das Essen von festem Obst. Mit $2^{1}/_{2}$ Jahren machte er einen Keuchhusten durch und soll während dieser Krankheit und in deren Folge im Verhalten „erst richtig kritisch“ geworden sein. Die Krankheit selbst klang auf Terramycingaben hin sehr rasch ab. Der Junge wurde aber immer eigensinniger, wollte immer mehr seinen Willen durchsetzen. So aß er nur noch Fleisch, wenn es ihm von der Mutter angeboten wurde. Während eines Urlaubs, der in diese Zeit fiel, mußten sich die Eltern im Hotel in einem Extrazimmer servieren lassen, weil der Junge beim Essen ein unerträgliches Theater machte. Er schlief nachts unruhiger und wurde von der Mutter wieder für ein halbes Jahr nachts ins Bett genommen. Der Vater wurde ausquartiert. Nach einem halben Jahr etwa beruhigte sich der Junge wieder, blieb aber kränklich und ein schlechter Esser bis zum Alter von 4½ Jahren. Nach einer Entfernung der chronisch infizierten und hypertrophierten Gaumen- und Rachenmandeln besserte sich der Zustand sehr, er blühte auf und wurde geradezu „freßsüchtig“. In der Folgezeit blieb eine Neigung zu Erkältungskrankheiten bestehen, sonst entwickelte er sich körperlich aber gut weiter.

Bis zum Alter von 4 Jahren kam der Junge fast gar nicht mit anderen Kindern zusammen. Einen Teil der Schwierigkeiten, die die Eltern mit ihm hatten, führten sie auf diesen Mangel an Spielgefährten zurück und gaben ihn mit 4 Jahren in einen Privatkindergarten Aus diesem mußte der Junge aber nach wenigen Wochen wieder entlassen werden. Er zeigte gar kein Interesse an den Kindern, beteiligte sich nicht an gemeinsamen Spielen, sondern verfolgte ohne Rücksicht auf andere mit großer Hartnäckigkeit seine Privatinteressen. Schon einige Monate vor dem Eintritt in den Kindergarten habe er als erstes, den Eltern erinnerliches Sonderinteresse einen „Gießkannen-Tic“ gehabt, d. h. er habe sich fast ausschließlich für Gießkannen interessiert und infolge dieses Interesses schon eine ganze Sammlung zu Hause gehabt, da die Eltern selbst ihm bei verschiedenen Gelegenheiten, um ihm eine Freude zu machen, Gießkannen geschenkt und auch eine Reihe von Besuchern ihm Gießkannen mitgebracht hatte. Während eines Spazierganges mit der Erzieherin und den Kindern des Kindergartens blieb er an einem Haushaltungsgeschäft stehen, wollte dort lange die Gießkannen betrachten und schließlich mit der Erzieherin hineingehen und eine kaufen. Als ihm das verwehrt wurde, gab es auf der Straße ein solches Geschrei, daß die Erzieherin gleich die Konsequenzen zog und ihn aus dem Kindergarten ausschloß. Er blieb bis zum Schulalter daraufhin zu Hause, ohne Gelegenheit mit anderen zu spielen. Vor der Schulaufnahme wurde wegen seines eigenartigen Verhaltens ein Intelligenztest vorgenommen, über den wir keine objektiven Unterlagen erhalten konnten. Er soll dabei „glänzend durchgefallen“ sein, weil er auf alle vorgelegten Blätter nur Taschenlampen malte und bei Versuchen der Unterhaltung mit ihm nur von Taschenlampen und Schleifmaschinen sprach. Dieses Sonderinteresse hatte seine frühere Vorliebe für Gießkannen mit etwa 5 Jahren abgelöst. Er zeichnete zu Hause fast ununterbrochen große und kleine Taschenlampen immer in der gleichen Art und konnte das schließlich fast ohne hinzusehen.

Zur Vorbereitung auf die Sonderschule wurde er in einen Vorschulkindergarten gegeben, in dem nach der Montessori-Methode gearbeitet wurde. Diese Vorklasse besuchte er 14 Monate. In dem Bericht der Leiterin heißt es: „Körperlicher Eindruck: Zu lang geschossen, dünn, blaß, nervös, tiefe Ränder um die Augen. Geistig-seelisch: Blickt einen nicht an, in sich eingekapselt, spricht in 3. Person. Verhalten: D. war zunächst unpersönlich, bekundete weder Anteilnahme, noch Freude, noch Trennungsschmerz, keine sozialen Kontaktversuche, ging mit großen unruhigen Schritten durch den Raum, die Diagonale vermeidend, dabei fahrige Handbewegungen nach oben und unten, die sich auf den ganzen Körper übertrugen und sich bis Zehenstand und Hocke steigerten, wobei er stark schwitzte. Wir stoppten diese nutzlose Kraftvergeudung durch Erteilen von Aufträgen, die er willig ausführte. In der Materialarbeitszeit saß er teilnahmslos hinter dem auf Aufforderung hin herbeigeholten Material und begann seine ruhelosen Wanderungen wieder aufzunehmen. Er brauchte zu jeder Tätigkeit eine persönliche Aufforderung. An den Mahlzeiten nahm er teil und aß alles außer Obst und Salat. Dazu veranlaßt fing er an zu schreien, seine Mutter habe gesagt, er habe zuviel Magensäure. Die Leiterin ließ es auf eine Machtprobe ankommen, gab nicht nach und brachte ihn dazu, alles zu essen. Das bekam ihm ausgezeichnet. Mit besserer Einordnung verschwand seine Bewegungsunruhe und er begann viel zu sprechen. Er sprach unentwegt von Gießkannen, Brausen und Taschenlampen, die er verblüffend geschickt und schnell auf ein Blatt zeichnen konnte ohne hinzusehen. Im ganzen wurde sein Verhalten im Laufe der Monate geordneter und etwas ruhiger. Er erwies sich als musikalisch und konnte über Rhythmik und Lied angesprochen werden.

Nach etwa einem halben Jahr gelang es, ihm eine kurze Rolle in einem Stegreifspiel zu übergeben, die er ohne persönliche Aufforderung durchspielte. Zu diesem Zeitpunkt begann er auch das Sprechen in der 1. Person. Bei der vorweihnachtlichen Bastelarbeit blieb er unproduktiv, was weniger auf Ungeschicklichkeit als auf seine Abneigung die Hände schmutzig zu machen und auf seine Empfindlichkeit gegen Lärm (Hämmern) zurückgeführt wurde. Nach Weihnachten zeigte er ein allmählich zunehmendes, starkes Interesse an Zahlen, lernte schnell Tausender-Zahlen lesen und es gelang ihm, jede Summe im Montessori-Perlenmaterial darzustellen. Im Laufe eines $^3/_4$ Jahres hatte sich ein gewisser Kontakt mit anderen Kindern, aber kleineren und unter seinem Niveau stehenden, angebahnt. Zugleich war der Einfluß der Erzieherin auf ihn „unbegrenzt". Wenn zu Hause Schwierigkeiten auftraten, genügte ein Wort von ihr, um die Familiensituation auf Wochen wieder in Ordnung zu bringen. Man konnte den Jungen aber niemals gemeinsam mit den anderen Kindern anreden und zu etwas auffordern, sondern mußte bei solchen Aufforderungen stets hinterher sagen: „auch der Dieter E." Außer dem beschriebenen Rudern und Wedeln mit den Händen neigte der Junge dazu, sich verschiedene Eigenarten anzugewöhnen, wie z. B. ein häufiges Räuspern, ein ticartiges Ausstoßen des Wörtchens „hup" oder einen Zwischenschritt beim Gehen, den er einem halbgelähmten Jungen abgesehen haben soll. Die Erzieherin hatte Gelegenheit persönlich in das Elternhaus zu kommen und fand, daß beide Eltern völlig ungeeignet seien mit dem Jungen fertig zu werden. Sie besprachen z. B. uferlos alle Schwierigkeiten in seiner Anwesenheit. Er wurde dabei ärgerlich und drohte plötzlich: „Der Dieter zertritt jetzt den Gummibaum". Daraufhin hielt die Mutter den Gummibaum fest, der Vater beseitigte eine Reihe anderer Gegenstände aus der Reichweite des Jungen, während dieser rasch unten gegen den Topf des Gummibaumes trat. Schon auf ein kurzes und energisches Wort der Erzieherin hin verließ der Junge indessen beruhigt und lammfromm das Zimmer.

Nach Abschluß der Vorklasse wurde er, vorwiegend der erzieherischen Verhältnisse wegen, in ein kleines Heim gegeben, in dem er ein Vierteljahr lang „nur trauerte". Er machte bei gar nichts mit, sondern saß nur mit trübseliger Miene herum und fragte, wann er wieder nach Hause komme. Dann begann er mitzumachen und zu lernen und machte recht gute Fortschritte im Schreiben und Lesen. Unter den Kindern soll er beliebt gewesen sein. Sie hielten ihn angeblich für etwas Besonderes, weil er sich mit keinem einließ und bemühten sich sehr um ihn. Er hatte aber in diesen Monaten so häufig den Stuhl retiniert, daß es schließlich zu einer lokalen Ausweitung des Enddarmes infolge der Kotstauung und zu blutig-schleimigen Durchfällen gekommen war. Bis sich diese Krankheit aufklärte und beheben ließ, wurde er nach Hause entlassen und dann wegen Besetzung des Heimplatzes in ein anderes Kinderheim gegeben. Er hatte in der Zwischenzeit wieder angefangen seine Eltern zu tyrannisieren, ihnen alle möglichen Streiche durch Zerstörung von Gegenständen zu spielen, so daß man ihn nicht zu Hause belassen konnte. Die erneute Unterbringung war ein Fehlschlag. Er wurde dort offenbar pädagogisch sehr ungeschickt behandelt, häufig wegen angeblicher Verstocktheit geschlagen, so daß er nach einem Vierteljahr ganz verstört zum Urlaub nach Hause kam und sich in wilden aggressiven Fantasien erging. Man durfte zu Hause das Wort „ruhig" nicht mehr aussprechen, weil er das von der Heimleiterin ständig gehört hatte und sprach davon, daß er dieses Fräulein an einer Hochspannungsleitung aufhängen wolle. In die häusliche Ordnung fügte er sich gar nicht mehr ein, widersetzte sich den einfachsten erzieherischen Maßnahmen. Beim Waschen verweilte er stundenlang, schrubbte sich immer von neuem die Hände. Abends wollte er nicht ins Bett und wollte sich nicht in seinen jeweils gewählten Beschäftigungen oder Selbstgesprächen stören lassen. Dann wieder quälte er die Eltern durch lange bohrende Fragen, die immer wieder dieselben Sachverhalte betrafen. Seit der Rectoskopie aus Anlaß seiner Darmerkrankung beschäftigte er sich mit der Vorstellung, man könne in alle Öffnungen des menschlichen Körpers solche Rohre hineinstecken und fragte jeden Menschen, der ihm begegnete, sofort und übergangslos, ob man in den Popo, in den Bibi (Harnröhre), in die Ohren, in den Mund, in die Augen Rohre stecken könne. Sobald ihm jemand bestätigte, daß man auch in den Bibi ein Rohr stecken könne, geriet er in furchbare, zitternde Aufregung. Von den Eltern wurde das auf jede seiner zahllosen Fragen hin immer wieder abgeleugnet, aber es geschah doch, daß dieser oder jener Bekannte diese Frage bejahte.

Diese Auffälligkeiten brachten die Eltern zwar als etwas Bemerkenswertes vor, ohne sich aber der Besonderheit des Jungen wirklich bewußt zu sein. Sie waren immer wieder erstaunt, wenn man sie darauf hinwies, daß es sich doch um ein abnormes und ganz ungewöhnliches Kind handle. Beim Durchsprechen der Vorgeschichte erinnerte sich die Mutter z. B. auf direktes Befragen, daß der Junge bis zum 6. Lebensjahr niemals „ich" gesagt, sondern von sich selbst nur mit „du", „er" oder mit seinem Vornamen gesprochen habe. Er habe z. B. gesagt, „der Dieter will essen, will trinken" usw. Dazu bemerkte sie, das falle ihr jetzt erst bei der Frage ein, sie habe nie darüber nachgedacht und das immer für ganz normal gehalten. Auch sein fast ausschließliches Interesse für technische Dinge haben die Eltern wohlwollend als eine positiv zu bewertende Familieneigenart hingenommen. Es fiel ihnen auf Befragen ein, daß der Junge niemals mit einer Puppe gespielt hatte, sondern schon als zweijähriger Junge ein kleines Fahrrädchen nachts mit ins Bett genommen hatte. Er hatte sich bis zur Aufnahme nicht für Bilderbücher interessiert, sondern höchstens Kataloge mit Taschenlampen, Schleifmaschinen und anderem technischen Gerät durchgeblättert.

Die Trennung von dem Jungen bei der Aufnahme auf der Kinderabteilung fiel den Eltern noch schwerer als dem Jungen selbst. Sie baten dringend darum, ihn täglich besuchen, ihn abends ins Bett bringen zu dürfen oder, als ihnen dies ausgeredet wurde, wenigstens täglich mit ihm telefonieren zu dürfen. Der Junge selbst war am ersten Nachmittag recht verstört, kam immer wieder mit aufgerissenen Augen heran und fragte in der gleichen Weise bohrend, wann er nach Hause dürfe, wie lange er hierbleiben müsse, ob er krank sei, ob er in ein Heim komme, wann die Eltern ihn besuchen dürften. Wir ließen dieses Repertoire an Fragen jeweils ablaufen und antworteten dann bündig, er dürfe in vielleicht 14 Tagen nach Hause. Dabei stellte sich heraus, daß er sich unter 14 Tagen nichts vorstellen konnte, denn er fragte, ob das vor oder nach seinem Geburtstag (in 6 Monaten) sei. Gegen Abend schon hielt er sich beruhigt und ohne weiter zu fragen unter den anderen Kindern auf, beachtete diese zwar gar nicht, wirkte aber durch ihre Anwesenheit auch nicht erkennbar gestört. Trotz unseres Abratens erschienen die Eltern doch in den ersten acht Tagen täglich unter irgendwelchen Vorwänden auf der Abteilung und brachten die Fragen des Jungen nach der Entlassung damit wieder in Gang. Er hielt sich in diesen ersten Tagen ganz für sich. Wenn man ihn sich selbst überließ, so stand er entweder mit gebeugtem Kopf vor sich hinblickend und summend da, oder er hüpfte nach einem selbst gesummten Rhythmus im Zimmer herum und wedelte dabei mit den Händen, wobei er die Arme angebeugt und eng seitlich an den Körper gepreßt hielt. Das Gesicht wirkte leer, ohne Ausdruck, manchmal aber wie nachdenklich lauschend, dann wieder mit einem Anflug von Ernst. Betraten Erwachsene den Spielraum, so konnte er ganz kurz aufblicken und sie mit einem flüchtigen, nicht fixierenden Blick streifen. Nur bei seinen Fragen fixierte er den Gefragten mit weit aufgerissenen Augen und halb offenem Mund, war aber beim Erteilen der Antwort mit den Blicken schon wieder woanders. Sprach man ihn an, so blickte er regelmäßig kurz auf, um dann aber wieder abzuschweifen. Das Gesicht blieb reglos, wie unbeteiligt. In die äußere Ordnung der Station fügte er sich sehr rasch ein, befolgte Anordnungen sofort und äußerte keine eigenen Wünsche. Dieses Befolgen hatte etwas Automatenhaftes an sich, denn er verrichtete die Handlungen, wie das Waschen, ins Bett gehen, Aufstehen wie ein Traumwandler. Trotzdem zeigte sich schon nach 10 Tagen, daß er seine Gruppenerzieherin, die Jugendleiterin, die Stationsschwester und den Arzt beim Namen kannte und auch die Namen einer Reihe von Kindern behalten hatte. Er hatte auch Beobachtungen während des Unterrichtes gemacht und sagte auf Befragen, was das für Kinder seien, z. B.: „Der Lothar lernt in der Schule nie, zu dem muß man Faultier sagen." An seinem ganzen Verhalten auf der Abteilung konnte man sehen, daß ihm der Tageslauf und die Struktur eines Kinderheimes nichts Ungewohntes waren. Zu den Erwachsenen hatte er, auch wenn er von ihnen anscheinend keine Notiz nahm, doch eine Art von Vertrauen. Jedenfalls flüchtete er sich schon bei den ersten Auseinandersetzungen mit anderen Kindern sofort in die Nähe der jeweils anwesenden Erzieherin und fing dann in deren Nähe an, vor sich hin über das Kind, das ihn etwa gestoßen, mit einem Papierchen beworfen oder mit einem Spottnamen belegt hatte, zu schimpfen. Als er von einem Gleichaltrigen gekratzt wurde, wehrte er sich überhaupt nicht, zitterte aber am ganzen Leibe vor Erregung und fing am nächsten Tage, als seine Eltern zu Besuch da waren, unter deren Schutz plötzlich an, sehr heftig über den Jungen zu schimpfen und ihm furchtbare Schläge anzudrohen. Dieses Schimpfen und Drohen geschah nicht in Richtung auf den Jungen mit drohender, ausdrucksvoller Gestik, sondern wurde bei halbgebücktem Dastehen vor sich hin gesprochen, Durch die Namennennung des Jungen wurde klar, wen er damit meinte.

Es gelang aber schon in den ersten Tagen, ihn zu gemeinsamen Beschäftigungen nach betonter Aufforderung an ihn heranzuholen. Er saß dann still im Kreise der anderen, schien zuzusehen und zuzuhören, ohne sich aber spontan zu beteiligen. Bei leichteren Spielen konnte er auf Aufforderung hin aber den Spielregeln entsprechend mitmachen. So z. B. beim Spiel „Mein rechter Platz ist leer“ konnte er diesen Satz aussprechen und sich auch einen bestimmten Jungen namentlich herbeirufen. Er tat aber auch das wie leblos, ohne die Freude an der Auswahl einer bestimmten Person und ohne die Möglichkeit, etwas Spannung in diese Wahl hineinzulegen. Stand er selbst in der Mitte und sollte sich einen Platz suchen, vermochte er sich nicht so aufmerksam auf das Wechselspiel einzustellen, daß er vor einem anderen einen Sitz erwischte. Er rannte wie selbstverloren in der Mitte der Kinder herum und vergaß völlig, was er eigentlich tun sollte. Er zeigte aber keine Unlust bei diesen Spielen, drängte nicht aus dem Kreise der Kinder heraus, sondern übernahm immer wieder gleichmütig seine Aufgabe, wenn man sie ihm stellte. Der Mutter gegenüber soll er nach 6 Wochen einmal gesagt haben: „Ich habe keinen Kontakt mit den Kindern.“ Wir haben solche Reflexionen über sich selbst von ihm nicht gehört.

Die größeren Kinder erfaßten leider sehr schnell seine Hilflosigkeit ihnen gegenüber. Wenn sie ihm irgend etwas drohten, ihn mit kleinen Papierkügelchen bewarfen, geriet er in äußere Angst, rannte wie ein kleines Schwein quiekend aus dem Zimmer zur Schwester. Nach einiger Zeit hatte er aber die wunden Punkte der anderen Kinder zum Teil erfaßt und sagte z. B., bei der Schwester angelangt: „Der Rainer darf Sonntag nicht nach Hause, der war böse.“ Oder: „Der Wolf kriegt von seiner Mutter nichts mitgebracht.“ Bei diesen wiederholt ausgesprochenen Beschwörungen bestimmter Nachteile für seine Gegner beruhigte er sich sichtlich, brachte diese Sätze aber jeweils, wenn die anderen ihn ärgerten, in derselben Weise wieder hervor. Jüngeren Kindern gegenüber begann er aber nach einigen Wochen sich zu wehren. Er schlug zunächst ganz leicht, zögernd mit den Fingerspitzen zurück, wiederholte das dann mehrmals und wurde ganz erregt bei diesem Tun. Als die Kleineren sich daraufhin zurückgezogen hatten, wiederholte er bei jeder Gelegenheit diese probierenden Schläge und wurde zunehmend mutiger, aber auch heftiger ihnen gegenüber, so daß die Erzieherin häufiger einschreiten mußte. Wenige Tage nach diesen ersten, ganz vorsichtigen und ängstlich ausgeführten Versuchen sich zu wehren, kam es zu einem abrupten Durchbruch seiner Aggressionen, der zum Glück sofort bemerkt wurde. Während des Mittagsschlafes war er in das Zimmer der Kleinkinder gegangen und hatte angefangen, auf einen dreijährigen Jungen heftig einzuschlagen. Er wurde gleich entdeckt, folgte erregt vor sich hin redend der Erzieherin und stieß auf die Frage, was er denn da gemacht habe, heraus: „Ich habe ihn gequält, das darf man nicht, man darf auch kein Tier quälen, sonst ist man ein Tierquäler, da ist die Mutter vom Peter sehr böse, er ist noch so klein, sie wird einen Stock mitbringen und mich schlagen.“ Auf die Frage, ob ihm der Kleine denn nicht leid getan habe, redete er weiter: „Nein, ja, das darf man nicht, so etwas ist böse.“ Auf die Frage, wie er dazu komme, meinte er: „Das hat mir niemand gesagt, das hab' ich hier gelernt, wenn mich jemand schlägt, so muß ich ihn auch schlagen ... ich habe ihn geneckt, und dann bin ich wütend geworden, und da hab' ich immer mehr geschlagen, da hat das geblutet, das darf man nicht, das ist bös, da kann man sich anstecken, wenn der eine ansteckende Krankheit hat, vielleicht eine Kinderlähmung.“ Er meinte dann weiter: „Ich hab ihn gequält, da kommt dann die Polizei und holt mich ab, sie bindet mich am Bein fest und sperrt mich ein.“ In den folgenden Tagen beschäftigte er sich außerordentlich mit diesem Ereignis. Am nächsten Tage daraufhin angesprochen sagte er selbst: „Das Babyzimmer ist abgeschlossen, da ist der Teufel drin, da darf man nicht rein, das ist die Hölle ... ach das ist ja Fantasie.“ Was er genau damit meinte, war von ihm nicht zu erfahren. Am folgenden Tage trieb er sich wieder am Vormittag auffallend häufig in der Nähe des Babyzimmers herum und sah mehrmals durch das Glas an der Tür in das Zimmer hinein. Auf die Frage, warum er durch das Glas schaue, sagte er: „Ich wollte sehen, ob er blind ist, ich hab ihm doch die Augen blaugeschlagen.“ Dann beschäftigte er sich mit dem Gedanken, dem Jungen Flöhe unter die Bettdecke zu setzen, die Flöhe an seinem Bein anzubinden, damit er von diesen gestochen werde: „Dann schreit er auch, die Flöhe holen das Blut raus. Er wird wach, er schreit dann, wenn die Flöhe stechen. Wenn er schreit, muß ich dann die Flöhe totschlagen? ... Schreit er dann nicht mehr? Den Mund darf man dem Jungen nicht zuhalten. In den Bauch darf man ihn auch nicht hauen, weil man den Peter quält. Peter sein Bauch ist weich, so weich wie bei einem Baby, mein Bauch ist hart und grob. Weil der Bauch so weich ist, quäle ich Peter gern. Haut Peter mich, wenn er groß ist?" Auf unsere Gegenfrage, warum er das tun sollte, meinte er weiter: „Das könnte er doch machen, wenn ich ihn jetzt wieder schlagen werde, komm' ich dann in die Hölle? Ist die Hölle in oder unter der Erde, ist Peters Zimmer abgeschlossen, damit ich nicht mehr rein kann, hat Peters Bettchen ein Gitter, damit ich ihn nicht mehr schlagen kann?" Um das Erleben des Jungen näher zu ergründen, wurde er nochmals an das Bett des von ihm geschlagenen Kindes, das ihn etwas ängstlich ansah, aber sonst nicht abwehrend reagierte, geführt. Er ging ohne erkennbare Gemütsbewegung, wie sachlich interessiert, ganz nahe heran, ergriff sofort den Pullover des Kindes mit der Frage: „Schreit der, wenn ich ihm das wegnehme?" Dann tätschelte er an dem Körper des Kindes herum, krabbelte mit dem Finger auf dem Knie, bewegte die Schenkel wie bei einer Gliederpuppe hin und her, lüpfte manchmal das Hemd, offensichtlich um den Bauch darunter zu sehen. Er stellte dabei fest, daß der Bauch weich sei, das Gesicht sei blau, himmelblau, himmel-himmelblau. Dann äußerte er plötzlich den Wunsch, auch einmal in einem solchen Gitterbett zu sitzen, stellte aber fest, daß dieses Bett für ihn zu klein sei. Es wurde ihm angeboten, sich in ein anderes hineinzulegen. Das tat er gerne, legte sich interessiert hinein und strampelte mit den Beinen in der Luft. Als ihm angeboten wurde, nun Kleinkind zu spielen mit Flasche und Windel, kroch er nach einem Augenblick lachend aus dem Bett heraus und sagte vor sich hin: „Das ist nur Spiel, das ist nur Spiel." Auch mit dem Scenomaterial spielte er in den nächsten Tagen immer wieder die gleiche Szene durch. Er nahm die Babyfigur im Steckkissen und ließ sie von einem Jungen mit dem Ausklopfer durchhauen. In wilden Aggressionen ließ er das Kind beißen von Tieren, von der Eisenbahn kaputtfahren, aus einem Flugzeug herausstürzen. Dann fügte er aber auch die Strafe des Übeltäters hinzu. Er ergriff die Doktorfigur, führte sie zu dem Jungen, ließ ihn den Klopfer wegnehmen und steckte die Jungenpuppe mit der Bemerkung, der böse Dieter werde jetzt durchgehauen für seine Grausamkeit, ins Bett. Er sprach dann zu dem Jungen selbst: „Der Dieter muß jetzt im Bett bleiben, bis der Vater kommt und ihn abholt. Der Dieter darf keine kleinen Kinder hauen. Der Dieter kriegt Haue mit dem Stock." Diese Szenen wurden aber nicht kontinuierlich durchgespielt, sondern von rhythmischen, sinnleeren Handlungen unterbrochen. Er konnte das Steckkissen ergreifen und unter dem Singsang „heia fällt hin, heia fällt hin, heia fliegt" mit ihm rhythmisch im Zimmer herumhüpfen. Dann konnte er sich längere Zeit mit dem technischen Problem beschäftigen, wie man das große wirkliche Kind in das kleine Steckkissen hineinbekommen könne, ob man Löcher unten hineinbohren müsse, damit die Beine herauskämen, wie man es oben zumache und ähnlichem.

Schon in der aggressiven Auseinandersetzung mit dem Kleinkind Peter angedeutet, traten in den folgenden Wochen Fantasien über Tiere sehr stark in den Vordergrund und schienen ihn oft stundenlang zu beschäftigen. Er zeichnete nicht nur wie bisher Taschenlampen, sondern bedeckte die Blätter mit Punkten, kleinen Kreisen, kleinen vierbeinigen Tieren und bezeichnete diese Gebilde als Flöhe, Läuse, Wanzen und Ratten. Bei Gesprächen über diese Tiere erzählte er einmal, daß er schon früher von Läusen und Flöhen geträumt habe. Die Eltern berichteten, daß er ein Jahr zuvor einige Male nachts ängstlich aufgeschreckt sei und in seiner Angst geäußert habe, es regne Läuse, Flöhe und Wanzen von der Decke herab. In seine rhythmischen Bewegungen wurde jetzt ein Hüpfen eingebaut, und er sagte selbst auf Befragen, warum er das mache: „Hüpf ich doch wie ein Floh." Beim Basteln bemühte er sich darum, aus Papier und Pappe einen Kasten herzustellen, in dem er die Flöhe einsperren wollte. Eines Morgens äußerte er den Wunsch, sich einen Dolch mit der Laubsäge aussägen zu dürfen, mit dem wollte er „Ratten und Wanzen stechen". Dabei zeigte er mit dem Finger in einer stechenden Bewegung auf den Tisch, als laufe dort das Ungeziefer herum. Auf Zeichenblätter schrieb er in immer gleicher Reihenfolge Floh, Laus, Wanze und darunter das gleiche mit kleinen Anfangsbuchstaben. Auf die Frage, warum er diese Unterscheidung mit großen und kleinen Anfangsbuchstaben machte, erklärte er: „Das da oben sind große Flöhe und hier unten sind kleine Flöhchen und Läuschen." Dasselbe machte er mit Mäusen und Ratten. Bei anderer Gelegenheit wurde er im Sandkasten stehend beobachtet. Er stand ganz still da, starrte vor sich hin und reagierte zunächst auf Anruf nicht. Erst als man sich zu ihm setzte und ihn fragte, was denn mit ihm sei, antwortete er sichtlich gestört, er denke an Schleifmaschinen. Kurze Zeit später saß er auf der gleichen Stelle und stach mit einem Stock in den Sand. Er erklärte auf Befragen: „Da guckst du, so stechen Flöhe." Auf die Frage, ob denn Flöhe im Sand seien, meinte er: „Richtige Flöhe sind da nicht, nur wenn welche da wären, täten sie stechen." Dann stach er ein fünfjähriges Mädchen, das neben ihm saß, mit dem Stock in das Bein und meinte dazu: „Das giekst." Auf Aufforderung der Erzieherin, die Flöhe doch lieber auf sie zu lenken, weil das Mädchen Angst habe, meinte er: „Du bist zu mager, das wollen Flöhe nicht." Er lief auch auf andere Kinder zu, hielt die Hände zu, als ob er darin etwas habe und schrie dann plötzlich: „Ich habe Flöhe, ich habe Flöhe" und tat so, als ob er sie dann mit diesen Flöhen bewerfe. Besonders bedachte er mit diesem Angriffen den kleinen, von ihm mißhandelten Peter und rief danach triumphierend aus: So, nun hat er überall welche." Er wagte es nicht, an größeren Jungen diese Spiele auszuüben. Zeitweise schienen diese Flöhe ihm Spielpartner zu ersetzen. So spielte er einmal Krankenhaus mit seinen Flöhen. Er machte stechende Bewegungen auf den Boden zu und rief dazu: „Die Flöhe kriegen ne Ence!" (Encephalographie). Er wollte sie in ein Haus sperren und mit Zwiebackbrei füttern. Als er aufgefordert wurde seine Familie zu zeichnen, zeichnete er zwei hintereinanderlaufende Ratten und benannte sie als Vater und Mutter. Ein Kind war nicht dabei.

Wohl angeregt durch ein Zusammensetzspiel mit Flundern spielte er, zeitlich parallel den Flohspielen gehend, auch häufig Flunder. Er wälzte sich dann auf dem Boden herum, wedelte mit eng an den Leib gepreßten Armen wie mit Flossen. Außerdem legte er Pappflundern aus dem Spiel neben sich im Zimmer herum. Zwei davon legte er unter den Sitz der Erzieherin, damit sie sich vor den Flundern ekle. Bei anderen Gelegenheiten führte er die Flundern in die Nähe von Kindern oder Erwachsenen und meinte, die Flundern würden die Betreffenden jetzt beißen.

In der gleichen Zeit, im 2. und 3. Monat seines Aufenthaltes bei uns, sahen wir ihn mehrfach bei aggressiven Handlungen gegen Blumen. Er stand am Fensterbrett und stach mit einer Nadel in die Blumen hinein, sagte aber, als ihm vorgehalten wurde, daß das für die arme Blume nicht gut sei, das mache nichts, die denke doch nur, ein Floh steche sie. Er fing auch gern Fliegen und zerpflückte sie systematisch. Diese Handlungen begleitete er selbst mit den Worten: „Das darf man nicht tun."

Während des 3. Monats seines Klinikaufenthaltes traten zu diesen Tierfantasien aggressive Fantasien, die sich auf einzelne Personen der Abteilung bezogen, insbesondere auf eine Schwester, ohne daß klar wurde, warum er sich gerade diese auswählte. Er fand nämlich später ein recht gutes Verhältnis zu ihr und äußerte bei seinem Weggang, sie sei lieb gewesen. Möglicherweise schloß sich diese aggressive Hinwendung an scherzhafte Bemerkungen anderer Kinder an, diese etwas rundlichere Schwester wäre auch ein guter Braten. Er sprach nun häufiger davon, daß er Schwester M. schlachten und zu Schinken machen wolle; er wolle sie zu Tode schleifen auf seinen Schleifmaschinen; er wolle sie in Lava kochen. Dann malte er sich aus, daß er eine Schwester M.-Suppe herstellen, diese Suppe durch Schläuche in die verschiedenen Städte pumpen und dort die Leute damit ernähren könne. Unter Zeichnungen, auf denen diese Schwester mit einem unförmigen Leib gezeichnet war, schrieb er: „Schwester M. sei still, sie ist bös, ich will sie braten." An einem Morgen bemerkte er beim Hineinbeißen in sein Schinkenbrot, er esse jetzt den Schinken von Schwester M. Bemerkenswert war dabei, daß sein Verhalten gegenüber der Schwester sich in keiner Weise geändert hatte. d. h. er wandte sich genau wie früher an sie, wenn er Obst oder Süßigkeiten haben wollte und ließ sich von ihr während eines Infektes ohne jeden Widerstand versorgen und pflegen.

Offensichtlich beschäftigte er sich in seinen Fantasien sehr mit dem Leib und der Geschlechtlichkeit dieser so aggressiv erlebten Personen. Das zeigte eine Zeichnung von Schwester M., auf der diese unverkennbar durch die Haube charakterisiert wiederum mit einem großen Bauch dargestellt wurde, an dem er einen langen Schlauch in der Genitalgegend anfügte, der weit seitlich herausführte und am Ende in zerfasernde Striche auslief. Daneben schrieb er „pissch". Auf der anderen Seite stand neben einem undeutbaren Wortbruchstück „app Ohren". Die Beziehung der Schlauchzeichnung zu den eigenen Ängsten, die sich an eine Rectoskopie anschlossen, ist nicht zu übersehen.

Mit dem Endes des 3. Monats bei uns traten die Äußerungen von Aggressionen immer mehr zurück. Auch die Tierfantasien wurden immer seltener und farbloser geäußert. Er war auf der Abteilung nun so eingelebt, daß die Eltern wagten, 3 Wochen in Urlaub zu fahren ohne ihn zu besuchen. Er fragte gelegentlich, ob die Eltern ihn auch wirklich wie verabredet an einem bestimmten Tage wieder besuchen und zu einem Besuch nach Hause holen würden, gab sich aber sonst völlig zufrieden. Im Umgang mit den Kindern wurde er etwas sicherer, schrie zwar noch immer quiekend, wenn sie ihn bedrohten, lachte aber häufig dazu und schien sein Geschrei selbst nicht mehr ernst zu nehmen. Wenn er auch gelegentlich beim Scenospiel noch die Aggressionen gegen den kleinen Peter wieder aufgriff, so änderte sich in der Wirklichkeit sein Verhalten zu diesem ganz wesentlich. Er fand sich häufiger im Spielzimmer der Kleinkinder ein und sah deren Spielen zu. Einmal nahm er Peter und einen anderen, stellte beide nebeneinander und verglich ihre Größe. Am Sandkasten ergriff er plötzlich ein Förmchen, füllte es mit Sand und machte den Kleinen einen Kuchen vor. Er war erstaunt, als der Kleine nicht darauf einging mitzuspielen. Mehrfach fragte er die Erzieherin: Warum spielt der nicht mit?" Dann wurde er beobachtet, wie er einen anderen Dreijährigen während des Zusehens beim Spiel immer wieder vorsichtig streichelte. Da der Kleine sich nicht wehrte, ließen wir ihn gewähren. Schließlich nahm er den Jungen und zog ihn auf seinen Schoß. Dann trug er ihn faßt 1/2 Stunde eng an sich gepreßt im Zimmer herum. Seitdem kam er immer häufiger zu dem Kleinen, hob ihn auf, trug ihn ein Stück, setzte ihn wieder hin und spielte mit ihm in der Weise, wie ein 2- bis 3jähriges Kind eben anfängt mit seiner Puppe zu spielen. Wenn der Kleine zappelte und weg wollte, ließ er ihn erstaunt los, lief dann hinterher, packte ihn plump unter den Armen und drückte ihn wieder an sich, so wie man auch Kinder Hunde herumtragen sieht. Wir deuteten dieses Verhalten als ein Nachholen des Erfahrung-Sammelns mit dem anderen Kinde und ermunterten ihn immer wieder, sich in die Kleinkindergruppe zu begeben. Über dieses Herumschleppen, ein immer wieder vollzogenes Abtasten des anderen Kindes oder ein Vormachen des Kuchenbackens kam er aber während der Beobachtungszeit bei uns nicht mehr hinaus. Den Schritt zu einem gemeinsamen Kuchenbacken mit Sandformen im Kreise von mehreren Kleinkindern vermochte er in der Gemeinschaft nicht zu tun. Schon nach der ersten Form begann er über diese zu spekulieren, begann wieder eine ganze Reihe von Flöhen aus Sand zu machen und mit diesen für sich, von der Gemeinschaft abgetrennt, zu agieren.

Am zufriedensten war der Junge aber, wenn er sich selbst überlassen wurde. Morgens oder abends im Bett wälzte er sich sichtlich vergnügt herum, strampelte mit den Beinen in der Luft, ohne sich dabei seiner Entblößung zu schämen. Er zupfte auch ungeniert an seinem Genitale herum, aber lediglich in der Weise einer Spielerei, offenbar ohne besondere Lustempfindungen, ohne Erregung und Erektion des Gliedes. Zum Aufstehen mußte er jeweils energisch aufgefordert werden. In der gleichen Unbekümmertheit und Hingabe an den Genuß der Situation aß er langsam und fast andächtig, wobei er durchaus auswählte. Nach einem Darmkatarrh mußte er einige Tage Diät essen, jammerte darüber sehr, bedauerte, das gute Mittagessen der anderen nicht bekommen zu können, und entwendete sogar in der Küche etwas Milch und warmes Essen. Ebenso war er kaum aus der Badewanne oder von der Dusche wegzubringen, seifte sich immer wieder und wälzte sich lustvoll als „Flunder“ in der Badewanne. Bei Schulaufgaben oder gemeinsamen Spielen mußte er durch immer wieder erneut ausgesprochene Befehle gehalten werden, weil er sonst aufstand und summend und wedelnd im Zimmer herum kreiste. Nicht selten beschäftigte er sich in seinen Fantasien mit seinem Körper, überwiegend in einer ängstlich besorgten Weise. Ein Schnupfen, ein Durchfall, eine leichte Übelkeit veranlaßten ihn zu zahllosen Fragen, ob man davon sterben könne, ob das Fieber wieder weggehe, bei wieviel Grad Temperatur man ins Bett müsse. Kleine Beschmutzungen seiner Hände mußten immer sofort entfernt werden. Als er einmal aus Versehen etwas Rot von einem Rotstift an den Mund bekommen hatte, wusch er sich längere Zeit Hände und Mund besorgt ab und fragte mehrmals, ob man davon krank werden könne. Während einer Schulstunde vermochte er eine Rechenaufgabe nicht zu lösen, wollte entwischen und wurde von der Erzieherin zurückgehalten. Daraufhin wurde er erregt und ärgerlich und fragte rasch hintereinander, ohne Antworten abzuwarten: „Darf ich an der Wand malen, darf ich spielen gehen, ich bin doch kein Baby, ich mache mich blind, ich lecke an Blei, dann werde ich vergiftet, dann kriege ich Bauchweh.“

Abgesehen von der bestimmten Ordnung seiner Kleidung war es ihm aber gleichgültig, was er gerade anhatte. Er lief ungeniert im Unterhöschen oder im Nachthemd durch die

Station, ohne auf die anwesenden Mädchen oder gar auf Besucher zu achten. An seiner Kleidung, die er anhatte, durfte man nichts verändern. So war er nicht zu bewegen, bei heißem Wetter die Strümpfe herunterzurollen oder die Ärmel hochzurollen. Der Vater hatte berichtet, daß der Junge zu Hause außerordentlich auf Ordnung bedacht sei. Wenn auf einem Stuhl eine Zeitung liege, die da nicht hingehöre, werde sie von ihm sofort weggenommen und an ihren richtigen Platz gelegt. Einen Wassertropfen auf dem Boden wische er gleich auf. Dagegen gehe er mit seinen eigenen Sachen oft ganz achtlos um, halte nicht zusammen, vermisse Verlorenes nicht. Ähnliches konnten wir auch in der Klinik beobachten. Er sammelte kein Eigentum um sich, wehrte sich nicht, wenn andere etwas von seinem Nachttisch oder aus seiner Schublade nahmen. Er selbst nahm im Spielzimmer achtlos alles, was ihn gerade interessierte, an sich und geriet dadurch nicht selten mit den anderen in Konflikt.

Sein Interesse an technischen Objekten war lebhaft, blieb aber überwiegend auf das Betrachten, das zeichnerische Darstellen, das Betasten und das Sammeln beschränkt. Nach seinen Träumen befragt gab er wiederholt an, er träume schöne Sachen, z. B. von Nähmaschinenlampen, von Schleifmaschinen, von Rädern, von Taschenlampen. Von Menschen will er nie geträumt haben. In den verschiedenen Zimmern untersuchte er sofort die Lampen und ihre Wattzahl. Er fragte nach dem Zweck des Elektrisierapparates, ohne aber der dann angeschlossenen Erklärung noch zu folgen. An den Lampen knipste er gerne herum, wagte aber nicht einen Stecker in eine Steckdose zu stecken. Erst auf sehr dringende Aufforderung hin tat er es zögernd, dann wie von einer Angst befreit wiederholte er diese Leistung mehrmals sehr freudig und sah staunend zur Lampe, wie sie dabei aus- und anging. Bei einer anderen Gelegenheit erzählte er, daß der Vater ihm verboten habe an die Steckdose zu gehen. Die Zeichnungen der Schleifmaschinen und Taschenlampen, die er häufig wiederholte, blieben sich jeweils ganz gleich ohne eine erkennbare Weiterentwicklung. Eine Serie von Taschenlampen, die er im 7. Lebensjahr gezeichnet hatte, ließ sich von solchen im 10. gezeichneten nicht unterscheiden.

Ein Praktikant auf der Kinderabteilung beschäftigte sich häufiger mit ihm alleine und machte auch mit Dieter Spaziergänge. Der Junge durfte sich aussuchen wohin er gehen wollte, und wählte immer wieder den Hauptbahnhof zum Besichtigen der Lokomotiven und ein bestimmtes Geschäft, in dem Schleifmaschinen ausgestellt waren. Während er den Lokomotiven jeweils nur einen kurzen Blick zuwarf, ihre Nummer aussprach, verweilte er oft 20 min und länger beim Anblick der Schleifmaschinen. Dabei war sein Gesicht von einem Lächeln verklärt. Zu diesem Praktikanten gewann er ein besonders inniges Verhältnis, das sich darin äußerte, daß er ihn jeden Morgen fragte „gehen wir heute spazieren?“ und einmal zu ihm sagte: „Sie sind mein Freund, und die anderen gehen nicht mit“. Während dieser Spaziergänge hörte er aber nicht auf das, was ihm von dem Praktikanten erzählt wurde, sondern ging vor sich hin, als ob er alleine sei, sah sich manchmal um, summte dann wieder vor sich hin und mußte durch Namensnennung angerufen und durch konkrete Fragen zu einer Antwort veranlaßt werden.

In technischen Verrichtungen war er im ganzen eher ungeschickt, obwohl er einzelne Dinge, die ihn lebhaft beschäftigen, dann doch recht ordentlich zusammenbrachte. Einen Kasten für Flöhe klebte er sehr ordentlich aus Pappe und Papier. Dagegen war er bei der Aufnahme noch nicht in der Lage, sich vollständig anzuziehen, hatte Mühe, seine Knöpfe zu schließen und lernte erst bei uns, die Schleifen seiner Schuhe zu binden. Er schien aber auch gewohnt zu sein, daß dies andere für ihn taten. Es war daher schwer zu unterscheiden, ob eine motorische Ungeschicklichkeit oder fehlende Praxis vorlag. Es gelang nicht, ihn in eine Gymnastikgruppe einzuordnen. Er achtete nicht auf die vorgemachten Übungen, sondern hüpfte und wedelte für sich selbst herum.

Intelligenz

Wie auch bei den anderen autistischen Kindern ließ sich eine ganz regelrechte Intelligenzprüfung nicht vornehmen. Immerhin machte er doch soweit mit, daß eine annähernde Aussage möglich erscheint. Die Leistungsbewertung wurde vor allem dadurch erschwert, daß er bei einigen Testaufgaben, auf die er zunächst gar nicht einging, bei nochmaligem Nachfragen plötzlich doch richtige Lösungen angab. So z. B. bei der Frage nach Oberbegriffen sagte er zunächst: „Löffel ist für Suppe, Gabel für Nudeln“, um dann auf einmal den Oberbegriff „Besteck“ zu nennen. Bei anderen Beispielen kam dieser Oberbegriff nicht. Tisch und Stuhl z. B. wurden wieder mit Zweckangaben „zum Essen“ und „zum Hinsetzen“ definiert. Auf die anregende Frage: „Beides sind ...?“ antwortete Dieter nicht mit „Möbel“ sondern mit: „Beides sind 8 Beine“. Bei der Zuordnung der Kreise im Binetarium fügte er in allen 4 Fällen die richtigen Kreise ein und hatte auch das Prinzip der Reihe offensichtlich erfaßt. So sagte er zur 1. Reihe: „Das ist ganz klein, das 2. ist größer, das ist das Drittgrößte“. Bei den beiden letzten Reihen sagte er indessen nur: „Das geht so, das geht so, und das geht so“, ohne sich auf genauere Erklärungen einzulassen. Insgesamt kam er bei einem LA von 9;7 auf ein IA von 7;0 und einen Intelligenzquotienten von 73. Ein Jahr zuvor war nach Binet-Kramer ebenfalls in IQ von 75 errechnet worden.

Körperlicher Befund

Körperbaulich bot der Junge das Bild des Adiposogigantismus mit Pseudomammabildung, Fettansatz am Leib, am Gesäß und an den Oberschenkeln. Größe 150,5 cm (+ 16,5 cm), Gewicht 55,5 kg (+ 14,5 kg i. V. zur Größe). Kopfumfang 55,5 cm.

Der Kopf war lang und wohlgeformt. Er wirkte nicht hydrocephal. Das Gesicht wirkte ausgesprochen kindlich mit vollen runden Backen, die Haut weich und zart. Das Gebiß war altersentsprechend entwickelt. An den Gliedmaßen fielen die langen schlanken Finger und Zehen auf. An den Brust- und Bauchorganen war kein pathologischer Befund zu erheben. RR 105/75. Genitale noch kindlich. Hoden beiderseits descendiert.

Der neurologische Befund war ganz in Ordnung bis auf einen etwas geringen Muskeltonus mit überstreckbaren Hand- und Fingergelenken. Vegetativ bestand eine mäßige Labilität mit deutlichem Dermographismus ruber, Hyperhidrose an Händen und Füßen und einer respiratorischen Arrhythmie des Pulses. Im Blutserum waren die Lues-, Toxoplasmose- und Listeriosetests o. B. Die Schädel-Leeraufnahmen ließen einen normal großen, länglichen Schädel mit relativ geringer Basisabknickung erkennen und eine kleine napfförmige Sellagrube mit plumpem Dorsum sellae. Eine Liquoruntersuchung und eine Pneumoencephalographie wurden von den Eltern nicht gestattet. Rö-Aufnahmen der rechten Handwurzel ließen ein normales Knochenreifungsalter erkennen.

Im EEG stellte sich bei Berücksichtigung des Alters des Kindes ein normales Hirnstrombild dar.

Bei diesem Fall wäre zu erörtern, wenn es sich auch nicht ausreichend belegen läßt, ob im Anschluß an die Pockenschutzimpung mit 13 Monaten, nach der der Junge sich in seiner Stimmungslage verändert haben soll, eine Encephalitis durchgemacht wurde. Es erscheint aber auch durchaus denkbar, daß bei einem vorher schon autistischen Kinde dessen Eigenarten und Schwierigkeiten infolge der Belastung durch Krankheiten (Impfung, Keuchhusten) und die fehlerhaften Erziehungsmaßnahmen der ungeduldigen Mutter erstmals deutlich hervortraten. Im Vergleich zu den vorher dargestellten Fällen hat dieser bisher eine relativ günstige Entwicklung genommen. In unserem Zusammenhang sind besonders bedeutsam die Beobachtungen über krisenhafte „Durchbrüche“ in der Auseinandersetzung mit der Gemeinschaft und die nachholende Konstitution erster Ansätze einer Spiel- und Fürsorgegemeinschaft mit anderen Kindern.

Fall Fritz K. (Poliklinische Beobachtung im Alter von 7;6 Jahren): Der Junge bereitete den Eltern Sorgen, weil er von klein auf eine höchst eigenartige Entwicklung genommen hatte und bis jetzt noch nicht schulfähig geworden war. In allen praktischen Verrichtungen einschließlich des An- und Auskleidens war er noch wie ein Kleinkind auf seine Eltern angewiesen, war unfähig einen Buchstaben oder eine Zahl zu zeichnen und einen leichten Lernstoff der 1. Klasse wiederzugeben. Andererseits fiel er durch Äußerungen einer originellen und bohrenden Intelligenz auf, die das erwähnte Versagen kaum verständlich erscheinen ließen. Seine Beziehung zu anderen Menschen war von jeher gering und eingeengt.

Familienanamnese

Der Junge war das erste von 3 Kindern. Die jüngeren Geschwister entwickelten sich normal, insbesondere auch in ihren Beziehungen zu anderen Menschen. In der väterlichen Linie überwogen sensible, einer vielfältigen Geselligkeit wenig geneigte Menschen, die sich weitgehend und erfolgreich ihrem Beruf verschrieben hatten. Der private Bereich der Familie bedeutete ihnen aber viel. Über eine zuverlässige und pflichtbewußte Zuwendung hinaus spürte man beim Vater eine, wenn auch zurückhaltend geäußerte, so doch deutliche, besorgte Zärtlichkeit dem Kinde gegenüber. Die Mutter wirkte unmittelbar vitaler und wärmer. Sie sah ihren Jungen sehr klar und beschrieb sein Wesen ausgezeichnet. Allerdings war ihr die Abnormität des Kindes erst nach Geburt des Brüderchens wirklich bewußt geworden. Im 1. Lebensjahr hatte sie sich von der Vorstellung leiten lassen, man solle so wenig wie möglich in die Entwicklung des Kindes eingreifen und hatte das selbstgenügsam, still in seinem Bett liegende, mit Fädchen spielende Kind bis auf die notwendige Versorgung weitgehend sich selbst überlassen.

Eigene Vorgeschichte

Schwangerschaft unauffällig, Geburt rechtzeitig mit sehr schneller Austreibung. Gewicht 4000 g. Keine Atemstörung, normales Trinkverhalten. Die körperliche Entwicklung verlief zunächst unauffällig. Es fiel die schon erwähnte ruhige und selbstgenügsame Art des Kindes schon im 1. Lebensjahr auf. Das Kind schrie kaum, lag friedlich im Bett und spielte mit Bändern oder Fädchen. Dann zeigte es auffallende kreisende und wedelnde Bewegungen der Hände, die oft vor den Augen vollführt wurden. Als das Kind Laufen lernte, neigte es zu rhythmischem Hüpfen, wozu es die Hände in raschen Pro- und Supinationsbewegungen drehte oder mit einer Art Winkbewegung wedelte. Die motorische Entwicklung verlief verzögert. Erst mit einem Jahr saß das Kind richtig, und mit 1¾ Jahren lief es frei. Durch das verspätete Sitzen mußte es lange flach im Kinderwagen liegen, sah nicht über diesen hinweg und bekam dadurch wenig Anregung. Es blickte aber auch Personen, die an den Kinderwagen herantraten, nur flüchtig und nicht fixierend an. Nach dem Aufsetzen wurde bemerkt, daß sich das Kind weniger lebhaft als andere umsah. Zärtlichkeiten empfing es offenbar gerne, ließ sich aber stets mehr „nehmen", als daß es sich selbst zärtlich anschmiegte. Schon früh zeigte es aber auch ein abweisendes Verhalten, wenn zärtliche Zuwendungen in seine Selbstbeschäftigung eingriffen und das Kind störten. Bei solchen Gelegenheiten konnte der Junge plötzlich ausrufen: „Er will Ruhe haben."

Große Mühe bereitete von Anfang an jede Veränderung seiner Lebenssituation und Lebensgewohnheiten. Das begann mit dem Abstillen. Erst mit ¾ Jahren gelang es, den Jungen an den Löffel zu gewöhnen, bis zu 2 Jahren konnte man ihn nicht bewegen, sich freiwillig auf einen Topf zu setzen. Erst als er eines Tages mit Gewalt über eine halbe Stunde auf dem Topf festgehalten wurde und bei der dabei entstehenden Aufregung Stuhl und Urin in den Topf gehen ließ, war der Bann gebrochen; er hielt aber von nun an peinlich an diesem bestimmten Topf fest. Auch als ein altes, zu klein gewordenes Gitterbett gegen ein größeres ausgetauscht wurde, schrie er stundenlang und zeigte einige Tage lang Einschlafstörungen. Bei Geburt des 4 Jahre jüngeren Bruders begann er erstmals spontan Zärtlichkeiten zu verlangen, sich ebenfalls an die Mutter anzuschmiegen, wieder einzukoten und einzunässen, nachdem er über 2 Jahre schon völlig sauber gewesen war.

Seiner stillen und abgewendeten Art wegen wurde er mit 3½ Jahren in einen Kindergarten gegeben. Dabei löste er sich überraschend leicht von der Mutter und blieb ohne weiteres unter den anderen Kindern. Er wurde aber sehr bald dadurch auffällig, daß er bei gar nichts mitmachte. Er sang nicht mit, stand unbekümmert auf, wenn alle sitzen sollten, schwätzte einfach vor sich hin oder benahm sich beim Essen sehr unappetitlich.

Obwohl der Junge inzwischen 4 Jahre in Kindergemeinschaften verbracht hatte, hatte er nicht gelernt mit anderen zu spielen, sich mit ihnen zu unterhalten oder bei gemeinsamem Lernen mitzumachen. Er übersah die anderen Kinder indessen nicht, sondern registrierte sie genau. Auf jedes unbekannte Kind ging er sofort los und fragte: „Wie heißt du, wie alt bist du, wo wohnst du, welche Nummer hat euer Haus?" Allenfalls folgten dann noch Fragen nach dem Alter der Eltern und nach deren Geburtstag, damit war die Unterhaltung beendet. Die in Erfahrung gebrachten Daten wurden von dem Jungen exakt über lange Zeit im Gedächtnis behalten.

Der Umgang mit ihm war im Grund nicht schwierig, wenn man sich ganz nach ihm richtete. Es war aber nach wie vor unmöglich, ihn in einen fremden Tagesablauf einzuordnen. Es war auch nicht gelungen, ihm so etwas wie „Manieren" beizubringen. Bei der Begrüßung eines Fremden gab er zwar die Hand, sah ihn aber nicht an und sagte manchmal gleich „Auf Wiedersehen". Bei Tisch stand er oft auf, wenn er genug gegessen hatte, und es kam kaum vor, daß er einmal anständig bei Tisch saß. Meist hing er in einer unmöglichen Stellung auf seinem Stuhl, griff immer wieder mit dem Finger auf die Teller, um sich dann aber selbst vor den nunmehr beschmutzten Fingern zu ekeln. Auffällig war die Steigerung seiner Leistungen und Einordnung, wenn er sehr scharf, aber doch wohlwollend angefaßt wurde. Er brauchte nach Meinung der Eltern eine streng und genau dirigierende Hand, wobei man ihm gegenüber aber nicht heftig oder ungeduldig werden durfte.

In seinem Verhalten fiel eine gewisse Diskrepanz zwischen seiner eigenen Unruhe und Unordentlichkeit und einem starren Festhalten an vorgefundenen Ordnungen auf. Er war im Grunde ein unruhiges Kind, lief ständig in der Wohnung irgendwo herum und blieb kaum jemals ruhig für eine Zeit sitzen. Dabei redete er ständig vor sich hin von Zahlen, Geburtsdaten, aber auch über Straßenbahnen, Flüsse und Ortsnahmen. Manchmal lag er auf dem Boden und lauschte nach draußen. Er hatte dabei die Fähigkeit entwickelt, Straßenbahn- und Autotypen nach dem Geräusch zu unterscheiden. Für die Anordnung der Gegenstände im Raum hatte er „gleichsam ein absolutes Gedächtnis". Er erkannte sofort, wenn in den Bücherschränken ein Buch verstellt war, und frühmorgens nach dem Aufstehen galt sein erster Blick der Anordnung der Bücher. Das gleiche galt für Möbel oder Bestecke in den Schubladen.

Die Sprache begann verspätet erst mit 2 Jahren. Während der Junge anfangs mit lebendig wirkender, allerdings stets nachgeahmter Betonung sprach, soll sie in den letzten 2 Jahren zunehmend modulationsärmer und abgehackt geworden sein. Die Mutter beschrieb sie als „ohne Klang, irgendwie leer". Zum Ich-Sagen war der Junge sehr verspätet erst mit $5^1/_2$ oder 6 Jahren gekommen. Er sprach von sich vorher mit seinem Vornamen oder mit „Er". Noch zur Zeit der Untersuchung gebrauchte er häufig Fragesätze oder gar Verneinungen, wenn er einen Wunsch ausdrücken wollte. Wenn er etwas haben wollte, sagte er z. B.: „Hat die Mutter mir das gegeben?", oder „Das Brot hat der Fritz nicht bekommen". Früh fiel eine besondere Perseverationsneigung auf. Wenn er ein Thema ergriffen hatte, so trennte er sich von ihm längere Zeit nicht mehr. Er sprach dann 20- oder 30mal im Laufe des Tages immer wieder dasselbe vor sich hin oder auch zu anderen. Z. B. wiederholte er einen ganzen Vormittag lang, wer an diesem Tage Geburtstag hatte. Um ihn von so etwas abzubringen, mußte man es ihm schließlich mit einem Donnerwetter verbieten. Während er zunächst bis zum 4. oder 5. Lebensjahr gar nicht fragte, nahm das Fragen nach seinem Auftauchen sehr bald perseveratorischen Charakter an. Zur Zeit der Untersuchung war er besonders mit der Frage nach der Herkunft der Dinge beschäftigt. Er fragte bei allem, wer es gemacht habe und landete im Weiterfragen dabei: „Wer hat den lieben Gott gemacht?" Als keine Antworte erfolgte, brachte er einmal selbst die Lösung: „Das war sicher der Ur-Liebe-Gott." Die übrigen Fragen bezogen sich fast ausschließlich auf Daten und geographische Verhältnisse. Auch dabei kam es innerhalb des sich ewig gleich wiederholenden Themas plötzlich zu originellen „Einfällen"; wenn er z. B. wissen wollte, warum ein Mensch gerade an diesem und keinem anderen Tage gestorben sei.

Schon mit 4 Jahren begann er, sich für Zahlen zu interessieren und entwickelte dabei ein außerordentlich gutes Gedächtnis. Insbesondere Kalender faszinierten ihn. Er besaß 7 Kalender, die er täglich abriß, niemals einen Tag zuviel, und außerdem ging er noch zu Bekannten, um dort die für ihn aufbewahrten Kalenderblätter herunterzureißen. Schon früh am Morgen, wenn er die Augen aufmachte, nannte er als erstes das Datum des Tages und begann gleich aus dem Gedächtnis aufzuzählen, wer Geburtstag hatte, wobei ganz abgelegene Leute, die er nur einmal gesprochen, oder Kinder aus dem Kindergarten, die er einmal danach gefragt hatte, mit einbezogen wurden. Häufig fiel ihm dann ein, was vor einem Jahr gewesen war, insbesondere was man ihm damals versprochen und nicht erfüllt hatte. In der Zukunft Liegendes mußte an Hand eines Kalendertermines möglichst genau fixiert werden. Auch die Uhr lernte er, mit 5 Jahren etwa, von selbst lesen und nannte die Uhrzeit stets auf die Sekunde genau. Im letzten Jahr zeigte er zunehmendes Interesse an geographischen Beziehungen. Seine Fragen richteten sich auf Städte, auf die Flüsse, an denen sie lagen und die Eisenbahnstationen, die man auf der Fahrt dorthin passieren mußte. Er versuchte auch in Zeichnungen ohne vorangehende Betrachtung von Atlanten, diese Beziehungen, wie er sie sich vorstellte, festzuhalten. Ein blaues, quer über das Blatt laufendes Gekritzel stellte den Main dar, und in gleichmäßigen Abständen quer darüber gestrichene rote Striche am Main liegende Städte. Die Reihenfolge flußabwärts wurde richtig gewahrt. Weiterhin hatte er begonnen in Büchern zu blättern, insbesondere in einem Buch über deutsche Dome und sich die Kirchendarstellungen genau eingeprägt. Er konnte auf jedem Bild die dargestellte Kirche benennen, erkannte sie aber auch auf Bildern mit ungewohnter und unbekannter Perspektive wieder.

Melodien und Lieder faßte er rasch auf. Er verlangte zwar manchmal ohne Anpassung an die jeweilige Situation, die anderen sollten singen, hörte aufmerksam zu und sagte, sobald die anderen nicht weiter wußten, auswendig sämtliche noch fehlenden Strophen herunter. Er sang aber nicht im Kreise der anderen mit, sondern höchstens für sich allein. Gemütlich wurde er durch Musik stark bewegt und konnte bei schönen Liedern in Tränen ausbrechen. Kleine Verstöße gegen Melodie und Text wurden von ihm genau registriert und sofort korrigiert.

In allen manuellen Beschäftigungen war er sehr ungeschickt geblieben. Im Bauen stellte er gerne Steine nebeneinander, benannte sie aber als Bücher und wiederholte die gleiche Anordnung, wie sie im Bücherschrank vorlag. Im letzten Jahr versuchte er sich gelegentlich im Nachahmen der ihm geliebten Kirchenbauten, kam aber nur zu ungeschickten Anhäufungen der Klötze. Häufiger legte er Formen zusammen, die er als Zahlen benannte. Obwohl er bis zu vierstelligen Zahlen ohne weiteres zu lesen vermochte, war es ihm nicht gelungen, eine einzige Zahl mit dem Bleistift selbst zu schreiben.

Eigene Beobachtung während einer Untersuchung mit Testmaterial

Er folgt der Mutter scheinbar unbeteiligt in das Untersuchungszimmer, sieht sich dort aber rasch um und steht dann wieder da, als ob ihn die Situation nichts anginge. Ganz unvermutet spricht er dann vor sich hin: „Wann gehen wir weg?“ Als die Mutter das Zimmer verlassen will, klammert er sich einen Augenblick an ihr fest, läßt sich aber sofort beruhigen durch das Versprechen der Mutter: „Um fünf Uhr komme ich wieder“. Er spricht ein paarmal vor sich hin: „Um fünf Uhr kommt die Mutter wieder“. Während dieser Szene hat er den Versuchsleiter nicht ein einziges Mal angesehen und steht wie verloren im Zimmer herum. Es gelingt in der Folge nicht, ihn zum Vollführen bestimmter Leistungen anzuhalten. Es sei daher nur der Ablauf der verschiedenen Beschäftigungen mit ihm kurz beschrieben. Durchweg gelingt es nicht, ihn zum vollen Fixieren und zur intensiven Beschäftigung mit einer Sache zu bringen. Nach kurzem Hinblick oder Ergreifen ist er wieder abgelenkt und muß immer erneut darauf hingelenkt werden. Nichts geschieht mit wirklichem Eifer oder gezieltem Interesse, sondern wie zerstreut, plötzlichen Einfällen hingegeben und Erinnerungen an früher Erlebtes.

Bauen

Der Junge hat eigene Bausteine in einem Beutelchen bei sich, kramt diese heraus, legt sie auf den Tisch, läßt sie aber zunächst gleichgültig liegen. Nach immer neuen Aufforderungen entsteht schließlich im Verlauf einer Stunde eine einfache Brücke aus 3 Bausteinen, auf die er weitere Dachbalken schichtet. Das ganze nennt er ein Haus. Im Arbeitsverlauf fällt auf, daß er in einer rhythmisch wirkenden Weise nach Unterbrechungen immer wieder zu diesem Bauen zurückkehrt und sein Bauwerk etwas fördert oder sich im Herumrücken und Aneinanderlegen von Steinen erschöpft. Die folgenden Handlungen sind in der gleichen Weise kurz aufgegriffen, liegengelassen und später erneut vorgenommen worden. Wir haben das Material nicht weggeräumt, sondern liegengelassen, um diesem Wechsel der Interessenrichtungen folgen zu können. Eine zeitliche Protokollierung war wegen der starken

Inanspruchnahme durch den Jungen nicht möglich. Während des Bauens ist ein fast rituelles Verhalten bemerkenswert. Alle Klötze werden nach dem Aufgreifen an die Lippen geführt, beschnüffelt, dann einmal oder mehrmals gegen die Lippen gestoßen und danach erst hingesetzt. Während dieser Beschäftigungen spricht er ständig halblaut vor sich hin.

Formbrett (aus dem Hetzer-Test)

Er setzt spontan das Kreuz richtig ein und versucht dann den Halbmond in die Dreieckform zu zwängen. Fast ohne hinzusehen, mit herumschweifendem Blick, bleibt er einförmig bei dem Versuch, ohne sich im geringsten an dem Mißlingen zu stören. Nach einigen Minuten wird er auf die richtige Form verwiesen. Er versucht sofort danach den Rhombus in das Dreieck zu stecken, wiederum ohne Wechsel und Hinundherprobieren. Erst auf deutliches Auffordern, er solle doch einmal weitersehen, ob nicht noch anderes möglich sei, sieht er scharf auf die Tafel, erblickt sofort die richtige Form und fügt den Rhombus ein. Beim Wiederholen des Versuches beginnt er zunächst ganz gleichgültig wieder damit, den Rhombus in die Halbmondform hineinzupressen. Auf energische Ermahnung doch aufzupassen und genau hinzusehen, setzt er plötzlich alle Steine ohne jeden Irrtum in die richtige Form ein.

Zeichnen

Er ergreift den Bleistift wie einen Stock mit der ganzen Faust, so daß die Spitze an der Kleinfingerseite herausragt und fährt damit auf dem Papier in fahrigen, kurvenden Strichen herum. Die Bleistifthaltung wird korrigiert, und es gelingt nach einiger Mühe, eine angenäherte Schreibhaltung zu erreichen. Da er nicht zu spontanen Produktionen zu bringen ist, wird ihm der Bender-Gestalt-Funktionstest vorgelegt.

Die vorgelegten Figuren werden zunächst gar nicht beachtet und müssen mehrmals eindringlich vor Augen gehalten werden. Bei Figur a wird der Kreis imitiert, das Viereck benennt er auf ausdrückliches Befragen ebenfalls als Kreis. Als ihm entgegnet wird, das sei doch eckig, macht er mit der Hand eine hin- und hergehende eckig-zackende Bewegung. In der Zeichnung entstehen aber 2 weit voneinander getrennte Kringel. Figur 1 wird als „Löcher“ bezeichnet, und er sticht mit dem Bleistift heftig Löcher in das Papier. Weitere Figuren sind ihm nicht mehr abzuverlangen.

Es wird ihm ein Haus vorgezeichnet. Er selbst malt nur einen bogenförmigen Strich, aus dem oben 2 schlanke Striche als Schornstein herausragen. Dann fügt er mehrere rasch nach unten, sowohl rechts als links herumführende Striche aus dem Schornstein heraus (Rauch) und sagt dazu mehrmals: „Das stinkt“. Von den verschiedenen Aufgaben des Binet-Tests zwischen dem 6. und 8. Lebensjahr gelingt es nur, ihn zum Benennen der Farben zu bringen. Dabei unterscheidet er mühelos und sofort richtig die vier Grund- und Nebenfarben, wie grau, braun, rosa. Beim Zahlennachsprechen gelingen nur drei Zahlen vorwärts, obwohl er sofort meine vierstellige Telefonnummer behielt und 20 Minuten später noch ganz sicher wußte, obwohl er sie vorher nur ein einziges Mal gehört hatte.

Die Geschichte von Paul und Mariechen erzählte er folgendermaßen nach: Er beginnt zunächst weder spontan noch auf Aufforderung mit der Nacherzählung. Wird dann gefragt, wie der Junge heißt: „Paul!“ (Was tat der Junge) „Wollte ein Taschenmesser haben, was ist das?“ (Wie geht es denn weiter? Ich erkläre das nachher.) „Das weiß ich nicht.“ (Wie hieß das Mädchen?) Der Junge schweigt zunächst, murmelt dann beiseite und fast unverstehbar durch die Zähne: „Mariechen“. Dann äußert er zum Versuchsleiter halb hingewandt: „Steht die Geschichte in einem Buch, lies sie noch einmal...“ (Die Geschichte wird erneut vorgelesen.) Daraufhin fragt der Junge: „Warum ist der arm, was ist arm?“ (Auf meine Gegenfrage, was arm sei, antwortet er: „Traurig“. Dann fragt er aber bohrend weiter: „Warum ist der arm?“ (Es wird versucht ihm zu erklären, wodurch man arm sein kann, z. B. geringer Verdienst, Krankheit usw.) Sofort erfolgt die Frage: „Warum ist er krank?“ Über dieses Herumbohren an arm und krank ist nicht wieder zum Inhalt der Geschichte zurückzukommen.

Rechnen

Hier geht es ähnlich wie beim Zahlennachsprechen. Es gelingen gelegentlich Aufgaben wie 12 + 7 = 19 (er besucht noch nicht die Schule) oder 12 + 13 = 25, dann aber wieder mißlingen einfache Aufgaben aus dem ersten Zehnerbereich, 4 + 3 = 9. Man hat den Eindruck, daß willkürlich irgendeine Zahl genannt, aber nicht eigentlich gerechnet wird. Subtraktionsaufgaben werden gar nicht beantwortet.

Spontane Sprache

Es wurde schon erwähnt, daß der Junge während der verschiedenen Beschäftigungen immer wieder spontan vor sich hin sprach, ohne sich an den dabeisitzenden Versuchsleiter zu wenden. Die Sprachmelodie wirkte dabei monoton, der Klang eigenartig leer und trocken. Die Einzelworte kamen kurz abgehackt, wie herausgeschossen. Manchmal konnte er, vor allem während des Bauens, offenbar in Nachahmung anderer Stimmen, in eine würdige, tiefe, etwas heisere Bierstimme verfallen und pathetisch langsam aussprechen: „Jetzt wird ein Haus gebaut... das Richtfest ist vorüber..." Dann verfällt er in seine monotone abgehackte Sprachform: „Da tu ich jetzt die Balken... alles Holz brauch ich da... für den Dachstuhl (es entsteht nur die kleine Brücke)..." Nach dieser Leistung steht er auf, versinkt für Minuten im Hinausschauen aus dem Fenster, schreit plötzlich laut auf: „Wo ist das Kalenderblatt, das Kalenderblatt" (er wird beruhigt: das hat die Mutti). Er wiederholt: „Das hat die Mutti." Dann beruhigt er sich und wendet sich wieder dem Bauen zu. Während des Hinaussehens hat er die neu im Aufbau begriffene Kinderabteilung gesehen und gefragt, was das sei. Es wird ihm erklärt, daß dort ein Haus gebaut und das Haus, in dem er sich jetzt befinde, abgebrochen werde. Diese Frage beschäftigt ihn während der weiteren Untersuchung immer wieder, und er fragt mehrmals danach: „Warum wird das Haus, wenn es kaputt ist, fortgemacht, warum hat es keine Balken (es hat doch Balken)... wo wohnst du... wann ist es fünf Uhr... warum kommt das Haus weg, wohin kommt es, was macht ihr damit, wohin kommt der Kalender, wohin kommt der Tisch, wohin kommt die Lampe, wohin kommt der Schreibtisch, wohin kommt das Telefon." Sein Fragen war schließlich zu beruhigen durch die Antwort: „Das Haus wird verbrannt". Daraufhin äußerte er, den Versuchsleiter voll anblickend und verstehend: „Ofen". Wiederum zum Neubau blickend fragte er, warum ein Eisenteil rot angestrichen sei. Auf die Antwort, damit es nicht roste, wollte er wissen, was Rost sei. Nach Erklärung fragte er wiederum, was man damit mache, wenn es verrostet sei. Erneut beruhigte ihn die Antwort „Mülleimer" vollkommen. Während des Bauens hielt er danach plötzlich einen gelben Klotz mit einem Riß hoch und sagte: „Der ist verrostet, der hat einen Riß" und fügte dann „Mülleimer" hinzu. Während des weiteren Spiels kam immer wieder die Frage: „Warum wird das Haus abgebrochen, warum wird das Zimmer hier weggemacht. Hat es reingeregnet?..."

Scenotest

Er nimmt nur die Bausteine kurz in die Hand und zeigt sich dann ganz uninteressiert und dem früher gebotenen Material zugewandt. Das vorgehaltene Tierfell nennt er „eine Butterdose". Auf meinen Vorhalt, das könne doch nicht stimmen, sagt er dann: „ein Kissen". Da er selbst nicht aktiv wird, wird die Kuh vor ihn hingestellt. Er bemerkt sofort, daß sie keinen Schwanz mehr hat und fragt: „Warum hat die keinen Schwanz?" (Der ist abgefallen). „Ist die krank?" (Es wird ihm erklärt, daß bei Kühen der Schwanz vielleicht so abfallen könne, wie bei einem Menschen mal ein Bein.) Sofort erfolgt seine Gegenfrage: „Muß man da sterben?" (Manchmal) „Haben alle Toten ein Bein ab?" (Nein) Er verfolgt diese Frage aber nicht weiter, läßt die Kuh gleichgültig stehen und wendet sich wieder seinen Bausteinen zu.

Da er ständig ein kleines Buch mit 50 verschiedenen Fabeln bei sich trug, wurde er nach dem Inhalt dieser Fabeln gefragt. Er erzählte aber nicht davon. Es wurde ihm daraufhin eine Fabel vorgelesen und der Text während des Vorlesens willkürlich verändert. Das merkte er sofort. Auch wenn man mitten in einem Satz stockte, so erzählte er flüsternd, aber halb gequetscht und kaum verstehbar, die Fortsetzung dieses Satzes vor sich hin. Von zwei vorgelesenen Fabeln konnte er die meisten Unterbrechungen auf diese Weise mitdenken und ausfüllen. Er war aber auch nach dieser Anregung nicht zu bewegen, irgend etwas aus den Fabeln auswendig und ohne solche Hilfe aufzusagen. Der Versuch, ein freies Gespräch mit ihm zu beginnen, behagte ihm nicht. Erst als ganz präzise nach bestimmten Dingen, etwa seinem Geburtstag, den Stationen seiner Fahrt hierher, gefragt wurde, bekam man genaue Antwort. Er konnte auch sagen, in wieviel Zimmern er heute in der Klinik gewesen war. Versuche, in sein emotionales Leben einzudringen, Fragen nach lieben Personen, nach Freund oder Geschwistern, prallten an ihm völlig ab. Da die Mutter aber berichtete, daß er sich im Kindergarten sehr über den Tod eines Goldhamsters erregt und immer wieder Fragen darüber, was mit diesem Goldhamster geschehen sei, gestellt hatte, die Mutter auch einmal an das Grab führte, sprechen dafür, daß diese Sphäre nur von der Frage nicht erschlossen werden konnte. Er soll auch sichtlich getroffen und bewegt gewesen sein, als er der Mutter aus Versehen auf den Fuß getreten und diese daraufhin leicht aufgeschrien habe.

Während der Beschäftigung mit dem Jungen entstand nicht ein einziges Mal der Eindruck, mit einem schwachsinnigen Kinde zusammen zu sein. Er hatte, wie ASPERGER es so plastisch und eindrucksvoll beschrieben hat, etwass Feines, Prinzenhaftes an sich, mit zarter Haut, durchscheinenden bläulichen Venen, einem versonnen feinen Gesichtsausdruck, den manchmal ein verklärt zufriedenes Lächeln überzog. Wenn er sich den Aufgaben oder Sachen nicht zuwandte, wirkte er nachdenklich, versponnen, Eigenem nachgrübelnd, obwohl an diese Inhalte kaum heranzukommen war. Immerhin ließen die Selbstgespräche doch auf eine fortwährende, wachtraumartige Phantasietätigkeit schließen.

Körperlicher Befund

Gut, altersentsprechende Größenentwicklung. Sehr großer Kopf, 55 cm Umfang (dolichocephal), keine hydrocephale Form. Außer einer mäßigen Hypotonie der Muskulatur mit deutlich überstreckbaren Hand- und Fingergelenken neurologisch nichts Auffälliges. In der Psychomotorik ist wiederum auffällig die Diskrepanz zwischen ganz exakten feinen Bewegungen beim Bauen, beim gezielten Formeinsetzen und einer groben Ungeschicklichkeit und Schwerfälligkeit bei anderen Verrichtungen. Einen zugeworfenen Ball vermag er noch nicht aufzufangen. Er hält dazu eine Hand mit einem Klotz an die Brust gepreßt und streckt die andere Hand dem Ball steif mit abgespreizten Fingern entgegen. Er ist schließlich dazu zu bringen, wie ein dreijähriges Kind beide Arme aufzuhalten und sich den Ball hineinwerfen zu lassen. Dann ergreift er ihn plötzlich und wirft ihn, ohne den Versuchsleiter anzusehen, aber doch zielsicher und im Gegensatz zu der vorher beobachteten Bewegung überraschend geschickt in die Luft.

EEG: Wegen der starken Unruhe verursachte er während der Ableitung zahlreiche Bewegungsartefakte und Muskelaktionsströme, so daß nur kleinere Stücke der Kurven zu beurteilen waren. Ein regelmäßiger α-Rhythmus war nirgends zu erkennen. Über allen Hirnregionen dominierten Zwischenwellen von 6—7 Hz, in die sich β-Wellen, einzelne α-Wellen und δ-Wellen eingestreut fanden. Ein Seitenunterschied war nicht zu erkennen. Im Vergleich zu gesunden 7jährigen Kindern ließ das Hirnstrombild einen Rückstand in der Entwicklung von etwa 3—4 Jahren annehmen (Befund Dr. WISSFELD).

Bei diesem Fall läßt der EEG-Befund den Verdacht an eine frühkindliche Cerebralschädigung aufkommen, ist für sich alleine jedoch nicht beweisend. Die Vorgeschichte läßt diesbezüglich im Stich. Der Fall ist für unsere Kasuistik interessant wegen der besonderen Intelligenz des Kindes, der ausgeprägten Sonderinteressen, die in einem krassen Gegensatz zu seiner doch hochgradigen autistischen Einengung stehen. In einem sehr um die Entwicklung des Kindes bemühten, warmherzigen Milieu, an der Seite zweier normal entwickelter Geschwister mußte diesem Kind gleichsam mit Gewalt ein Entwicklungsschritt nach dem anderen in Richtung auf eine Einordnung in ein gemeinschaftliches Leben abgerungen werden.

Fall Richard L. (Aufnahme-Nr.: 143/54A): Dauer der Klinikbeobachtung 6 Tage, Nachbeobachtungszeit 6 Jahre. Er wurde im Alter von 22 Jahren erstmals in der Klinik aufgenommen, weil er unter gehäuft auftretenden Dämmerattacken und vereinzelten großen epileptischen Anfällen litt. Bei der Erhebung der Vorgeschichte ergab sich sowohl aus seinen eigenen als auch aus den Angaben der Mutter, daß er von klein auf eigenartig war und ganz charakteristische Züge eines schon frühkindlich bestehenden Autismus gezeigt hatte. In einer anderen Klinik wurde er 4 Jahre zuvor als geltungsbedürftiger, gemütsarmer, leistungsschwacher, mit partiellen guten Gaben ausgestatteter Mensch bezeichnet, der sein eigenes körperliches und geistiges Versagen mit zum Teil recht merkwürdiger Genauigkeit beschrieb, analysierte und entschuldigte.

Er ist einziges Kind und lebt in einem sehr gepflegten Milieu, in dem von seiten der Eltern Hausmusik, Malerei und Literatur geliebt und zum Teil selbst betrieben werden. Die Mutter, eine intelligente, sehr musikalische Frau, hat sich von Anfang an ganz dem Kinde gewidmet. Sie hat alle seine Äußerungen in Tagebüchern notiert, alle Zeichnungen aufbewahrt und beabsichtigt, seinen Lebenslauf als Biographie herauszugeben. Es war daher auch nicht möglich, an diese Tagebücher heranzukommen. Sie bezeichnet sich selbst als nervös und übergewissenhaft. In der Wohnung müsse alles peinlich aufgeräumt und blitzend sauber sein. Auf einen zeitlich genau geregelten Tagesablauf legt sie großen Wert. Ebenso auf pünktliches Erscheinen der Gäste bei Einladungen. Das Schicksal, ein so eigenartiges Kind zu haben, trägt sie nicht leicht und hilft sich teils mit der Erinnerung an das Ungewöhnliche seines Wesens und seiner Leistungen, teils mit Zuwendung zu der ihr daraus erwachsenden Aufgabe, indem sie alles auf die Betreuung und Förderung des Jungen abstellt und sich selbst durch Lektüre, Konsultationen mit Erziehungsfachleuten und Ärzten über sein Wesen klar zu werden bemüht. Den Vater, Chemiker von Beruf, haben wir nicht kennengelernt. Er wird als ruhiger, ausgleichender Pol, beruflich tüchtig, menschlich umgänglich geschildert.

Nach unauffälligem Schwangerschaftsverlauf wurde das Kind 4 Wochen übertragen und durch Kaiserschnitt entbunden. Es handelte sich um eine Gesichtslage bei ungewöhnlich großem Kopf (Umfang angeblich 42 cm!). Größe 54 cm, Gewicht $7^1/_2$ Pfund. Als Säugling fiel er durch seine Unruhe auf. Nachts schrie er anfangs viel, die Mutter meint infolge einer Verwöhnung durch die Schwester. Wegen der Unruhe mußte er im Bett angebunden werden und gewöhnte sich ein rhythmisches Hinundherschaukeln an. Bis zu $1^1/_2$ Jahren kniete er auch nachts häufig im Bett und beugte sich rhythmisch vor und zurück. Mit einem Jahr begann er zu laufen, wirkte nicht ungeschickt, wagte aber mehrere Monate nicht die Hand der Mutter loszulassen. Man mußte ihn förmlich antreiben, einmal einige Schritte alleine zu gehen. Die Sauberkeitserziehung machte gar keine Mühe. Er sei schon als Säugling ein ganz appetitliches Kind gewesen und habe kaum mal etwas in den Mund gesteckt. Mit 2 Jahren war er am Tag und in der Nacht rein. Schon mit 3 Jahren saß er manierlich am Tisch und aß gut mit. Er aß brav alles auf, was man ihm auf den Teller lud, verlangte aber niemals etwas nach. Schon mit 2—3 Jahren mußte alles besonders manierlich und sorgfältig gedeckt aussehen. Er nahm nie etwas von einem Brettchen oder einfach aus der Hand, sondern nur von einem Teller. Er blieb bis zur Schulzeit sehr an die elterliche Wohnung und den Garten gebunden und zeigte ausgesprochene Ängstlichkeit bei Verlassen des Hauses. Vor Betreten eines fremden Raumes, bei Einsteigen in die Straßenbahn oder auch schon auf den Straßen war er ängstlich und schrie oft fürchterlich. Alles Neue soll ihn in Angst versetzt haben. Von klein auf war er sehr geräuschempfindlich, fuhr zusammen, wenn in seiner Nähe ein Papier zusammengeknittert wurde oder sich jemand die Nase putzte.

Die Sprache begann zwar rechtzeitig in der Entwicklung, blieb aber bis zum 5. Lebensjahr ungenügend. Er sprach bis dahin nur Einzelworte wie: „vielleicht, Mama, Papa". Gegenstandsbenennungen waren zum Teil so undeutlich, daß nur ganz Vertraute sie verstehen konnten. Er erhielt dann Sprachunterricht bei einer Sprachlehrerin, das bewirkte einen erheblichen Sprachfortschritt. Bis zum 8. Jahr konnte er noch kein „l" aussprechen. Erst mit dem Erlernen der englischen Sprache auf der höheren Schule kam plötzlich auch das „l" hinzu.

Sehr spät lernte er das Ich sprechen. Noch als Schuljunge kam er zur Mutter und sagte: „Du mußt mal!", wenn er auf die Toilette wollte. Er soll früher richtig geschrieben als gesprochen haben.

Von klein auf waren alle seine Interessen von ungewöhnlicher Intensität und Dauer.

Alles, was er trieb, beschäftigte ihn vollkommen und machte es ihm unmöglich, gleichzeitig anderes nebenher zu tun. Mit einem Jahr, so glaubt die Mutter sich zu erinnern, begann der „Dosenfimmel“. Er nahm jede Büchse und jeden Teller, die er erwischen konnte, stellte sie vor sich hin und drehte sie in der geschicktesten Weise herum. Während des Herumdrehens lauschte er auf den Ton, der dabei entstand. Mit 3 Jahren fing er an, sich für Zahlen zu interessieren. Die Mutter hatte die Zahlen benutzt, um ihm das Treppensteigen zu erleichtern. Wenn man aufhörte zu zählen, blieb er auf der Treppe stehen bis man damit fortfuhr. Er brachte sich dann in der Folgezeit selbst beim Hinauf- und Hinabgehen die Zahlen bis 30 bei. Als 6- oder 7jähriger fing er während einer Krankheit an, sämtliche Zahlen von 1 bis 1 Million aufzuschreiben. Da er bis in die Nächte hinein damit fortfuhr, nahm die Mutter ihm schließlich alles Papier fort, weil sie fürchtete, er werde dabei den Verstand verlieren. Er zählte aber unermüdlich weiter und malte die Zahlen mit den Fingern in die Luft. Man habe immer den Eindruck gehabt, so meinte die Mutter, daß alles, was er sich gerade in den Kopf gesetzt habe, auch ganz aus ihm heraus müsse und zu einem bestimmten Abschluß geführt werden müsse. Es sei nie möglich gewesen, ihn von einer solchen vorgenommenen Beschäftigung wieder abzubringen.

Mit 4 Jahren bekam er einen Baukasten und lernte in kurzer Zeit damit sehr schöne und differenzierte Bauwerke herzustellen. Er konnte sich viele Stunden alleine damit beschäftigen und wollte nicht dabei gestört werden. An Bauvorlagen oder Anleitungen hielt er sich niemals. Durch diese Beschäftigung entwickelte er einen gewissen ästhetischen Sinn für Architektur. Die Mutter erinnert sich an einen Ausspruch, den er mit 5 Jahren getan haben soll. Während eines Spazierganges blieb er vor einem Haus stehen und sagte, das Haus sei „unsymmetrisch, aber doch schön“. Ebenfalls mit 5 Jahren begann er sich für Musik zu interessieren. Er saß immer dabei, wenn die Mutter Klavier übte und fing dann an, sich ohne weitere Vorübung gleich ganz richtig „Alle meine Entchen“ mit dem Finger auf dem Klavier zusammenzusuchen. Bald zeigte sich, daß er ein absolutes Gehör hatte und schon in der 3. und 4. Volksschulklasse begann er unter Anleitung der Mutter zu komponieren. Als Quintaner wurde er nach Vorspielen eigener Kompositionen in ein musisches Gymnasium aufgenommen. Er entsprach zwar durchaus den Anforderungen, konnte sich aber wegen außerordentlichen Heimwehs nicht in das Internat eingewöhnen und mußte deshalb nach einigen Monaten wieder herausgenommen werden. Mit 6 Jahren wandte er sich inneren Phantasiegebilden zu und begann, sich ein eigenes Traumland zu erdenken, das er „Resteten“ nannte, und mit dessen Ausmalung und Vervollkommnung er viele Jahre, sicher bis zum 14. Jahr hin, beschäftigt war. (Eigene Aufzeichnungen darüber sind am Ende der Krankengeschichte angefügt.)

Von klein auf zeigte er zu anderen Menschen eine auffallend geringe Beziehung. Er war stets ganz absorbiert von seinen eigenen Beschäftigungen und beachtete die Menschen um sich herum nicht. Nur zur Mutter bestand eine enge Beziehung, insofern sie ihn noch bis zur Pubertät hin wie ein Kleinkind versorgen und betreuen mußte. Er blieb unfähig, die einfachsten praktischen Anforderungen des Lebens ohne Hilfe der Mutter zu bewältigen. Waschen, Anziehen, regelrechtes Essen wurden nur unter ihrem Regime ordentlich vollzogen. Mit 12 Jahren gab man ihn während des Krieges für 6 Wochen in ein Lager der Kinderlandverschickung. Als er zurückkam, war sein Koffer noch genauso gepackt wie bei der Abreise. Er hatte nicht ein einziges Mal die Wäsche gewechselt und sich während der 6 Wochen nicht einmal gewaschen. Außerdem zeigte sich bei dieser Gelegenheit, daß er nicht in der Lage war, brieflich eine Mitteilung zu machen. Er schickte eine einzige Karte, auf der die Adresse vorgeschrieben war, mit dem Inhalt: „Im Ort kann man Hosenträger für 75 Pfennige kaufen, der Berg x ist 1058 m hoch.“ Bis zur Schule brachte ihn die Mutter, seinem Widerstand nachgebend, nicht mit anderen Kindern zusammen. In der Schule hatte der Junge dann außerordentlich zu leiden. Er wurde von den anderen geschlagen und verspottet und konnte sich niemals wehren. Oft kam er mit blutender Nase und zerrissenen Kleidern nach Hause. Die Mutter ging einmal nach einer solchen Schlägerei auf einen der dabei beteiligten Jungen zu und fragte ihn, warum er das denn mache. Dieser antwortete nur: „Der ist so anders wie wir“. Nur einmal gelang es der Mutter, die ihn ständig zum Widerstand anstachelte, ihn dazu zu bewegen, wiederum auf die Straße hinunter zu gehen und sich mit einem der Jungen in eine Schlägerei einzulassen. Er ging auch tatsächlich nach mehrfachem Umhersehen auf die anderen zu, schlug feste darauf und schien sich einen gewissen Respekt zu verschaffen. Sehr rasch wandte er sich aber ab, lief nach Hause zurück, sah die Mutter wie empört an und sagte: „So, und das findest du schön!“ Er schloß sich dann für Stunden in seinem Zimmer ein und ließ sich in Zukunft weiter schlagen. Die Mutter stellte ihre Ermahnungen in dieser Hinsicht ein. Er fand aber auch einige Verteidiger, die sich in der Klasse seiner annahmen, und mit einem dieser Jungen begann er dann gemeinsam zu musizieren und sich über Malerei, über Mathematik und dergleichen als Oberschüler zu unterhalten. Dieser Junge wurde in seine Phantasiewelt mit einbezogen, eines der Länder, die er sich erdachte, wurde nach ihm benannt, und noch heute hält er an der Freundschaft zu ihm fest. Der Freund ist inzwischen ausgewandert und schreibt ihm aus dem Ausland. Erst seit seinem 20. Jahr etwa, so meinte R. selbst, sei ihm der Sinn eines Briefwechsels aufgegangen. Er habe vorher gar nicht verstehen können, zu welchem Zweck die Leute sich geschrieben hätten. Er habe zwar früher mit seinem Freunde etwas gemeinsam „getan“, habe sich mit ihm einem gemeinsamen Interessengebiet zugewandt, aber er habe mit ihm niemals Gedanken über sich selbst ausgetauscht, eigene vergangene Erlebnisse erzählt, Zukunftspläne besprochen. Diese ganze Sphäre habe sich ihm erst allmählich am Ende der Schulzeit und von da an zunehmend erschlossen.

Eigene Angaben zur Vorgeschichte

Er sei immer ein anderer Mensch gewesen als die übrigen Jungen und erinnere sich bis in die Volksschule zurück, daß er häufig von anderen geschlagen worden sei, ohne sich je zu wehren. Er selbst habe niemandem etwas getan, habe die anderen aber wohl dadurch gereizt, daß er sich um sie nicht gekümmert habe. Er habe stets „wie auf einer einsamen Insel unter ihnen gesessen“. Wenn der Lehrer oder die Mutter zu Hause ihn gefragt hätten, was denn in der Klasse besprochen worden sei, habe er darüber nichts zu sagen gewußt, da er niemals zugehört habe. In den Pausen habe er oft in dem größten Lärm unbeteiligt dagesessen und sich mit seinen Sachen beschäftigt. So habe es ihn z. B. interessiert, die Kringel, die die Sonne auf die alte Schulmauer malte, zu betrachten oder die Figuren und Risse im Gemäuer zu untersuchen. Er habe die Formen der Wolken am Himmel verfolgt, habe sich dem eigenartigen Geäder der Blätter zugewandt und außerhalb der Schule Blumen, Steine, Wasserläufe betrachtet und studiert. Von klein auf habe er sich für die Stimmung einer Landschaft erwärmen können. Hier schilderte er bewegt und gefühlvoll die verschiedenen Wasserstimmungen, Moorlandschaften, Waldwiesen, Berghänge und die wechselnden Jahreszeiten, die er an diesen Landschaften beobachtete und durch Zeichnungen und Aquarelle festhielt. Ähnlich habe ihn die Architektur interessiert. Er habe immer sehr genau die Gestalten der Gebäude, der Kirchtürme im Gedächtnis behalten und gar nicht verstehen können, daß andere Menschen auf Bildern etwa den Dom von Worms mit dem von Mainz hätten verwechseln können. Es sei ihm aber niemals in den Sinn gekommen, seine Landschaften durch einen Menschen zu beleben.

Von klein auf habe er sich ganz intensiv und ausdauernd den jeweilig bevorzugten Beschäftigungen gewidmet. Er erinnere sich, daß er schon als 10—12jähriger niemals richtig gespielt, sondern stets ernst gearbeitet habe. Er habe damals über Monate hin ein Bild einer ganzen Stadt mit allen Häusern und Einzelheiten sich vorgenommen und auch in Federtechnik ausgeführt. Man habe ihn dabei nicht stören können. Wenn er sich seiner Arbeit zugewandt habe, sei um ihn herum alles versunken. Einmal habe er sich etwa im gleichen Alter die Aufgabe gestellt, mit Bausteinen einen Turm auf einem einzigen Grundklotz zu erreichen. Auch damit habe er Wochen zugebracht und große Mühe und Geschicklichkeit zu diesem Balanceakt aufgebracht.

Sein Umgang mit Büchern sei auf Lehrbücher und Fachbücher beschränkt gewesen. Er habe keinerlei Sinn für Romane gehabt und nicht verstehen können, daß ein Mensch so eine Schwarte durchlese. Ein Gedicht, etwa auf eine Landschaftsstimmung bezogen, sei ihm noch zugänglich gewesen, die Ballade schon nicht mehr. In den letzten Jahren hingegen, während des Studiums, habe er mit Erzählungen angefangen. Er habe jetzt begonnen, sich für „die seelischen Anschauungen und Zustände des Menschen“ zu interessieren. Er lese sehr langsam und jedes Buch mehrmals. Seit 5—6 Jahren sei er mit Hermann Hesses „Demian“ und „Sidharta“ beschäftigt. Auch Novellen von Tolstoi habe er seit einem Jahr immer wieder zur Hand genommen, bevorzugt lese er aber Tiergeschichten, z. B. von SEATON: Bingo und andere Tiergeschichten. Gesellschaftsromane und Gesellschaftsschilderungen seien ihm „ganz fürchterlich".

Seit seinem 20. Lebensjahr etwa habe er sich vom Elternhaus gelöst und studiere außerhalb. Er lebe dort alleine, sorge jetzt auch für sich, allerdings unterstützt von einer ihn sehr betreuenden Wirtin. Während des Studiums komme er mit anderen Studenten ihm Rahmen der Übungen und der Seminare zu Gesprächen über sachliche Dinge. Menschlichen Umgang außerhalb der Kollegs habe er mit ihnen nicht. Die Abende verbringe er meist auf seinem Zimmer. Er habe allerdings über die Kirchengemeinde hin Aufgaben innerhalb dieser übernommen. Er versammle ziemlich regelmäßig einen Kreis von Jungen der kirchlichen Jungschar und erzähle ihnen aus seinen Kenntnissen von der Beschaffenheit des Himmels und der Erde, trage ihnen wohl auch Geschichten aus der Bibel vor und freue sich an ihrem ernsthaften Zuhören. Er beantworte gerne auch Fragen, habe aber zu keinem der Jungen ein persönlicheres, von der Beziehung zu allen unterschiedenes Verhältnis. Im Studium stehe er vor dem Diplom. Durch gehäufte Anfälle in den vergangenen Jahren habe er mehrere Semester verloren.

Er habe inzwischen das erste Mal in seinem Leben zu einer Frau Verbindung bekommen. Sie sei ebenfalls leidend, und sie seien sich beide darüber klar, daß sie nicht heiraten könnten, weil beide nicht lebensfähig und praktisch tüchtig genug seien, eine Ehe zu führen. Sie verstünden sich aber in vielem sehr gut, hätten gemeinsame Interessen und er glaube, daß sich ihm auch die Liebe in ihrem Wesen erschlossen habe. (Über die Sexualität ließ sich mit dem in dieser Hinsicht sehr scheuen Menschen nicht sprechen. Der Ref. traf ihn einmal mit seiner Bekannten zusammen, die etwa gleichaltrig, sehr herzlich und intelligent wirkte und ganz offensichtlich ihm gegenüber eine Art Mutterrolle übernommen hatte. Während der Unterhaltung auf der Straße hielt sie seine Hand fest, zog ihm zweimal den Mantel zurecht, veranlaßte schließlich die Unterbrechung des von ihm wie immer sehr lange geführten Gespräches mit freundlichen, aber doch entschiedenen Worten und zog ihn dann, wie man ein Kind von einem geliebten Spiel wegzieht, mit sich, um die beabsichtigten Besorgungen erledigen zu können.)

Das Phantasieland Resteten, das er sich als Volksschüler schon auszumalen begann und dann bis in die Pubertät hinein zu einer eigenen, höchst differenzierten Welt ausbaute, mit zahllosen Zeichnungen, Landkarten, Stadtplänen und auch in einer nicht vollendeten schriftlichen Beschreibung festhielt, war ihm, als wir ihn kennenlernten, noch ganz gegenwärtig. Darauf angesprochen geriet er in ein eifriges, pathetisches Monologisieren, ging beim Sprechen hin und her, demonstrierte mit ausfahrenden Handbewegungen die Geographie des Landes, die Lage der einzelnen Städte und Flüsse. Er habe noch heute die natürlich völlig unbegründete Vorstellung, daß auf dem Sirius ebenfalls vernunftbegabte Wesen leben und habe sich die Welt Resteten mit zunehmender astronomischer Kenntnis auf dem Sirius vorgestellt. In seiner schriftlichen Ausführung stellt er seinen eigenen Weg in diese Welt als eine Reise, die er ohne Kenntnis, wohin es gehen sollte, gleichsam unter höherer Fügung aus dem zertrümmerten Deutschland mit einem Zuge, der sich schneller und schneller durch die Lüfte fortbewegte, dar. In diesem Lande, in dem er dann als König eingesetzt wurde und in einem Schloß residierte, habe es nur „gute Menschen" gegeben. Es sei daher gar keine besondere Regierungskunst notwendig, und in seinen Vorstellungen von diesem Lande spielten Gespräche und Handlungen der Menschen miteinander gar keine Rolle. Er habe sich dieses Resteten als eine riesige Landschaft, etwa in der Art des ganzen Europa vom Ural angefangen bis zum Atlantik, vorgestellt, durchflossen von einem gewaltigen Fluß, dem Olympiafluß und besiedelt mit riesigen Städten, von denen eine in einer entsprechenden Landschaft nach dem erwähnten Freunde benannt, eine andere seinen Namen trüge. Er selbst habe in der Fantasie zahlreiche Fahrten über diesen großartigen Olympiafluß bis zur Mündung, an der sich eine große Stadt mit Seeverkehr befinde, gemacht. Während dieser fantasierten Beschäftigung mit dem Lande Resteten habe er nicht nur die Landschaft, die Städte plastisch vor sich gesehen und zu zeichnen vermocht, sondern auch Menschentypen in ihrem Verhalten vor sich gesehen. Z. B. einen grauhaarigen, bärtigen, wetterfesten Schiffer am Steuer des Schiffes, mit dem er den Fluß hinauf- und hinuntergefahren sei, eine prächtige Seemannsgestalt. Noch heute habe er diese Utopie nicht ganz überwunden, und es überfalle ihn immer, wenn er abends den Sternhimmel betrachte, das Gefühl, es müsse andere Welten geben, die es innerlich weitergebracht hätten als unsere von Bosheit, Neid und Mißgunst erfüllte. Er erhebe sich dann innerlich über diese Welt, betrachte sie von oben und sehe sie auf diese Weise viel kleiner und weniger bedrängt. Einige Male habe er dabei gleichsam visionäre Vorstellungen gehabt, habe das Leben des Menschen wie ein Band vor sich entrollt gesehen mit dem Abschnitt von Geburt bis zum Tode, als winzigen Bestandteil dieses Bandes. Anfang und Ende dieses Bandes reichten in ein jenseitiges Gottesreich, in dem auch das liege, was er sich im Lande Resteten immer vorgestellt habe, keine entrümpelte Erde, sondern eine andere und bessere von Gott geschaffene Welt.

Will man versuchen sein Verhalten zu beschreiben, so ist es vielleicht zweckmäßig, bei der Erwähnung seiner außerordentlichen Geduld zu beginnen. Warten im Wartezimmer mit oder ohne Lektüre, tagelang während des Stationsaufenthaltes im Einzelzimmer ohne das Bedürfnis, mit einem anderen ein Gespräch anzufangen oder im Aufenthaltsraum an den Gemeinsamkeiten der Station teilzunehmen, sowie das völlige Fehlen eines Gefühls der Langeweile — nach seinen eigenen Aussagen — sind bemerkenswert. Dabei hält er ganz exakt seine Verabredungen ein. Solche zeitlichen Festlegungen werden sorgfältig in einem Notizbuch festgehalten. Im Gespräch, während der Untersuchung aber blickt er nicht auf die Uhr, denkt nicht an die möglicherweise begrenzte Zeit, die ihm der Untersucher widmen kann, sondern schildert auf das Umständlichste seine Beschwerden, gerät in die Darstellung seiner Lebensführung, schweift ab zur Entwicklung seiner utopischen Fantasien oder physikalischer mathematischer Probleme. Dabei sitzt er mit abgewandtem Gesicht da. Er scheint den Blick des anderen nicht zu meiden, sondern ihn vielmehr nicht zu suchen. Wenn der Partner spricht, kann er ihn aber ansehen mit einer rückhaltlos unverlegenen Art, wie Kinder gebannt zu starren vermögen. Wenn auch manches in seinem Verhalten, die Umständlichkeit, das Haften am Thema, die Weitschweifigkeit, etwas Epileptisches an sich haben, so fehlt doch völlig die epileptische Affektivität, die zudringlich haftende Zuwendung, das affektiv Gestaute und stark Reagierende des Epileptikers. Er hat vielmehr etwas geistig Versponnenes, eine kindlich naive Lauterkeit an sich, wenn er von seinen Grübeleien und Gedanken spricht, ins Schwärmen gerät, oder seine Gedanken über das menschliche Seelenleben und seine Beziehungen zu anderen darstellt. Das Sprechen mit ihm ist trotz der Geduld, die er fordert, nicht ohne Reiz wegen der Originalität, der unmittelbaren Frische und Sicherheit zugleich aber Realitätsferne seines Denkens. Man kann ihm nicht ohne eine gewisse Rührung und Besorgnis zuhören, wie einem reinen Toren, dessen Lebensunfähigkeit und praktische Hilflosigkeit in jedem Satz und jeder Geste offenkundig werden. In der Beziehung zum Arzt ist er von rührender Treue, bringt es nicht fertig, in einer fremden Stadt, in der er studiert, einen anderen Arzt aufzusuchen, sondern kommt in den Ferien, schreibt über sein Befinden und holt sich so Rat. Dieser Schwierigkeit neuer Beziehungsaufnahme, der Scheu vor neuen Begegnungen ist er sich bewußt, leidet aber nicht darunter, weil ihm Begegnung nicht fehlt. Er hat bisher genug an Menschen, soweit er ihnen sich bis jetzt erschlossen hat.

Körperlicher Befund

Es handelt sich um einen großen, kräftig ausgebildeten und sexuell voll entwickelten jungen Mann. Körperbaulich findet sich nichts Auffälliges. Im Bereich der inneren Organe läßt sich kein krankhafter Befund erheben.

Neurologischer Befund

Strabismus convergens concomitans. Sonst normaler Befund. EEG: Bei wiederholten Ableitungen ergaben sich Hinweise auf eine Labilität der Hirndurchblutung. Vereinzelte synchronisierte Krampfpotentiale fanden sich vorwiegend über der vorderen Schädelhälfte. Die Angiographie bds. zeigte normale Gefäßverhältnisse. Bei einer Pneumoencephalographie kam es zu keiner Ventrikelfüllung. Es wurde deshalb eine Ventrikulographie vorgenommen. Diese ergab eine geringe aber sicher pathologische Erweiterung der Seitenventrikel ohne Seitendifferenz.

Der folgende Lebenslauf ist von Richard L. im Alter von 17 Jahren niedergeschrieben worden. Er wird hier vollständig und wortgetreu wiedergegeben.

Mein Lebenslauf

„Resteten“ nannte ich die Welt meiner Fantasie, eine Welt voll Harmonie und Frieden, in der nichts Böses geschah, die weit draußen im Sternenall um eine ferne Sonne kreist. Dorthin in ihre erhabenen Berglandschaften, vom reißenden „Olympiastrom“ durchflossen, zog ich mich als kleiner Junge gern zurück, wenn mir das Leben hier schwer und unverständlich schien. Und das geschah sehr oft. Denn ich war von frühester Kindheit anders als meine Altersgenossen, und dies ist bekanntlich Grund genug für Kinder, zu verlachen, zu schlagen und zu quälen. Wehren konnte ich mich nicht, da mich ein tiefwurzelndes Gefühl daran hinderte, die Hand zu heben, um einem anderen etwas zuleide zu tun. So sollte der Schulbesuch gerade darin, womit er anderen Freude macht, nämlich im Verkehr mit den Kameraden, zur Qual für mich werden. Dennoch habe ich am ersten Tag schon einen Freund gefunden der immer bereit war, sich für mich die „Ärmel hochzukrempeln“. Sein Name ist durchaus aparter — nämlich Immo — als er selbst es je war: ein praktisch orientierter, handfester Junge, der seit kurzem (für mich leider) in Amerika lebt, wo er geboren ist und auch hinpaßt.

Von meiner frühesten Kindheit ist mir nicht viel erinnerlich. Geboren wurde ich in K., das ich aber schon mit 4 Monaten verließ. Die nächsten Jahre verbrachte ich auf dem Lande. In dem stillen Garten mit seinem ruhigen Teich unter Blumen, Gräsern und Käfern verlebte das „zarte“ Kind, von dem hier die Rede ist, eine sorgsam behütete Zeit. Hier wurden die ersten Anzeichen der beiden Kräfte, die mein Leben beherrschen, sichtbar: musica et numeri. Meine Mutter erzählte mir, daß ich als zweijähriges Kind jedes Kinderlied, das ich hörte, musikalisch vollkommen richtig, aber ohne Worte, denn ich lernte erst sehr spät sprechen, gesungen habe, und wenn sie Klavier spielte, habe ich stundenlang daneben gestanden und zugehört. Mit vier Jahren spielte ich nach dem Gehör die Kinderlieder, die ich kannte und nach einem weiteren Jahr kleine Diabelli-Stücke mit meiner Mutter zusammen vierhändig. Ich habe das absolute Gehör, so war für mich die Musik ein leichtes Spiel, das ich fröhlich betrieb. Inzwischen waren wir nach F. gezogen, hier ging ich zum ersten Mal — mit etwa 5 Jahren — zur Klavierstunde. Doch übte ich sehr ungern, sondern fantasierte lieber auf dem Klavier. Im Laufe der Zeit prägte ich mir dadurch recht genau alle Harmonien, Akkordverbindungen etc. ein, und schuf mir so die Grundlage zu meinem späteren Komponieren. Nach jahrelangen, unzulänglichen Versuchen komponierte ich mit 12 Jahren meine erste Sonate, der noch 7 weitere, sowie 33 Lieder (nach Texten von Eichendorff, Lenau, Carossa, Hesse etc.) und 1 Kantate für Klavier und 4 Singstimmen folgten.

Die Welt der Musik, in der ich alle Jahre Zuflucht fand für meine Freuden und Leiden, löste langsam die Welt „Resteten“ in mir ab. Und weil ich dies hatte, habe ich der wirklichen Welt nichts übelgenommen.

Am Rande sei bemerkt, daß ich fast ein Jahr im musischen Gymnasium lebte. Die Prüfung bestand ich gut. Ich sang außer anderen gestellten Aufgaben als Prüfungslied: „Des Mädchens Klage“ von Schubert, ein trauriges Lied; trotzdem herrschte im Prüfungszimmer danach eine durchaus heitere Stimmung — und mir war es doch so ernst!

Obwohl ich (zum ersten Mal mit vier Jahren) oft in Kinderheimen Wochen, einmal sogar 5 Monate zugebracht hatte, konnte ich noch immer nicht auf mich und meine Sachen ordentlich achten, mich nicht zur Zufriedenheit der Erzieher anziehen und waschen und kämmen. So wurde ich sehr der Schrecken der Hausdame, die die Kleinen, von denen ich der Jüngste mit meinen 8 Jahren war, zu bemuttern hatte. Im Heimleben im M. G. waren diese Eigenschaften äußerst störend. Trotz dieser Schwierigkeiten, die ich verursachte, behielt mich der Professor, der sich von meiner musikalischen Seite etwas versprechen mochte. Aber meine Eltern nahmen mich doch nach einem Jahr wegen der allzu kärglichen Ernährung wieder heraus, und ich kam wieder in die Volksschule zurück.

Soweit über die „musica“, nun zu den „numeri“. Es begann mit einem alten Wandkalender bei dem Bäcker des Dorfes, wo wir gerade wohnten. Meine „Leidenschaft“ entzündete sich an den großen schwarzen und roten Zahlen und machte den Dreijährigen ganz besessen. Bald entdeckte ich, daß solche „Gebilde“ auch an Haustüren, auf Buchseiten und Zeitschriften zu finden waren. Plötzlich bestand meine winzige Welt nur noch aus Zahlen zum Kummer meiner Eltern, die mir meine gesammelten Kalenderblätter (vom Bäcker) wieder wegnahmen, wenn ich schlief (ich legte sie unter mein Kopfkissen). Sie wollten meinen Zahlendurst keineswegs unterstützen, aber es geschah einfach wie von selbst, daß ich mit 3 Jahren von dem Zahlenraum 1—100 eine klare Vorstellung bekam, woran ich mich heute noch gut erinnern kann. Mir war deutlich bewußt, was es hieß, drei Jahre alt zu sein: man war also 1, 2, 3 Jahre auf der Welt. So kam ich ganz alleine vom Zählen auf das „Rechnen". Mit 4 Jahren soll ich meiner Mutter triumphierend verkündet haben: „Wenn du es mir auch nicht sagen willst, ich weiß es doch wieviel 4mal 25 ist! Es ist 100!, denn 2mal 50 ist ja auch 100!" Ich glaube, meine Mutter hat sich immer recht geärgert, wenn ich doch hinter die Zahlengeheimnisse der Großen kam. Mit großer Zähigkeit drang ich trotz der Widerstände seitens meiner Mutter immer weiter vor. Ich weiß noch, daß ich im 2. Schuljahr den Zahlenraum bis in die Billionen hinein kannte, was mir großes Vergnügen bereitete.

Doch entstand meine heutige Liebe zu den Naturwissenschaften nicht allein aus der Begeisterung des kleinen Jungen für Zahlen und Rechnen, sie wurde noch aus einer anderen Wurzel gespeist: Im Heimatkundeunterricht lernte ich zum ersten Mal Frankfurt und den Main kennen. Den Mainlauf auf der Landkarte verfolgend gelangte ich über den Rhein und sein Stromgebiet über das Meer hinaus in die Welt. Bei meinen immer häufiger werdenden Reisen auf der Landkarte fand ich in den Polargebieten kaum eine Siedlung eingezeichnet. Das verwunderte mich, und ich richtete nun mein Hauptaugenmerk auf den Nord- und Südpol. Von jetzt an folgte ich den Forschern in das Land des ewigen Winters. — Schon von jeher zog es mich immer dorthin, wo ich glaubte, Menschen nicht in Massen anzutreffen. So konnten mich besonders die abgründigen Tiefen des Weltmeeres in William Beebes „923 m unter dem Meeresspiegel", die bizarren Lebensformen vergangener Äonen, die Boelsche in seinem „Leben der Urwelt" beschreibt, sowie Piccards abenteuerlicher Stratosphärenflug mit meinen 9 Jahren hell begeistern. — Ich fragte nun, was außerhalb unserer Erde sei. Die Antwort fand ich in meines Vaters Schulatlas auf den Sternkarten und Planetentafeln, sowie in Diesterwegs „Populäre Himmelskunde". Jetzt vertiefte ich mich intensiv in die Lektüre dieses Buches, während meine Eltern ratschlagten, ob man ein solches Buch einem Zehnjährigen in der Hand lassen sollte. Mich interessierte besonders die physikalische Beschaffenheit der Himmelskörper, weniger die Sternbilder und die Zeiten ihrer Sichtbarkeit. Viel half mir auch das Buch von Sir James Jeans „Die Wunderwelt der Sterne". Bei der Beschreibung einer Raumfahrt durch die Sonne lernte ich den Bau der Atome kennen, deren Elektronenschalen dort oben zerstört sind. Weiter führte mich das Buch durch die Sternwolken der Milchstraße bis zu den fernsten Spiralnebeln. Von der Astrophysik zur Physik war für mich kein weiter Schritt mehr. Und so ergab es sich bald, daß mich rein physikalische Fragen in den folgenden Jahren mehr bewegten, als die Astronomie selbst. Weiter wurde mein Interesse daran durch den naturwissenschaftlichen Unterricht im Gymnasium gebildet, in das ich in die Quarta eintrat.

Zunächst reizten mich die alten Sprachen weit mehr als die Naturwissenschaften; erst nachdem ich zweimal „gesprungen" war, trat die alte Liebe zur Mathematik und Physik wieder in den Vordergrund. Mein Ziel seit meinem 10. Jahr Astronom zu werden, habe ich noch nicht aufgegeben. Falls ich mein Abitur bestehe, werde ich Naturwissenschaften studieren und mich erst nach den ersten Semestern für ein Spezialgebiet entscheiden.

Die Kunst werde ich nur als Liebhaberei betreiben wie bisher: mit Freuden musizieren und auf meinen Reisen und ausgedehnten Wanderungen malen. Auch diese Neigung reicht in meine frühesten Kinderjahre zurück. Sie begann mit Bausteinen, heute schwelgt sie in Farben. Beides entsprang dem tiefen Wunsch, sichtbar zu machen, was das Herz übervoll werden ließ. Zuerst waren es Kirchen und Paläste, die ich mit Hingabe als Vierjähriger baute, dann wurden Flüsse, schneebedeckte Berge, ganze Landschaften aus „Resteten" mit Farben aufs Papier gebracht; später fand ich, was ich suchte, auch auf dieser Erde. Und heute kann ich mir keine Reise, ja keine Wanderung mehr ohne den Malkasten vorstellen. Meine Vorliebe gehört dem Wasser und dem Himmel.

Im großen und ganzen habe ich, wenn ich zurückblicke, eine schöne und unbeschwerte Kindheit und Jugend gehabt. Daran konnte selbst der Krieg mit seinen Schrecken nicht besonders viel ändern, denn ich war noch zu jung, um ihn so zu begreifen, wie er wirklich war.

Aber einen Schatten gibt es, der seit 2 Jahren über meinem Leben liegt: es stellten sich bei mir Bewußtseinsstörungen ein, die im Laufe der Zeit immer länger und häufiger wurden; dazu kommen zeitweise erhebliche Schwäche- und Ermüdungszustände. Was die Ursache hierfür ist, weiß ich nicht, und die mich behandelnden Ärzte haben mir bisher auch nicht helfen können. Ich halte dieses Leiden darum für erwähnenswert, weil es mich in meiner Arbeit für das Abitur erheblich beeinträchtigt und ich mir außerdem fast alle Freuden und Bildungsmöglichkeiten, die anderen jungen Menschen meines Alters zugänglich sind, versagen muß.

Dies ist mein Leben bis zu dem großen Einschnitt, den das Abitur bedeutet. Die schöne, behütete Kindheit versinkt damit endgültig hinter mir, und ich trete hinaus in eine unbekannte, dunkle Zukunft.

Diesen Fall haben wir erst im Erwachsenenalter seiner „symptomatischen Epilepsie" wegen vorgestellt bekommen. Erst die Anamnese enthüllte, daß es sich bei dem „versonnenen, zurückhaltend einzelgängerischen Menschen" um einen „frühkindlichen Autismus" handelte. Auf Grund des pathologischen Pneumoencephalogrammes und der sich später entwickelnden symptomatischen Epilepsie ist an der wesentlichen Bedeutung einer frühkindlichen Gehirnschädigung nicht zu zweifeln. Auf Grund der anamnestischen Hinweise (Gesichtslage, sehr großer Kopf bei der Geburt) wäre vorwiegend an eine schon intrauterin erworbene Schädigung des Gehirns zu denken. Für unsere phänomenologisch-anthropologische Untersuchung war dieser Fall von besonderem Interesse, weil er die Entwicklungsmöglichkeiten und Eigenarten autistischer Kinder im Laufe der langen übersehbaren Entwicklung nacheinander erkennen läßt. Durch eine nach der Pubertät allmählich deutlicher werdende, hinzutretende epileptische Wesensänderung und Verlangsamung ist allerdings die Entwicklung zusätzlich behindert worden. Auf die an sich reizvolle und interessante Frage, inwiefern eine epileptische oder, in weiterem Sinne zusätzliche „organische" Charakterveränderung, die autistischen Wesenszüge fördern oder ihnen entgegen wirken kann, können wir hier nicht eingehen. Sehr bemerkenswert und nach unseren Erfahrungen bei autistischen Kindern selten ist die reiche Entwicklung des Phantasielebens. Es mag allerdings sein, daß bei einer weiteren Fassung des klinischen Begriffes „frühkindlicher Autismus" unter Einbegreifen der Fälle von Asperger sehr viel häufiger solche produktiven Phantasiewelten beobachtet werden.

In der nachfolgenden Untersuchung wird bei Besprechung der Kasuistik zum Teil auf die entsprechenden hier angeführten Beobachtungen zurückverwiesen werden; zum Teil haben wir umfangreichere Einzelbeobachtungen in den Zusammenhang der Falldarstellung nicht aufgenommen, um Doppelbeschreibungen zu vermeiden.

III. Historischer Zugang zum Problem des Autismus

Sowohl Kanner als auch Asperger beziehen sich bei der Wahl des Begriffes Autismus zur Bezeichnung der Grundstörung ihrer Patienten auf Eugen Bleuler. Eine eingehende Auseinandersetzung mit der auf Bleulers Darstellung folgenden psychopathologischen Literatur zu diesem Thema liegt aber in den Arbeiten der erwähnten Autoren und auch in anderen kinderpsychiatrischen Publikationen über den frühkindlichen Autismus bisher nicht vor. Es ist zwar nicht unser Anliegen, hier eine Problemgeschichte des Autismus zu entwickeln, es scheint uns aber zur Gewinnung eines der heutigen Problemlage angemessenen Ausgangspunktes wichtig zu sein, in Kürze einen Überblick über die wesentlichen psychopathologischen und anthropologischen Vorarbeiten zum Autismus bei Erwachsenen zu geben.

BLEULER handelt in seiner Schizophreniemonographie 1911 unter den zusammengesetzten Grundsymptomen der Schizophrenie eine besondere Form des Verhältnisses zur Wirklichkeit ab, die er Autismus nennt. Zur Erläuterung dieses Begriffes fügt er selbst hinzu: „Autismus ist ungefähr das gleiche, was FREUD Autoerotismus nennt. Da aber für diesen Autor Libido und Erotismus viel weitere Begriffe sind als für andere Schulen, kann das Wort hier nicht wohl benutzt werden, ohne zu vielen Mißverständnissen Anlaß zu geben.“

Da wir immer wieder daran anknüpfen müssen, seien die Bleulersche Definition und die wichtigsten Punkte seiner Deskription hier in extenso wiedergegeben.

Die schwersten Schizophrenien, die gar keinen Verkehr mehr pflegen, leben in einer Welt für sich; sie haben sich mit ihren Wünschen, die sie als erfüllt betrachten, oder mit den Leiden ihrer Verfolgung in sich selbst verpuppt und beschränken den Kontakt mit der Außenwelt so weit als möglich. *Diese Loslösung von der Wirklichkeit zusammen mit dem relativen und absoluten Überwiegen des Binnenlebens nennen wir Autismus!* (kursiv vom Ref.) In weniger ausgesprochenen Fällen hat die Wirklichkeit nur affektiv und logisch an Bedeutung mehr oder weniger eingebüßt. Die Kranken bewegen sich noch in der Außenwelt, aber weder Augenschein noch Logik haben Einfluß auf Wünsche und Wahn der Kranken. Alles was den Komplexen widerspricht, existiert einfach nicht für das Denken und Fühlen... Der Sens de la realité (P. JANET) fehlt dem Schizophrenen nicht ganz, er versagt nur für diejenigen Dinge, die sich gerade in Widerspruch gestellt haben zu seinen Komplexen... Auch wo die Wirklichkeit scheinbar mit den krankhaften Gebilden der Patienten identisch ist, wird sie oft ignoriert (BLEULER weist dabei auf die bekannte Erfahrung hin, daß Kranke, die ständig zur Türe drängen, verlegen werden, nichts anzufangen wissen, wenn sie ihnen aufgeschlossen wird). Auch da, wo der Autismus nicht auf den ersten Blick zu bemerken sei, sehe man, daß die Kranken immer eigene Wege gingen, niemanden an sich herankommen ließen. „Der Autismus wird von den Kranken auch äußerlich ausgedrückt... sie sitzen beständig da mit abgewandtem Gesicht, nur die leere Mauer betrachtend, oder sie schließen die Sinnespforten, ziehen die Schürze oder die Bettdecke über den Kopf...“

„Die autistische Welt ist für die Kranken ebensogut Wirklichkeit wie die reale, wenn auch manchmal eine andere Art Wirklichkeit. Oft können sie beide Arten von Wirklichkeit nicht auseinanderhalten, sogar wenn sie sie im Prinzip unterscheiden... Der Wirklichkeitswert der autistischen Welt kann auch größer sein als der der Realität. Die Kranken halten dann ihr Phantasiegebilde für das Reale, die Wirklichkeit für etwas Vorgetäuschtes.“

„Den Inhalt des autistischen Denkens bilden Wünsche und Befürchtungen; Wünsche allein in den nicht gerade häufigen Fällen, wo der Widerspruch mit der Wirklichkeit nicht gefühlt wird; Befürchtungen, wenn die sich den Wünschen entgegenstellenden Hindernisse empfunden werden. Auch da, wo keine eigentlichen Wahnideen entstehen, ist der Autismus nachweisbar in der Unfähigkeit der Kranken, mit der Wirklichkeit zu rechnen, in ihrer unpassenden Reaktion auf die Einwirkungen von außen (Reizbarkeit) und in ihrem Mangel an Widerstand gegen irgendwelche Einfälle und Triebe.“

Das autistische Denken halte sich an die logischen Gesetze nur, soweit ihm das passe. Es sei aber durchaus nicht daran gebunden. „Er wird von affektiven Bedürfnissen dirigiert. Daneben denkt er in Symbolen, in Analogien, in unvollständigen Begriffen, in zufälligen Verbindungen. Wendet sich der Patient der Wirklichkeit zu, so kann er unter Umständen wieder scharf und logisch denken. Wir haben also ein realistisches und ein autistisches (später auch dereierendes genannt) Denken zu unterscheiden, und zwar bei gleichen Patienten nebeneinander.“

Verständlich werde die Gleichgültigkeit der Kranken gegenüber der Außenwelt einmal dadurch, daß ihnen oft andere Dinge — ihre Phantasien — wichtiger seien. Die Außenwelt muß ihnen oft geradezu feindlich vorkommen, indem sie sie in ihren Phantasien stört.“ Die Gleichgültigkeit gegenüber der Außenwelt könne aber auch eine sekundäre sein und ihrer übergroßen Empfindlichkeit gerade am Anfang der Psychose entspringen. Die Kranken scheuten ganz bewußt den Kontakt mit der Wirklichkeit, weil ihre Affekte zu stark seien und sie alles vermieden, was ihnen Emotionen machen könne.

Die weiteren Bemühungen in der deutschen Psychiatrie haben sich in der Folgezeit vor allem darauf gerichtet, bestimmte Funktionen oder Eigenschaften aufzuzeigen, die selbst durch die Besonderheit ihrer Ausgestaltung, ihrer Stärke oder Schwäche, ihr Verhältnis zu anderen psychischen Funktionen oder Eigenschaftsgruppen bei der Entwicklung eines Autismus eine wesentliche Rolle spielen. Schon bei E. BLEULER[1] wird der Begriff des Autismus nicht streng für den psychotischen, krankhaften Autismus reserviert, sondern in einer Ausweitung und Verallgemeinerung dieses Begriffes auch Varianten nicht krankhaften Verhaltens, bei dem ein Überwiegen der Zuwendung zu einem Binnenleben gegenüber dem Kontakt mit anderen Menschen und deren Welt auffällt, einbegriffen. Diesen weiteren Gebrauch des Begriffes Autismus machen wir uns für die nachfolgende Darstellung zu eigen.

ERNST KRETSCHMER[2] findet die für die Ausbildung eines Autismus wesentlichen Eigenschaften im Bereiche des Temperamentes. Er ordnet die schizoiden Temperamente zwischen den Polen reizbar und stumpf ein, fand aber, daß „die meisten Schizoiden nicht entweder überempfindlich oder kühl, sondern daß sie überempfindlich und kühl zugleich" seien. Dieses individuell jeweils ganz verschiedene Mischungsverhältnis verschiedener Temperamentsqualitäten nannte er die psychästhetische Proportion. Der Autismus als „schizoides Temperamentsymptom" kann sich sehr unterschiedlich je nach der psychästhetischen Proportion des einzelnen Schizoiden darstellen. KRETSCHMER unterscheidet z. B. den hyperästhetischen Hölderlin-Typ, bei dem der Autismus ein „schmerzhaftes Sich-in-sich-selbst-Zusammenkrampfen" sei; während im Inneren ein „tatenarmes und gedankenvolles (HÖLDERLIN) Traumleben" sich ausbilde. Der Autismus der vorwiegend anästhetischen Schizoiden sei dagegen eine einfache Gemütlosigkeit, ein Mangel an affektiver Resonanz auf die Umwelt, die für das Gefühlsleben des Autisten kein Interesse und für deren berechtigtes Interesse eher kein Gefühl habe. Er ziehe sich in sich selbst zurück, weil er keinen Grund habe, etwas anderes zu tun, weil ihm das, was um ihn her sei, nichts zu bieten habe. Bei den meisten Schizoiden und Schizophrenen ist aber nach der Ansicht KRETSCHMERS der Autismus aus beiden Temperamentsanteilen in den verschiedensten Proportionen gemischt, ist „Krampf und Lähmung in einem Bild".

BINDER denkt wohl an Bilder, die dem anästhetischen Autismus im Sinne KRETSCHMERS entsprechen, wenn er folgende Eigenarten hervorhebt: „Der frühere natürliche Kontakt mit der Umwelt hört auf bei dem Kranken, seine innere Zuwendung zu den Mitmenschen erlischt mehr und mehr, sein Interesse an der Umgebung, sein inneres Gerichtetsein auf sie schwindet. Infolgedessen muß die Hinwendung auf sich selbst das Übergewicht bekommen." Diese Form des schizoiden Autismus unterscheidet BINDER[3] als Vorstufe späterer Prozeß-Schizophrenien von anderen „autistischen Haltungen", wie der des spezialisierten Gelehrten, des dysharmonischen Psychopathen oder der ersten Pubertätszeit. Bei den letzteren sieht er noch eine Wandlungs- und Modulationsfähigkeit, ein erhaltenes Zuwendungsbedürfnis und ein Leiden unter dessen ungenügender Befriedigung, während im schizoiden Autismus sich „letzte biologische Tatbestände", und zwar eine krankhafte Störung des „Selbsthingabetriebes",

[1] E. BLEULER: Das autistisch-undisziplinierte Denken in der Medizin und seine Überwindung. Berlin: Springer 1919.

[2] E. KRETSCHMER: Körperbau und Charakter. 16. Aufl. Berlin: 1942. S. 165.

[3] H. BINDER: Zum Problem des schizoiden Autismus. Z. Neur. **125**, 655 (1930).

auswirkten. Der Autismus wird in diesem Falle als etwas „rein Negatives“ verstanden, nämlich als „ein Schwinden der natürlichen Zuwendung des Individuums zur Umwelt“. Durch diese Störung, diesen Kraftverlust des Selbsthingabetriebes, findet eine Akzentverschiebung von der Selbsthingabe zu der triebhaft noch erhaltenen Selbstbeharrung statt. Als deren Folge stellt sich eine Energieschwächung und „Verödung“ jener charakterlichen Überbauten ein, die normalerweise vom Gemeinschaftstrieb immer neu mit vitaler Energie gespeist werden. Ähnlich biologisch fundiert sieht auch KAHN[1] die Störung der Umwelteinstellung und ein Überwiegen der Ich-Einstellung.

GRUHLE[2] handelt den Autismus unter den Ich-Störungen ab. Die Änderung der Stimmung, die verminderte Fähigkeit mitzuschwingen, sich einzufühlen, das Unbeteiligtsein der Kranken führt nach seiner Ansicht zu einem Bewußtsein, von der Umwelt abgesondert zu sein, das oft in „ein großes Einsamkeitsgefühl“ ausklingt. In dieser schizophrenen Grundstimmung sieht GRUHLE zwei Komponenten wirksam: einmal die veränderte Stimmung im engeren Sinne, das Zuständliche, und zum anderen eine Störung des Gefühls, wozu er z. B. die Unfähigkeit, sich in emotionalen Akten auf bestimmte Gehalte einzustellen, sich in anderes Seelenleben einzufühlen, rechnet. Die Beziehung zur Ich-Störung wird darin gesehen, daß alle Gefühlsakte Akte des Ich, deren Störung daher Störungen des Ich im Sinne einer Beeinträchtigung seiner wesentlichen Möglichkeiten sind. Das Einsamkeitsgefühl, die erlebte Stimmungsänderung ist nach GRUHLE hingegen etwas Sekundäres, ein erstes „personales Bewußtwerden der Ich-Störung“, ihr subjektives Spiegelbild. Gefühlslähmung und Stimmungsänderung führen nach GRUHLE zu einem „erzwungenen Autismus“, machen eine Zuwendung zum Mitmenschen unmöglich. Der Kranke ist dadurch auf sich selbst angewiesen. Sein autistisches Verhalten ist der schizophrenen Grundstimmung angepaßt, so unangepaßt es auch der Umwelt erscheint. GRUHLE wendet sich damit gegen die Zwecktheorien des Autismus, denen zufolge sich der Kranke „zurückzieht, um sich an der Gesellschaft zu rächen, oder um seinen Gedanken, seiner Wahnwelt leben zu können, um Wahnkonflikten aus dem Wege zu gehen oder um Energie zu sparen“. Der Autismus hat in dieser Auffassung überhaupt keinen rationalen Zweck, sondern nur „einen Beweggrund, ein Motiv“, nämlich die schizophrene Grundstimmung.[3]

Die vorstehend referierten Untersuchungen weisen, insofern in ihnen die Entstehung eines Autismus erklärt wird, zurück auf besondere Ausprägungen, Störungen oder Abänderungen von Eigenschaften und Funktionen der „Seele“. Der Begriff der Seele, der diesen Anschauungen zugrunde liegt, kann im Sinne HUSSERLs als ein naturwissenschaftlicher bezeichnet werden. Der hier gebrauchte Seelenbegriff ist zu verstehen als konstitutive Schicht des beseelten Leibes, des „Naturobjektes Leib“ (HUSSERL). HUSSERL hat in seinen Analysen gezeigt, daß unter einer theoretischen naturwissenschaftlichen Einstellung die Konstitution der „Natur“ am isolierten, physikalischen Objekt beginnt. Nach diesem isolierten physikalischen Objekt werden unter Leitung dieser Einstellung andere Objekte Gegenstände der Erfahrung, die

[1] E. KAHN: Hdb. d. Geisteskrankheiten. Hrsg. v. O. Bumke. Bd. V. Teil 1. Berlin: 1928.
[2] H. W. GRUHLE: Psychologie der Schizophrenie. S. 87 ff. Monogr. Neur. H. 55. Berlin: 1929.
[3] H. W. GRUHLE: a. a. O. S. 151/52.

sich durch besondere, den physikalischen Objekten nicht eigene Eigenschaften auszeichnen, wie Reizbarkeit und Empfindung. Durch diese ästhesiologischen Eigenschaften unterscheidet sich das animalische Objekt von dem physikalischen. Diese Unterscheidung vollzieht sich in der unmittelbaren anschaulichen äußeren Erfahrung. Aus der Reihe der animalischen Objekte heben sich in der Erfahrung andere heraus, die durch innere Wahrnehmung und Einfühlung als „beseelte Leiber" sich von den animalischen Objekten unterscheiden lassen. Mit HUSSERLS Worten: „Ich sehe einen Leib, der physische und ästhesiologische Beschaffenheiten in einem hat. Desgleichen ist der Leib auch erfahren als Leib einer Seele, und das Wort Seele besagt wiederum eine und zwar eine noch höhere Beschaffenheitsschicht, realiter eins mit dem Leibe [1]." Aus diesem naturwissenschaftlichen Modell des „beseelten Leibes" ergeben sich gewisse Konsequenzen. Dieser beseelte Leib ist notwendig isoliert, steht aber in einem Reizreaktionsaustausch mit der Umwelt. Die Seele wird mit dem Leibe verbunden, von ihm abhängig und lokalisatorisch notwendig in irgend einer Weise in ihm gedacht. Die Begriffe außen und innen weisen damit, seien sie nun auf den Leib oder die Seele bezogen, stets auf ein Außerhalb des Leibes oder Innerhalb des Leibes hin. Versuchen wir nun, uns am Modell dieses naturwissenschaftlich erfaßten beseelten Leibes die in den oben referierten Untersuchungen angenommenen, zum Autismus führenden „Störungen" zu vergegenwärtigen, so können wir solche der Reizaufnahme (Anästhesie), der Reizverarbeitung (Hyperästhesie, assoziative Denkstörung) und der Reizbeantwortung (Fehlen einer Einstellung zur Umwelt, der triebhaften Zuwendung zur Umwelt, der emotionalen Zuwendung zu Umweltobjekten) unterscheiden. Diese Störungen der Reizaufnahme, Reizverarbeitung und Reizbeantwortung führen zu einer Erschwerung oder gar einem völligen Erlöschen der Beziehungen zwischen innen und außen und der Ausbildung einer rein im „Inneren" sich abspielenden seelischen Bewegung. Geht man von diesem Modell aus, so würde sich als Konsequenz ergeben, daß ein ganz autistischer Mensch, wie MINKOWSKI es einmal ausgedrückt hat, ständig mit geschlossenen Augen und zugestopften Ohren in einer Ecke liegen müßte. Tatsächlich sind aber autistische Kinder oder Erwachsene vielfach durchaus aktiv. Sie sind sichtbar beschäftigt, schreiben, zeichnen, bauen mit Bausteinen, stellen Berechnungen auf, entwerfen Pläne, unternehmen Spaziergänge und ähnliches mehr. Von dem erwähnten naturwissenschaftlichen Denkmodell ausgehend müßte man solche Aktivität damit erklären, daß eben doch noch ein gewisser Reizreaktionsaustausch mit der Außenwelt bestehe. Für den klinischen Beobachter wirkt aber diese Aktivität, die wir z. B. bei autistischen Kindern sehen, durchaus „autistisch", sie ist indessen nicht „innen". Die Schwierigkeit, in die man mit diesem Denkmodell bei der Bearbeitung unseres Problems gerät, hat schon MINKOWSKI gesehen und in seiner Schizophrenienmonographie 1923 diskutiert. Gegenüber der seit BLEULER üblichen Annahme, autistisches Leben im Wachen entspreche dem Träumen im Schlaf, der Begriff des Autismus sei synonym mit dem der „Intériorisation" bzw. analog der Introversion im Sinne JUNGS bei Normalen, weist MINKOWSKI darauf hin, daß es sowohl intro- als auch extrovertierte, aktive und träumerische, hartnäckige und schwache Autisten gibt. Sie seien trotzdem autistisch zu nennen, weil sie alle in vergleichbarer Weise in ihrer Beziehung zur Umwelt „eingeengt" seien.

---

[1] E. HUSSERL: Ideen zu einer reinen Phänomenologie und phänomenologischen Philosophie. Band 2, S. 175.

Nicht nur in einer Haltung der Passivität und der Wendung nach „innen" sondern auch in einer solchen der Aktivität und Wendung nach „außen" könne sich demnach der Mensch als autistisch erweisen. Diese Annahme MINKOWSKIS setzt aber die Lösung von dem naturwissenschaftlichen Modell des „beseelten Leibes" voraus. MINKOWSKI vollzieht diesen Schritt scheinbar fließend, indem er vom „isolierten, beseelten Leibe" ausgeht, diesen aber handeln, nach außen greifen und sich mit der Welt intim verbinden läßt. In seiner Formulierung heißt es: „Er schneidet sich ein Stück der Welt heraus und verbindet es gleichsam intim mit seiner Person. Sobald er ein Ziel fixiert, wird er eins mit diesem ebenso wie mit allen äußeren Kräften, die er ins Werk setzt, um das Ziel zu erreichen. Damit ist die Demarkation zwischen Ich und Nicht-Ich nicht mehr die Oberfläche des Körpers, sondern sie ist nach außen getreten." Sie kann aber unbeschadet dieses Nach-Außen-Tretens dicht und rigide werden, zu einem autistischen Panzer. Dieser Übergang, den MINKOWSKI vollzogen hat, ist aber nicht als fließender möglich, sondern setzt eine radikale Einstellungsänderung voraus, die derjenigen entspricht, die HUSSERL als Übergang von der naturwissenschaftlichen zur geisteswissenschaftlichen Einstellung bezeichnet hat [1].

Dieser Einstellungswandel bedarf einer genaueren Erläuterung, die wir aber zunächst aufschieben wollen zugunsten abschließender Erörterungen über die Auswirkungen einer naturwissenschaftlich-theoretischen Einstellung auf die bisherige Bearbeitung des kindlichen Autismus. Sowohl KANNER als auch ASPERGER gehen von einem naturwissenschaftlichen Denkmodell aus. Bei beiden scheint mir bei der Frage nach dem Wesen des Autismus, der Schritt von der naturwissenschaftlich-theoretischen Einstellung zu einer geisteswissenschaftlichen im Sinne HUSSERLS oder anthropologischen, wie wir heute sagen würden, nicht radikal vollzogen zu sein. Wird dieser Schritt aber nicht radikal getan, so ergibt sich eine für die wissenschaftliche Klärung des Autismusproblems hinderliche Situation, die darin besteht, daß die Phänomene autistischen Lebens auf ein ihnen unangemessenes Bezugsgerüst hin geordnet werden. Es ist zwar berechtigt und notwendig, wie KANNER es tut, im Rahmen einer naturwissenschaftlich-biologischen Krankheitslehre die Phänomene autistischen Lebens zu Symptomen zu reduzieren und hinter diesen Symptomen „Grundstörungen", also Funktionsstörungen innerhalb des Naturobjektes Mensch zu suchen. Autismus wird dadurch definiert als klinisches Syndrom. Man muß aber auch sehen, daß sich einer solchen Betrachtungsweise das Wesen des Autismus als spezifische Abwandlung menschlichen Daseins verschließt. In der klinischen Beschreibung, die unter dem Leitbild eines solchen Syndroms erfolgt, werden sich die Beobachtungen um diese Grundstörungen herum gruppieren als mehr oder weniger direkte Ableitungen von diesen. Die notwendige Isolierung der einzelnen Symptome gegeneinander und die Reduktion des beobachteten Kranken auf ein Symptomschema wird durch eine intuitive empirische Deskription des Verhaltens ergänzt. Diese Deskription, so zutreffend sie auch sein mag, bleibt jedoch bezüglich ihres Aussagewertes über den Autismus theoretisch ungenutzt. Das gleiche Vorgehen ist bei ASPERGER zu beobachten. Auf der einen Seite steht die charakterologische Konzeption des autistisch durchorganisierten Charakters mit seiner dadurch bedingten eingeengten Beziehung zur Umwelt und auf der anderen Seite eine von intuitiver Schau geleitete sehr reichhaltige Deskription

[1] E. HUSSERL: Ideen ... 2. Band, S. 180. Als vorwissenschaftliche Einstellung nennt HUSSERL sie „naturalistische" und „personalistische".

typischen autistischen Verhaltens und Erlebens, die aber auf das Wesen autistischen Daseins hin nicht mehr befragt worden ist. Angesichts dieser Situation ist der Einwand FRIEDEMANNS naheliegend, daß für diese beschriebenen Kinder der Begriff „autistisch", so wie er von der Psychopathologie der Erwachsenen her üblicherweise verwendet werde, vielleicht gar nicht angebracht sei. Zwar sieht man, wie ZUTT[1] hervorhob, angesichts der ausgezeichneten klinischen Schilderungen ASPERGERS die beschriebenen Patienten plastisch vor sich und erinnert sich ähnlicher Fälle, aber das, was nun eigentlich autistisch bei ihnen ist, was ihre Daseinsentfaltung als eine autistische kennzeichnet, scheint doch nicht mit befriedigender Schärfe herausgearbeitet zu sein. Um diese Aufgabe wollen wir uns im folgenden bemühen.

IV. Phänomenologisch-anthropologische Voraussetzungen und Methode der Untersuchung

Zunächst wollen wir wieder an MINKOWSKIS Kritik der einseitigen Auffassung des Autismus als Hinwendung auf ein Binnenleben und an der Analogsetzung von innen und außen mit dem Innen und Außen des Körpers anknüpfen. Insbesondere ist für die Untersuchung des frühkindlichen Autismus wichtig, daß MINKOWSKI im konsequenten Durcharbeiten seiner Theorie der Störung des „contact vital avec la réalité" dem bis dahin vorwiegend beachteten Typ des „passiven, einem üppig wuchernden Phantasieleben zugewandten Autisten" einen aktiven, handelnden, relativ phantasiearmen Typus an die Seite stellt. Er spricht, jeweils an der Ausprägung des Phantasielebens messend, von einem „autisme riche" und einem „autisme pauvre". Dieser autisme pauvre, der eine in die Welt auf Ziele gerichtete und an Gegenständen sich betätigender Aktivität aufweist, wird trotz dieses „In-der-Welt-Seins" im Handeln als autistisch charakterisiert, weil dieses Handeln sich wie mit Scheuklappen versehen nur auf ein Ziel richtet, nicht rechts noch links blickt und offenbar eine Vielzahl von Beziehungen vermissen läßt, in denen ein solches Handeln normalerweise zu stehen pflegt.

Vergleicht man die Fälle „frühkindlichen Autismus" mit diesen Typen, dann ergibt sich, daß sich gerade vom Typ des autisme pauvre viel leichter ein Übergang zu dem Bild des frühkindlichen Autismus finden läßt als vom Typ des autisme riche. Einer der wesentlichsten Unterschiede zwischen den autistischen Kindern und den autistischen Erwachsenen im Sinne BLEULERS besteht gerade darin, daß wir bei den Kleinkindern kein autistisches Phantasieleben entdecken können, sondern uns vielmehr einer Einstellung und Aktivität der Welt gegenüber sehen, die als autistisch im Sinne MINKOWSKIS imponiert. Wir haben zwar auch bei unseren Fällen die Entwicklung autistischer Phantasiewelten, insbesondere bei dem Fall Richard L., in sehr reichem Maße verfolgen können. Eine solche Entwicklung gehört aber, soweit wir das Material heute übersehen, zu den Seltenheiten, zumindest wenn man streng von den diagnostischen Kriterien KANNERS ausgeht. Weiterhin sind solche Phantasiewelten auch bei Richard L. nicht vor dem 6. oder 7. Jahr zu erkennen. Abgesehen

[1] J. ZUTT, H. ASPERGER, A. FRIEDEMANN: Deutsche Vereinigung für Jugendpsychiatrie 5. Tagung. 29.—30. Juli 1958, Marburg. Ref. Zbl. Neur. u. Psychiatr. **148**, 15, 1958.

von der fehlenden Möglichkeit einer Beobachtung, eines Zuganges zu den „innerseelischen Phänomenen“ beim Kleinkinde, muß nach unseren heutigen kinderpsychologischen Kenntnissen — es sei insbesondere auf die Arbeiten von PIAGET verwiesen — angenommen werden, daß sich beim Kinde erst nach dem 5. oder 6. Jahr ein solcher „innerseelischer Bereich“ entfaltet, der gegenüber der „Außenwelt“ abgegrenzt und mit ihm eigentümlichem Leben und Gehalten erfüllt wird[1].

Zur Erläuterung seiner Auffassung des autisme pauvre gibt MINKOWSKI foldendes Beispiel: Ein Kranker schlägt einen Nagel in die Wand und fährt mit dieser Tätigkeit fort, obwohl die Wand bereits ernsthafte Beschädigungen aufweist und durch die Fortsetzung des Nageleinschlagens mehr schlecht als gut gemacht wird. Er unterbricht auch seine Tätigkeit nicht, als sein Sohn im Nebenzimmer wegen eines Unfalles um Hilfe ruft. Das erinnert an unseren Fall Richard L., der in seiner Klasse sitzend unbeirrt eine Zeichnung fortsetzt, obwohl andere Knaben um ihn herum toben, ihn hänseln, ihn an den Haaren und der Kleidung ziehen. Diese autistischen Menschen sind, wie wir oben sagten, in einer Handlung begriffen, auf ein Ziel gerichtet, bei den Dingen, an denen sie tätig sind und bleiben, trotzdem oder vielleicht, weil sie es ausschließlich sind, unberührt, unangesprochen und unergriffen von vielem, was andere Menschen in der gleichen Situation berühren, ergreifen und ansprechen würde. Wollen wir dem Phänomen des Autismus verstehend näher kommen, dann geht es offenbar um diese Unberührbarkeit und Unansprechbarkeit, um diese Verschlossenheit, der sich ein Beobachter dieser Menschen gegenüber sieht. In diesem Sinne hat L. BINSWANGER[2] die wesentlichen, dem Autismus zugeordneten Phänomene als „Tatsachen der Verständigung und Kommunikation“ bezeichnet. In Sprachbildern wie „Abgrund“, „Kluft“ oder „Glaswand“ hat man immer wieder diesen Eindruck der Unberührbarkeit ausgedrückt. Man sprach von einer „anderen Welt“, oder einer „anderen Wirklichkeit“ (E. BLEULER), in der der Kranke lebe. All diesen Bildern ist gemeinsam, daß in ihnen auf eine Grenze, auf etwas Trennendes hingewiesen wird und eine in der Begegnung mit dem Kranken erwartete Gemeinsamkeit ausbleibt. Nachdem sich die Begriffe von Innen und Außen als unbrauchbar zur Bestimmung dieser „anderen Welt“, in der der autistische Mensch zu leben scheint, erwiesen haben, müssen wir neue Wege suchen, dieser Frage nach der „anderen Welt“ und dem Phänomen der „Kluft“ oder „Glaswand“ näherzukommen.

Wenn wir ein autistisches Kind in seinen Beschäftigungen beobachten, und einmal von der ärgerlichen Beunruhigung absehen, die die nicht gelingen wollende Kommunikation in uns hervorgerufen hat, dann müssen wir zugestehen, daß mancherlei an diesem so befremdenden Kinde durchaus mit uns vergleichbar ist. Das Kind geht oder ruht auf dem gleichen Boden wie wir, atmet die gleiche Luft, nimmt die gleiche Nahrung zu sich und hat sich insgesamt biologisch dem gleichen Lebensraum angepaßt, in dem auch wir uns als Lebewesen aufhalten. Es unterliegt dem gleichen Rhythmus von Tag und Nacht, Schlafen und Wachen, dem Jahreswechsel, es entwickelt sich, wächst und altert. Im Sinne ZUTTS können wir sagen, das autistische

[1] In meiner Arbeit über „Phantasiegefährten bei einem hirngeschädigten Kinde“, Nervenarzt **29**, 201 (1958) habe ich einige Ausführungen zu diesem Thema gemacht. In diesem Rahmen, in dem es uns vor allem auf die frühkindliche Form des Autismus ankommt, kann auf das für die Psychopathologie des Kindesalters zweifellos besonders wichtige Gebiet nicht näher eingegangen werden.

[2] L. BINSWANGER: Schizophrenie. Pfullingen: Neske 1957.

Kind ist wie wir „tragender, welthafter Leib"[1]. Die Struktur dieser Welt können wir mit HUSSERL als „Lebenswelt" kennzeichnen. Die „Glaswand", der Eindruck der „anderen Welt" des autistischen Kindes taucht bei dem Beobachter dann auf, wenn er sich bemüht, dem Kinde als einem menschlichen Partner zu *begegnen* und dabei betroffen wird durch das Ausbleiben von Antworten, von Möglichkeiten des Begegnens beim Kinde. Wie wir dem autistischen Kind bei einem solchen Begegnungsversuch erscheinen, ob es für dieses ebenfalls so etwas Ähnliches wie den Eindruck einer „Glaswand" gibt, damit wollen wir uns später beschäftigen.

Nehmen wir diesen Begriff „Begegnen" in einem weiten Sinne seiner Bedeutung, in dem er alle Weisen zwischenmenschlicher Beziehung umfaßt, wie sie z. B. L. BINSWANGER[2] von der Liebe und Freundschaft bis hin zum sachlichen Umgang mit den anderen dargestellt hat, so haben wir damit den Bereich gekennzeichnet, innerhalb dessen uns das autistische Kind als fremd erscheint.

Versuchen wir nun in erster Annäherung zu einem Verständnis dieses Fremdseins vorzudringen. Dazu kann es dienlich sein, sich Situationen vorzustellen, in denen man sich selbst fremd in einer Gemeinschaft anderer Menschen empfand. Denken wir an Menschen anderer Nationalität, deren Sprache wir nicht verstehen, deren Gestik und Mimik uns in Art und Ausprägung nicht unmittelbar durchschaubar sind, deren Einstellungen, Gesinnungen und Gewohnheiten, deren Vorbilder uns nicht geläufig sondern unbekannt sind. Unter solchen Menschen verstoßen wir leicht, ohne es zu wollen, gegen gute Sitten, rufen Lächeln oder Ablehnung hervor ohne deren Grund zu verstehen. Wir fühlen uns als Fremde, weil wir nicht teilhaben können an einer für alle Zugehörigen vertrauten, gemeinsamen Welt von Sitten, Gewohnheiten, Gesinnungen, Haltungen und Ausdrucksformen. Durch diese fehlende Teilhabe werden wir notwendig ausgeschlossen und erleben eine der Überbrückung bedürftige Kluft zwischen uns und den anderen. Unser Verhalten den anderen gegenüber, unsere Ausdrucksformen, unsere Sprache, die nicht verstanden wird, sind unter Fremden nicht selbstverständliches Verhalten, allen verständliche gemeinsame Sprache, gemeinsame Ausdrucksweise sondern private, unverständliche Äußerungsformen. Zwar findet jeder Reisende in fremden Ländern Mittel und Wege, sich durch Rückgriff auf gleichsam urtümliche, in ihrem Sinn auch dem Fremden verständliche Gesten und Laute mit den anderen in Beziehung zu setzen, in einer viel innigeren Weise, als es gegenüber dem autistischen Menschen gleicher Sprache gelingt. Wir können gleichwohl von diesem Modell ableiten, daß es in der Begegnung um das Gewinnen von Einverständnis über zunächst private, nur vom einzelnen erschlossene Gehalte geht.

Es wird z. B. Einverständnis darüber hergestellt, wie Gegenstände beschaffen sind oder wozu sie dienen. Man verständigt sich vermittels einer Sprache, die zur gemeinsamen Sprache wird und eine „gemeinsame Welt" erschließt. In dem Maße, in dem der Fremde in die Sprache des Landes, in dem er sich aufhält, eindringt und sich ihrer bedient, werden seine Worte nicht mehr private Laute sein, sondern einen für alle gemeinsamen Sinn ausdrücken.

---

[1] J. ZUTT: Über den tragenden Leib. Jahrbuch für Psychologie und Psychotherapie 6, 166 (1958).

[2] L. BINSWANGER: Grundformen und Erkenntnis menschlichen Daseins. II. Aufl. Zürich: 1953.

Es geht also, wie unser Beispiel zeigt, bei der Begegnung nicht nur um ein aktuelles dem anderen gegenüber In-Erscheinung-Treten, sondern mit diesem Begegnen konstituiert sich eine den Begegnenden gemeinsame Welt. Während es in der Psychopathologie des Erwachsenen, in der auch Aussagen des Kranken über sein aktuelles Erleben in der Begegnung möglicherweise zur Verfügung stehen, fruchtbar ist, an diesem selbst anzusetzen, fehlen uns solche Aussagen bei autistischen Kindern weitgehend. Um in die Struktur des Begegnens, in deren Besonderheit oder Ausbleiben einzudringen, müssen wir uns daher der Konstitution einer „Begegnungswelt" zuwenden.

Beim Durcharbeiten dieser Fragen haben wir die eingehendsten und in der Konsequenz ihrer Durchführung bestechendsten Antworten bei HUSSERL gefunden und darum dessen Darstellung der Konstitution der intersubjektiven Welt als Grundlage unserer weiteren Erörterungen übernommen.

Es können natürlich im folgenden nur die wesentlichsten Schritte aus HUSSERLS Darstellung angeführt werden. Eine geraffte Darstellung seines Gedankenganges findet sich in den fünf Vorträgen der Cartesianischen Meditationen, eine ausführlichere Ausarbeitung im 2. Band der Ideen zu einer reinen Phänomenologie und phänomenologischen Philosophie. Der Weg zur Konstitution einer intersubjektiven Welt beginnt nicht mit der Erfahrung eines isolierten physikalischen Dinges. Ein solches gibt es nur in der Ordnung einer in naturwissenschaftlich-theoretischer Einstellung gesetzten Welt. In dieser ist ein solches „Ding" „subjektive" Erscheinung eines Dinges „an sich". Diese Erscheinung wird auf das hin befragt, was sie über diese theoretisch gesetzte Welt „an sich" auszusagen vermag. Über eine solche Einstellung führt kein Weg zum anderen Menschen als Mitmenschen. Dieser muß vielmehr ansetzen bei „der Welt für mich", auf die das Subjekt immer schon bezogen und von der es untrennbar ist [1].

In einer solchen Welt „für mich" sind die Dinge „nicht die an sich seienden Dinge der Natur — der exakten Naturwissenschaften mit den Bestimmtheiten, die sie als allein objektiv gelten läßt — sondern erfahrene, gedachte oder sonstwie setzend gemeinte Dinge als solche, intentionale Gegenständlichkeiten des personalen Bewußtseins". Ihre Beziehung zum intentionalen Subjekt ist keine kausale Reiz-Reaktionsbeziehung, sondern eine Motivationsbeziehung. Das Subjekt ist „tätiges und leidendes Ich" [2], das sich in der Welt den erfahrenen „Tendenzen" der Dinge hingibt, bzw. tätiggestaltend oder wertend auf sie wirkt. In dieser Einstellung, die HUSSERL als umfassende, von der Einheit Ich-Welt ausgehende eine „komprehensive" nennt, findet das Subjekt aber nicht nur Dinge „für mich" vor, sondern auch andere Subjekte.

„Es sieht Personen, die sich in ihrer Umwelt betätigen, durch ihre Gegenstände bestimmt und immer von neuem bestimmbar. In dieser Einstellung fällt es ihm gar nicht ein, den Geist dem Leibe ‚einzulegen', d. i. ihn als etwas am Leibe, als in ihm Fundiertes, mit dem Leibe zu einer Realität Gehöriges zu betrachten, also die betreffende reale Apperzeption (die naturale) zu vollziehen. Tun wir das, dann ist der Mensch selbst gesetzt als eine Sache. Da kommt der Geist als Person, gleichgeordnet unserer Person, wie sie Glied eines Personenverbandes ist, nicht zu seinem Rechte. Da fungiert er nur als seelisches Sein im Sinne der

[1] E. HUSSERL: Ideen ... Band 2, S. 186.

[2] E. HUSSERL: a. a. O. S. 190.

Naturbetrachtung, als kausal Abhängiges vom Leibe, dem er aufgepfropft erscheint."[1] In der komprehensiven Erfahrung vom Dasein des anderen hingegen, verstehen wir ihn ohne weiteres als personales Subjekt und dabei auf Objektivitäten bezogen, auf die wir auch bezogen sind: „Auf Erde und Himmel, auf Feld und Wald, auf das Zimmer, in dem wir gemeinsam weilen... Wir sind in Beziehung auf eine gemeinsame Umwelt — wir sind in einem personalen Verband: das gehört zusammen. Wir könnten für andere nicht Personen sein, wenn uns nicht in einer Gemeinsamkeit, einer intentionalen Verbundenheit unseres Lebens eine gemeinsame Umwelt gegenüber stünde; korrelativ gesprochen: eins konstituiert sich wesensmäßig mit dem anderen. Jedes Ich kann für sich und andere erst zur Person im normalen Sinn, zur Person im personalen Verband werden, wenn Komprehension die Beziehung auf eine gemeinsame Umwelt herstellt..." „Personen fassen sich nicht nur komprehensiv auf in der allerdings ersten und grundlegenden Weise, daß der eine die zu seiner Umwelt gehörige Leiblichkeit des anderen und deren geistigen Sinn als Leib versteht, hierbei Mienenspiel, Gesten, gesprochene Worte als Kundgebung persönlichen Lebens deutend, sondern auch so, daß sie ‚einander bestimmen', gemeinsam und nicht nur einzeln, also personal verbunden tätig sind."

Während erfahrene Dinge das Subjekt der Erfahrung zu einem Verhalten motivieren, kann die Beziehung von Person zu Person darüber hinaus eine solche des wechselweisen Richtens aufeinander sein und zu einem positiven oder negativen „Einverständnis" führen. In diesen Akten des Sich-aufeinander-Richtens, des Wechselverständnisses konstituiert sich eine Welt, die wir mit HUSSERL als kommunikative oder als „gemeinsame Welt" bezeichnen wollen.

Von dieser gemeinsamen Welt hebt HUSSERL nun eine „egoistische Welt" ab, die das umfaßt, was wir einleitend als privaten Bereich bezeichnet haben und was wir im folgenden „Eigenwelt" nennen wollen. Eigenwelt wäre diejenige konstituierte Welt, über die deren Subjekt zu keinen Beziehungen des Einverständnisses mit anderen Subjekten gelangt ist. Jedes Subjekt hat innerhalb der gemeinsamen noch eine Eigenwelt „sofern es von allen Einverständnisbeziehungen und den darin gründenden Apperzeptionen abstrahieren, oder vielmehr diese abgesondert denken kann". Anders formuliert würde das bedeuten, daß jeder Mensch einen Weltbereich konstituiert hat, über den Verständigung mit anderen nicht hergestellt worden ist, vielleicht nicht hergestellt werden kann oder soll. In diesem Sinne besteht also eine „einseitige Ablösbarkeit" der Eigenwelt in Beziehung auf die gemeinsame Welt und macht die Eigenwelt einen Wesenskern der gemeinsamen Welt aus. Es bedarf für den darüber Reflektierenden erst der abstrahierenden Prozesse, wenn Eigenwelt zur Abhebung gebracht werden soll. Das Bedenken dieser Eigenwelt macht deutlich, daß es stets eine solche Sphäre des Einzelsubjektes geben muß, „die in ursprünglicher Weise *bloß die seine* ist, die also *keinem anderen originär gegeben* sein kann. In der kommunikativen Gemeinschaft sieht jeder, was ich sehe, hört jeder, was ich höre, oder kann dasselbe sehen und hören. Wir erfahren dieselben Dinge und Vorgänge, wir erfahren die uns gegenüberstehenden Tiere und Menschen, sehen ihnen dasselbe Innenleben an..." Und doch hat jeder seine ihm ausschließlich eigenen Erscheinungen, jeder die ihm ausschließlich eigenen Erlebnisse. Diese erfährt nur er in ihrer leibhaftigen Selbstheit, ganz originär. Die Einfühlung in den anderen verweist zwar auf ein „originäres Leib-Geist-Bewußtsein", dessen Gehalte ich selbst aber nicht originär vollziehen kann. Originär, präsent habe ich nur die Erscheinung des anderen, die Gehalte seiner Eigenwelt werden mir durch diese Erscheinung, durch das Begegnen

[1] E. HUSSERL: a. a. O. S. 190.

mit dem anderen, durch Einverständnis mit ihm vermittelt, dadurch aber nicht präsent, sondern „appräsent“ [1]. Die Beziehungen zwischen Eigenwelt und gemeinsamer Welt sind nun derart, daß mit den anderen, mit denen ich da bin und mit denen ich auf eine Welt bezogen bin durch Verständigung über diese Welt in der Begegnung eine fortwährende Bereicherung und Differenzierung der gemeinsamen Welt stattfindet. Diese Verständigung basiert auf den originären Erfahrungen, die, sofern sie nicht durch Verständigung kundgetan werden, konkret eigenweltlich bleiben und, sofern Verständigung über sie stattfindet, doch noch einen abstrahierbaren Anteil eigenweltlicher Originalität bewahren. Es ergibt sich aus diesen Darlegungen, daß Eigenwelt und gemeinsame Welt nicht ohne einander, sondern nur in unlösbarer Korrelation zueinander gedacht werden können. Theoretisch ließe sich in jedem Zeitpunkt der Lebensgeschichte eines Individuums ein bestimmtes Verhältnis beider zueinander aufzeigen, das fortschreitend fließenden Veränderungen unterworfen ist. Diese kommen dadurch zustande, daß Erfahrungen anderer nachvollzogen, damit die Teilnahme an der gemeinsamen Welt ausgeweitet, zugleich aber die originäre Erfahrung bereichert wird oder andererseits Selbst-Erfahrenes zur Sprache gebracht und in den Konstitutionsbereich „gemeinsame Welt“ überführt wird.

Unsere bisherigen Überlegungen haben sich auf die bereits vorliegende Abgrenzung von Eigenwelt und gemeinsamer Welt beim erwachsenen Menschen gerichtet. Da unsere Untersuchungen indessen schon beim Kleinstkinde, ja Säugling ansetzen müssen, stellt sich die Frage nach der Genese von Eigenwelt und gemeinsamer Welt. Zu deren Beantwortung ist eine ontologische Vorentscheidung erforderlich, die übrigens dem Wege, den wir HUSSERL folgend bisher eingeschlagen haben, ebenfalls schon zugrunde liegt. Vor allen wissenschaftlichen Fragen muß diejenige nach dem Ursprung des „Wissens um Gemeinschaft und Du-Existenz überhaupt“ (SCHELER [2]) beantwortet werden. Mit SCHELER gehen wir davon aus, daß ein solches Wissen keimhaft vorgegeben sein muß, daß „Dasein immer schon Mitsein“ (HEIDEGGER) ist und sich erst auf Grund dieser Annahme die Frage nach den konkreten Voraussetzungen und Möglichkeiten, mit anderen Menschen eine gemeinsame Welt zu konstituieren, sinnvoll stellen lassen.

Gehen wir also davon aus, daß In-der-Welt-Sein immer schon Mitsein ist, so ergibt sich daraus, daß jedes Wahrnehmen anderen Daseins in der konkreten Begegnung nur als Erfüllung einer schon vorweggegebenen Möglichkeit verstanden werden kann. Unsere eigene Frage, die wir gegenüber der ontologischen Voraussetzung als eine empirisch-psychologische bezeichnen können, setzt demnach nicht an einem als Tabula rasa aufgefaßten Lebewesen an, sondern an einer Form menschlichen Daseins, der alle menschlichen Möglichkeiten, sei es auch in einer dem wissenschaftlich forschenden Blick zunächst unerkennbaren Weise, vorgegeben sind. Von dieser Vorgegebenheit ausgehend läßt sich aber die Frage untersuchen, in welcher Weise sich die Zuordnung des Erlebten zu den Bereichen der gemeinsamen Welt oder der Eigenwelt im Laufe der kindlichen Entwicklung gestaltet. Nehmen wir zur Verdeutlichung ein Beispiel SCHELERS: Er geht von den Erfahrungen eines Erwachsenen aus, der sein eigenes Denken untersuchend zunächst von dessen materieller Grundlage,

---

[1] E. HUSSERL: Ideen ... Bd. II, S. 162.

[2] MAX SCHELER: Wesen und Formen der Sympathie. 5. Aufl. Frankfurt/M.: 1948. S. 252 ff.

der Tätigkeit des Gehirnes absieht und rein phänomenologisch danach fragt, auf wen dieses erlebte Denken jeweils verweist, als wessen Gedanken z. B. die jeweils auftauchenden erscheinen. Dabei ergibt sich ihm durchaus, daß Gedanken sowohl als eigene als auch als fremde und solche, die keinerlei Zuordnung erkennen lassen, sondern einfach als daseiende Gedanken sich darstellen, gegeben sein können. SCHELER schließt von dieser Beobachtung auf das Überpersönliche des Geistes. Für uns ist dieses Beispiel aber von Interesse, weil es die drei Möglichkeiten der Gegebenheit alles Festgestellten und Erscheinenden aufzeigt, auf die hin kindliches Erleben sich entfalten muß. Da sich, wie wir noch zeigen werden, die kindliche Entwicklung in dieser Art als eine fortschreitend klarer werdende Scheidung von Eigenwelt und gemeinsamer Welt verstehen läßt, können wir als Grenzbegriff gleichsam eine zunächst völlige Ungeschiedenheit beider Bereiche beim Neugeborenen ansetzen. In dieser Ungeschiedenheit ist Welt einfach da, ist wirkend gegeben, ohne daß das Gegebene jeweils bestimmt werden könnte in der Richtung des Für-Mich oder Für-Andere-Da in irgendeiner der möglichen Sinnbestimmungen dieses „Für". Welt ist in diesem Stadium gleichsam vorpersönlich gegeben. Die Beziehung zu ihr entspricht dem, was STRAUS als Empfinden beschrieben hat. „Diese Stufe von Gegebenheit" ist es aber, die den gemeinsamen Ausgangspunkt bildet für die Entfaltung der allmählichen, immer bestimmteren Zuteilung des Erlebnismaterials an uns selbst oder an andere, für die immer bestimmtere Requirierung des „Eigenen" und die Zurückstoßung des Fremden[1].

Auch in der Entwicklungspsychologie, z. B. bei W. STERN oder H. WERNER ist von einer „Unausgeprägtheit des Gegensatzes von Ich und Nicht-Ich" beim Säugling die Rede. H. WERNER stellt fest, daß zu Beginn der Entwicklung die Dingkategorie ebensowenig sachlich voll bestimmt sei, wie die Ich- und Du-Kategorie. Dadurch ergebe sich eine „gegenüber der Du- und Sachwelt wenig abgegrenzte kindliche Ich-Person"[2]. Mit dieser Bestimmung wird ohne Zweifel der gleiche Sachverhalt gemeint, um den es uns hier geht. Den dabei verwendeten Begriffen möchten wir uns indessen nicht anschließen, weil sich mit ihnen die naturwissenschaftlichen Abstraktionen, also isolierte, der Welt gegenübergestellte psychophysische Strukturen einschleichen würden, die wir in unserer anthropologisch-phänomenologischen Untersuchung gerade vermeiden müssen. Wir dürfen im Fortgang unserer Untersuchung die Schwierigkeit nicht scheuen, die ursprünglich „komprehensiv" erfaßte Einheit Kind-Welt intakt zu lassen und innerhalb dieser Einheit die Entfaltung von eigenweltlichen und gemeinsamweltlichen Bereichen phänomenologisch-deskriptiv zu verfolgen. Es wird sich zwar die Notwendigkeit ergeben, aus Gründen einer klaren Darstellung gleichzeitig Geschehendes nacheinander und dadurch getrennt zu beschreiben. Die Einheit, innerhalb derer sich diese Scheidungen vollziehen, muß aber trotzdem immer im Auge behalten werden.

Mit diesen Vorbemerkungen sind die Voraussetzungen dargestellt, von denen die Untersuchungen ausgehen sollen, und es ist auch in groben Umrissen der Rahmen abgesteckt, innerhalb dessen eine Ordnung der Befunde vorgenommen wird. Wir sind uns dabei bewußt, daß mehr als eine erste orientierende Zuordnung nicht er-

---

[1] MAX SCHELER: a. a. O. S. 265.

[2] H. WERNER: Entwicklungspsychologie. 3. Aufl. München: 1953. S. 332.

strebt werden kann. Es ist ein Ziel der hier vorgelegten Untersuchungen, Einzeluntersuchungen zu den im Überblick dargestellten Fragen anzuregen und die bisher vorliegenden Symptomensammlungen bzw. empirischen Beschreibungen durch das Aufzeigen anthropologischer Zusammenhänge zu vertiefen. Da zwar bisher ein umfangreiches entwicklungspsychologisches Untersuchungsmaterial vorliegt, aber kaum Ordnungen dieses Materials unter den uns leitenden Gesichtspunkten vorgenommen worden sind, haben wir, soweit es zum Verständnis unserer Darstellungen erforderlich war, Vergleichsskizzen der normalen Entwicklung den speziellen Untersuchungen der abweichenden Entwicklung bei den autistischen Kindern vorangestellt.

V. Das Bild des autistischen Kindes in der vorsprachlichen Entwicklungsstufe

Nach KANNER gehört es wesentlich zum Krankheitsbild des frühkindlichen Autismus, daß autistisches Verhalten schon in der zweiten Hälfte des ersten Lebensjahres beobachtet werden kann. Er beschrieb insbesondere eine mangelnde Zuwendung durch Blicke, ein fehlendes Entgegenkommen der Kinder beim Ankleiden oder Hochheben durch Entgegenstrecken der Arme und das Ausbleiben von Gesten, mit denen Kinder auf sich aufmerksam machen. Auch bei unseren Fällen finden sich ähnliche Beobachtungen:

Renate Sch.: Schon als Baby habe sie sich nicht richtig zugewandt. Wenn man ihr etwas habe zeigen wollen, habe sie nur einen flüchtigen Blick darauf geworfen und sich dann nicht mehr darum gekümmert. Beim Spazierenfahren im Kinderwagen habe sie nicht, wie später der jüngere Bruder, sich neugierig umgeblickt, sondern eher so getan, als ob sie nichts sehen wollte. Sie sei ganz genügsam gewesen, habe sich stundenlang mit kleinen Bändchen und Fäden, die an ihrem Bett befestigt waren, beschäftigt, ohne sich, wie die Eltern es später bei dem jüngeren Bruder erlebten, ständig fordernd den Eltern zuzuwenden.

Auch bei Fritz K. fiel den Eltern zunächst auf, wie genügsam und geduldig das Kind als Säugling in seinem Bettchen lag und mit den eigenen Fingern spielte. Früh bemerkten sie, daß das Kind zwar Zärtlichkeiten nicht ungern zu empfangen schien, sie aber niemals erwiderte und offenbar rasch genug davon hatte. Nach einigem Streicheln wandte es sich ab oder stieß die Mutter gar von sich weg. Als der Junge sprechen gelernt hatte, soll er bei einer solchen Gelegenheit einmal gesagt haben: „Er will Ruhe haben." Bei Spazierfahrten habe er sich kaum herumgedreht und umhergeblickt im Gegensatz zu seinen darin sehr lebhaften Geschwistern.

Klaus F. blickte im Kinderwagen nicht nach anderen Menschen, sondern beugte sich über den Rand und sah fasziniert auf die Räder oder auf die Räder von Autos, die vorbeifuhren.

Wenn wir auch vermuten dürfen, daß vielleicht eine sorgfältige vergleichende Beobachtung dieser Kinder schon im ersten Lebenshalbjahr Abweichungen des Ausdrucks und Verhaltens von der Norm ergeben hätte — VAN KREVELEN weist auf den eigenartig starren Blick schon des frühen Säuglings bei einem seiner Fälle hin — so müssen wir uns doch Gedanken darüber machen, warum bei einer großen Zahl autistischer Kinder gerade zu Beginn des 2. Lebenshalbjahres etwa diese Verhaltensauffälligkeiten in Erscheinung treten. Wir müssen allerdings einräumen, daß bei einer Reihe von Fällen in der Erinnerung der Eltern die ersten Auffälligkeiten des Verhaltens später, im 2. oder spätestens im 3. Lebensjahr bemerkt wurden. Es mag sich dabei um Beobachtungsmängel unerfahrener oder den Schwächen ihrer Kinder gegenüber blinder Eltern handeln, es mag sich darin aber auch eine evtl. differentialdiagnostisch bedeutsame Verlaufsabweichung zeigen. Das wollen wir zunächst dahingestellt sein lassen, zumal wir doch davon ausgehen dürfen, daß in der Mehrzahl der nach den Kannerschen Kriterien diagnostizierten Fälle, so wie KANNER es später auch gesehen hat, die Entwicklung sich von Anfang an ohne nachweisbare Krankheit im Laufe der ersten Lebensjahre, ohne erkennbaren Knick „vollzieht". Sieht man in den ersten Erscheinungen autistischen Verhaltens nicht Symptome einer in diesem Entwicklungszeitpunkt beginnenden, den Autismus produzierenden Krankheit, sondern das In-Erscheinung-Treten einer auch vorher schon latent vorliegenden fehlenden Entwicklungsmöglichkeit, so stellt sich die Frage ein, welcher Entwicklungsschritt oder welche verschiedenen Entwicklungschritte von den autistischen Kindern nicht vollzogen werden.

Bevor wir dieser Frage nähertreten, wollen wir jedoch noch einmal einen Blick auf die angeführten Beispiele werfen. Dabei fällt auf, daß nicht nur Mängel im Verhalten oder Ausdruck der Kinder festgestellt, sondern auch schlichte positive Beschreibungen der Art, wie sie sich verhalten haben, gegeben worden sind. Die festgestellten Mängel zielen auf unerfüllte Entwicklungserwartungen und Hoffnungen der Eltern hin, die ein richtiges Anblicken, eine lebhafte Zuwendung, aktive Zärtlichkeiten, aktives, lebhaftes, interessiertes Ergreifen und Betasten und Hantieren, vorsprachliches Schreien und Heischen vermissen. Diese so enttäuschend erfahrenen Kinder sind aber nicht reine Mängelwesen, sondern zeichnen sich z. B. durch eine besondere Genügsamkeit und Geduld aus, mit der sie in ihren Bettchen liegen, mit Fädchen, Bändern oder den eigenen Fingern herumspielen. Sie wenden zwar aktiv keine Zärtlichkeiten anderen zu, nehmen diese aber offenbar nicht ungern hin. Hat man den Blick erst einmal für diese „positiven Besonderheiten" der autistischen Kinder geschärft, so sieht man, daß sie außerordentlich gebunden sind an bestimmte familiäre Situationen, an die Betreuung durch einen bestimmten Menschen, an eine starr festgehaltene Tagesordnung, innerhalb derer auch Zärtlichkeiten, wie z. B. ein Einschlafritus mit Gute-Nacht-Kuß, eine bestimmte Morgenbegrüßung ihren Platz haben. Diese Kinder sind also nicht nur unselbständig und unfähig für sich selbst zu sorgen, sondern lassen durch ihr ganzes Verhalten erkennen, daß sie auf das Betreutwerden, das Angezogen-, Gefüttert- und Umsorgtwerden angewiesen und eingestellt sind. Das jederzeit gegenwärtige Sorgende ist in ihrem Verhalten in der gleichen Weise vorausgesetzt, wie im hungrigen Geschrei und in den oralen Suchbewegungen des Säuglings die Brust der Mutter. Heben wir dieses Angewiesensein auf Sorge und Betreuung und die dem Verhalten immanente Voraussetzung der ständigen Gegenwart des Sorgenden hervor und berücksichtigen gleichzeitig das Fehlen einer eigentlichen „personalen Beziehung" zu diesem Sorgenden, so läßt sich in Analogie zu tierischen Formen des Zusammenlebens diese Beziehung als eine „symbiotische" bezeichnen. Es kommt uns dabei vor allem auf die Lebenseinheit in inniger, wechselseitiger Abhängigkeit an. In diesem Sinne hat auch RENÉ SPITZ[1] die frühe Kindheit als Symbiose aufgefaßt im Vergleich und in Abhebung von einem „parasitären Verhältnis" des Feten zur Mutter.

---

[1] RENÉ SPITZ: Die Entstehung der ersten Objektbeziehungen. Stuttgart 1957. S. 13.

Auch über das erste Lebensjahr hinaus haben unsere Fälle alle etwas von dieser „symbiotischen Beziehung“, diesem Angewiesensein auf eine Pflegeperson und eine ganz bestimmte, begrenzte Lebenssituation beibehalten. Aber auch die Pflegepersonen, insbesondere die Mütter, haben eine dem Kinde durchaus entsprechende Sorgehaltung eingenommen, die vielfach so weit geht, daß das Kind unbedingt der Mittelpunkt ihres Lebens geworden ist, daß jeder Schritt des Kindes überwacht, jede seiner Regungen fast unbewußt registriert und mit entsprechenden Ermahnungen, Ermunterungen, Vorsichtsmaßnahmen oder Entschuldigungen gegenüber Anwesenden beantwortet wird. Entsprechend haben wir bei Trennungen von Mutter und Kind z. B. durch eine Klinikaufnahme vielfach neben den schweren Heimwehreaktionen autistische Kinder, die auch ASPERGER beschrieben hat, gerade bei den Müttern große Schwierigkeiten erlebt, diese Trennung durchzustehen. Mit einer sicher überzufälligen Häufigkeit haben sich die Mütter, aber auch die Väter autistischer Kinder gegen solche Trennungen hartnäckig gesträubt. Auffallend häufig ist an uns die Bitte herangetragen worden, die Mutter gleichzeitig mit dem Kinde in der Klinik aufzunehmen oder ihr eine Teilnahme an der Pflegearbeit auf der Station zu gestatten, um ihrem Kinde nahebleiben zu können. Ständige Besuche auch außerhalb der Besuchszeit, exakteste Erkundigungen nach allen Einzelheiten des Verhaltens des Kindes, ermahnende Hinweise auf kleine Pflegemängel und eine sehr ausgeprägte Furcht vor irgendwie eingreifenden ärztlichen Untersuchungen sind uns gerade bei den Eltern autistischer Kinder häufig begegnet. Es wird eben die ganze Lebenseinheit der Familie in enger und außerordentlich tiefgreifend prägender Weise in diese Symbiose mit dem autistischen Kinde hineingezogen. Diese Prägung insbesondere der Mütter durch das autistische Kind, ist, so scheint es uns bei Erörterung der pathogenetischen Bedeutung der Mutter-Kind-Beziehung in der amerikanischen Literatur, nicht genügend gewürdigt und die Beeinflussung des Kindes durch eine perfektionistische, kontaktschwache, echter mütterlicher Gefühle nicht fähige Mutter zu hoch bewertet worden. Fünf unserer Fälle haben Geschwister. Diese sind durchweg ganz unauffällig, und bei zwei Fällen führte das Erleben der normalen Entwicklung des jüngeren Kindes zu einer auffälligen Befreiung und inneren Umwandlung der Mutter, die auch in ihrem lebendigeren und wärmeren Ausdruck erkennbar wurde.

Mit dieser durch die ersten Betrachtungen des Materials gewonnenen Annahme einer symbiotischen Lebenseinheit des autistischen Kindes mit den das Kind betreuenden Menschen haben wir eine nicht nur negativ, sondern positiv gekennzeichnete Ausgangsbasis für die weitere Untersuchung des Autismus gewonnen. Wollen wir diese Ausgangsbasis der Symbiose noch weiter kennzeichnen, so können wir in Anknüpfung an unsere einleitenden theoretischen Vorbemerkungen über die Entfaltung von Eigen- und gemeinsamer Welt feststellen, daß symbiotisches Leben offenbar vor dieser Trennung liegt. Die Symbiose ist eine Verbundenheit, aus der sich die einzelnen Partner nicht in Freiheit lösen und zu der sie nicht in Freiheit wieder zurückkehren können. Sie ist nicht aus Lösung und neuer Bindung entstanden. Die Gemeinsamkeit ist nicht durch Verständigung konstituierte sondern vorgegebene und noch nicht überwundene Lebenseinheit. Die von den Eltern registrierten Auffälligkeiten der Kinder beziehen sich aber gerade auf das Ausbleiben erster Ansätze der Überwindung und Durchbrechung der symbiotischen Beziehung. Zu diesen ersten Ansätzen gehört, wie wir noch genauer aufführen werden, eine erste Distanznahme, das Anblicken über eine solche Distanz hinweg, der Zugriff, die zuwendende Geste und der appellierende

Schrei. Diese Fehlentwicklung, die sich bei den autistischen Kindern vielfach schon im ersten Lebensjahr erkennen läßt, verbunden mit der Persistenz einer symbiotischen Lebensform, wird von den Eltern oft erst rückblickend in der Erinnerung deutlich, wenn das Ausbleiben oder besondere Eigenarten der Sprachentwicklung sowie die fehlende Aufnahme von Beziehungen zu anderen Menschen bei den zwei- oder dreijährigen Kindern schließlich nicht mehr übersehen werden können. Diese später erkennbar werdenden autistischen Äußerungs- und Verhaltensformen sind aber nur richtig zu verstehen, wenn sie in Beziehung gesetzt werden zu den frühesten Ansätzen einer Überwindung der symbiotischen Lebenseinheit und Konstitution einer gemeinsamen und Eigenwelt. Wir müssen daher, wenn auch im folgenden der Zugang zum Wesen autistischer Kinder überwiegend von der Sprache aus erschlossen wird, diese ersten Ansätze und Vorausetzungen späterer Fehlentwicklung stets im Auge behalten, und wir werden bei verschiedenen Gelegenheiten die Entwicklungslinien bis dorthin zurück verfolgen können.

VI. Sprache und Welt autistischer Kinder

1. Vorbemerkungen (Das verzögerte „Ich-Sagen)

Wir wollen im folgenden unsere Thematik am Leitfaden der Sprache entwickeln; zunächst wegen des besonders reichhaltigen und gut nachprüfbaren Materials, das uns hier zur Verfügung steht, dann aber auch weil sich gerade in der Sprache und durch die Sprache die Konstitution der gemeinsamen und Eigenwelt am eindrucksvollsten in ihrem Gelingen und Mißlingen aufzeigen läßt.

Die Eigenart, die „Originalität", das oft faszinierend „Geistreiche" und „hintergründig Scheinende" der Sprache autistischer Kinder ist schon vielfach beschrieben worden. Kanner hat in seiner Arbeit über die irrelevante und metaphorische Sprache beim frühkindlichen Autismus folgende Sprachauffälligkeiten hervorgehoben: Einen Mutismus, der bei seltenen Gelegenheiten, besonders in Spannungssituationen, durch Äußerung eines ganzen Satzes unterbrochen werden kann; den Gebrauch einer einfachen verbalen Verneinung als magischen Schutz gegen unangenehme Ereignisse, die Wörtlichkeit des Sprachgebrauches, die keine Synonyma oder differente Bedeutungen der gleichen Präposition gestatte, eine „selfabsorbed inaccessibility", d. h. eine selbstbezogene oder besser selbstgenügsame Unzulänglichkeit, durch die vorwiegend den Eltern der Verdacht einer Taubheit des Kindes aufkommen kann; die echolalieartige Wiederholung ganzer Sätze und schließlich die typische, fast „pathognomonische pronominale Umkehr", die nach Kanner darin besteht, daß das Kind sich selbst als Du und die angesprochene Person als Ich bezeichnet. Wenn Kanner diese Umkehr in der Verwendung der Pronomina auf Mängel in der spontanen Satzbildung und die Neigung zu echolalieartigen Wiederholungen zurückführt, so bewegt er sich damit theoretisch im Bereich einer hirnpathologischen Erklärung von „Störungen" der Sprache. Gerade in der oben erwähnten Arbeit aber bemüht er sich um Gewinnung eines anderen Standpunktes. Er versucht darin die Besonderheiten der Sprachbildungen autistischer Kinder nicht mehr als „Symptome" einer Störung des Sprachapparates zu erklären, sondern als Phänomene durch einfühlendes Eindringen in das besondere „Beziehungssystem“ der autistischen Kinder zu verstehen.

„The autistic child“, so schreibt KANNER, „has his own private, original, individualized references, the semantics of which are transferable only to the extend to which any listener can, through his own efforts, trace source of the analogy.“ Die irrelevante Sprache der Patienten könne relevant werden für den Hörer in dem Ausmaße, in dem es ihm möglich sei, die Schlüssel zu den privaten und selbstgenügsamen metaphorischen Bildungen zu finden. Er gibt dazu folgende Beispiele: Von dem Kind Paul G. berichtete die Mutter, daß sie ihm im Alter von zwei Jahren einmal den Kindervers „Peter, Peter pumpkin eater“ vorsagte, während sie in der Küche beschäftigt war. Im gleichen Augenblick ließ sie einen Topf fallen. Von diesem Tag an sang Paul die Worte „Peter eater“, immer wenn er irgend etwas einem Schmortopf Ähnliches sah. In der Tat stand im Spielzimmer ein Spielherd, auf dem ein Miniaturtopf stand. Während Paul diese Worte sang, sah er in Richtung auf den Herd und nahm schließlich den Topf auf, rannte wild mit ihm herum, sang wieder und wieder „Peter eater“.

Dem Kinde Elaine C. hatte die Mutter, wenn es als Kleinkind schrie, unter Hinweis auf seine Spielzeugtiere gesagt, Hunde oder Häschen schrien nicht. Bei der Untersuchung des Kindes im Alter von sieben Jahren sagte es immer wieder, wenn es ängstlich und den Tränen nahe war, „Häschen weinen nicht, Hunde weinen nicht“, und es fügte eine große Zahl anderer Tiere hinzu. Wenn es z. B. in innerer Spannung war, wiederholte es die scheinbar sinnlosen Worte: „Seehunde weinen nicht; Dinosaurier weinen nicht; Krebse weinen nicht...“

Der fünfjährige Anthony F. erregte Verwunderung durch seine häufig ausgedrückte Vorliebe für die Zahl 55. Einmal sprach er von seinen zwei Großmüttern. Es war bekannt, daß eine von ihnen wenig Interesse an ihm gezeigt hatte, während die andere ihn mit viel Geduld und Liebe betreut hatte. Anthony sagte: „Eine ist 65 (Jahre alt), und eine ist 55. Ich liebe 55 am meisten.“ Die scheinbar beziehungslose Vorliebe für eine willkürlich gewählte Zahl ließ sich nun als äußerst bedeutungsvoll erkennen. Es war Anthonys „privater Weg“, seine Zuneigung zu seiner Großmutter auszudrücken.

KANNER sieht das Besondere der Sprachbilder autistischer Kinder darin, daß sie im Gegensatz zu denen der gemeinsamen Sprache eine „singular, unduplicated meaning“ nur für die Kinder selbst habe, während der Untersucher durch Beobachtung und Aufhellung der Episode, in der der Sprachgebrauch erstmals einsetzte, zum Verständnis vordringen muß.

Dieser Ansatz von KANNER, in dem die „irrelevanten“ Sprachbildungen der Kinder nicht als Symptom einer Funktionsstörung sondern als ein dem Verstehen zugängliches Phänomen, als eine sinnvolle sprachliche Äußerung einer eigentümlichen Welterfahrung aufgefaßt werden, kommt unserem eigenen Ansatz sehr entgegen. Das Zustandekommen solcher irrelevanter Sprachbilder kann man mit KANNER dadurch erklären, daß bestimmte Sprachformen zwar einmal von anderen Menschen übernommen worden sind, zum Teil auch in dem Sinne, in dem sie in einer ganz bestimmten und begrenzten Situation gemeint wurden. In der Folgezeit gebrauchte das Kind sie aber streng gebunden an diesen einmal erlebten Situationszusammenhang nicht mehr zum Zwecke der Verständigung über diese Situation, der Herstellung einer gemeinsamen Sinnbeziehung auf etwas, worauf Sprache verweist, sondern in einem von der Aufgabe der Verständigung losgelösten Sinne. Eine solche Art des Sprachgebrauches ist der normalen kindlichen Entwicklung nicht ganz fremd. Wir kennen in den Anfängen der Sprachentwicklung Situationen, in denen das gesprochene Wort gleichsam substantiell zu einer Gesamtsituation hinzugehört und jeweils bei Auftauchen wesentlicher Bestandstücke dieser Situation zu deren Komplettierung, ebenfalls ohne dem Zwecke der Verständigung zu dienen, hinzugesprochen wird. Es liegt an sich nahe, der Auffassung KANNERs folgend in diesen Formen des Sprachgebrauches autistischer Kinder einen rein privaten „eigenweltlichen" zu sehen und in Anknüpfung an unsere einleitend getroffene Unterscheidung eine beim autistischen Kinde eben autistisch konstituierte Eigenwelt einer nicht mitkonstituierten oder verschlossenen gemeinsamen Welt gegenüberzustellen, zu der die Beziehung verlorengegangen, nicht aufgebaut oder rudimentär geblieben ist. Eine solche zunächst einleuchtende Interpretation ist aber voreilig und irreführend. Schon unser Hinweis auf parallele Sprachformen vom Ende des 2. und Anfang des 3. Lebensjahres zeigt, daß man erwägen muß, ob bei autistischen Kindern überhaupt von Beziehungsverlust oder Abkapselung die Rede sein kann oder ob nicht vielmehr hier ein Entwicklungsrückstand vorliegt, der sowohl die Entfaltung einer Eigen- als auch der gemeinsamen Welt, die wir ja in ihrer unlösbaren Korrelation zueinander beschrieben haben, betrifft. Um hier Irrtümern zu entgehen, die sich fast automatisch durch unsere Sprachgewohnheiten aufdrängen, ist es wohl vorteilhafter, nicht an den von KANNER gewählten Beispielen anzusetzen, sondern mit der Untersuchung einer anderen Spracheigentümlichkeit zu beginnen, die, wie wir schon erwähnten, auch KANNER als fast pathognomonisch für den frühkindlichen Autismus angesehen hat. Es handelt sich dabei um das verspätete Auftreten des „Ich" als Pronomen der ersten Person in der Sprache des autistischen Kindes. Wir sprechen bewußt nicht von einer „pronominalen Umkehr" im Sinne KANNERs, da die Verwendung des Du anstelle des Ich uns durchaus nicht charakteristisch, sondern eher zufällig zu sein scheint und wenigstens ebenso häufig anstelle des Ich der Eigenname, die Bezeichnung „der Bub", „der Junge" u. ä. treten kann. Das Wesentliche ist uns, wie wir zeigen werden, eben das verspätete Auftreten des „Ich", das einhergeht mit einer verspäteten Benennung des anderen als „Du".

Dazu zunächst einige Beispiele aus unserer Kasuistik. Ebenso wie bei den Fällen der Literatur hat sich auch bei den unseren eine deutliche Verzögerung des Ich-Sagens feststellen lassen. KANNER hat bemerkt, daß die autistischen Kinder selten vor dem 6. Lebensjahr den Gebrauch des Ich lernen. Entsprechend haben die Eltern von Richard L. und Fritz K. berichtet, daß ihre Kinder erst im Alter von 4 bis 6 Jahren anfingen, statt ihres Eigennamens, ihres Kosenamens, des Du oder Er, das Pronomen der ersten Person, das Ich zu verwenden. Die Kinder Hans R., Renate Sch., Karl B., Eberhard W. und A. S. konnten wir selbst noch in diesem Stadium beobachten.

Hans R., Alter 10;5: Weil der Junge so mißgestimmt aussah, sagte der Ref. zu ihm, er solle doch mal lachen. Daraufhin sah er erstaunt auf und rief: „Ha ... drehen ... was ist mit dir los, Junge, will der Junge nicht lachen?" Dann wandte er sich an den Ref. und sagte: „Der Onkel soll malen!" (Nein, ich muß schreiben!) „Doch!" (Nein, ich will nicht malen!) Hierauf rief der Junge: „Ich male doch!" mit diesem „Ich" meinte er ebenso wie mit „Onkel" den Ref. Er gebrauchte in diesem Gespräch also für sich selbst die Bezeichnung „Junge", während „Onkel" und „ich" zur Anrede und Bezeichnung des Arztes benutzt wurden. Das folgende Gespräch zeigt, wie man ihn mit vieler Mühe dazu bringen konnte, sich selbst „ich" zu nennen. Als er einmal mir gegenüber äußerte: „Der Hans will das Auto!" tat ich, als verstünde ich nicht, um wen es sich bei diesem „Hans" handle und fragte: „Wer will das Auto?" Seine Antwort lautete: „Der Junge!" Auf meine erneute Frage rief er erregt: „*Er* will das Auto haben!" Auf meine Gegenfrage: „Wer denn, ich sehe keinen Jungen und keinen Er", sagte er plötzlich, wie wegwerfend und ärgerlich: „Na, ich!"

Von Fritz K berichtete die Mutter, er habe mit fünf Jahren z. B. folgende Wendungen gebraucht: „Hat die Mutter mir das Brot gegeben? ..." oder „Das hat der Fritz nicht bekommen!“ Damit habe er einen Wunsch nach Brot oder anderem ausdrücken wollen. In ähnlicher Weise holte Fritz z. B. das Brot aus dem Kasten, stellte es auf den Tisch und sagte dann in die Luft hinein: „Er will essen“. Ein anderes Mal antwortete er auf die Bitte, doch zu den anderen Kindern zu gehen, folgendes: „Will er das mal? Er will's nicht!“ Als ihm angeboten wurde, mit einem Kreisel zu spielen, drückte er diesen mit der Hand weg und sagte: „Willst das nie das nimmer“. Er konnte aber auch ebenso wie Karl B. sein Begehren mit einer Frage ausdrücken. So stellte er sich in die Küche und rief aus: „Willst du ein Plätzchen haben?“ wenn er eindeutig ein Plätzchen wünschte.

Renate Sch. war zu Besuch bei Verwandten und sagte jeden Morgen nach dem Aufwachen zu sich selbst: „Hast du nicht das Bett naß gemacht?“ Beim Kämmen, das sie gar nicht liebte, schrie sie auf und redete sich gleichzeitig gut zu: „Au, das weh ... Renate stillhalten!“ Als ihr einmal das Essen nicht schmeckte, würgte sie das Halbgegessene wieder heraus und sagte danach zu sich selbst: „Bist du gescheit?“

Diese Beispiele zeigen u. E., daß mit dem Begriff der „pronominalen Umkehr“ die hier vorliegende Spracheigentümlichkeit nicht zutreffend bezeichnet wird. Abgesehen von dem Einwand, den wir schon oben vorbrachten, daß es sich nicht um eine einfache Umkehr von Ich und Du oder Ich und Er handelt, wird das Phänomen der fehlenden oder fehlerhaften Verwendung des „Ich“ durch diesen Begriff in einer Weise isoliert, die einem tieferen Eindringen in das Verständnis des Phänomens hinderlich ist. Bei Betrachtung der angeführten Beispiele drängt sich doch der Eindruck auf, daß dieses Fehlen des „Ich-Sagens“ in engem Sinnzusammenhang steht, z. B. mit der ungenügenden Hinwendung der Kinder zum anderen während des Sprechens, mit dem Fehlen einer klaren Ausgliederung des Sprechenden, Fragenden, Auffordernden auf der einen und des Hörenden, Antwortenden, der Aufforderung Folgenden auf der anderen Seite, d. h., man hat den Eindruck eines ständigen Standpunktwechsels oder eines fehlenden Standpunktes des Sprechenden, durch den es nicht zu einer klaren Durchformung im Sinne eines bipolar gestalteten Gespräches kommt. Man könnte auch auf das starke Hervortreten von Nachahmungsformen in diesen Beispielen hinweisen, auf den eigentümlich sachlich feststellenden Ton, der dieser Sprache eigen ist und schließlich den Widerstand, der gegen den regulären Gebrauch des Ich offenbar bei dem Kinde Hans R. besteht, erwähnen. Diese Bemerkungen sollen nur zeigen, daß das fehlende oder verspätet auftretende Ich-Sagen offenbar in einem Zusammenhang mit anderen Spracheigentümlichkeiten steht, der auf den ersten Blick undurchsichtig, in den nachfolgenden Untersuchungen aufgehellt werden soll. Zu diesem Zwecke müssen wir allerdings weiter ausgreifen und uns an Hand von sprachphänomenologischen, sprachgeschichtlichen und entwicklungspsychologischen Vorarbeiten und Beispielen klarmachen, welche Wege sich in der Sprache zur Heraushebung des „Ich“ als Pronomen der ersten Person und damit verbunden zur Heraushebung des anderen im „Du“ erkennen lassen. Wir werden dabei besonders auf die Arbeiten von K. Bühler, E. Cassirer, F. Kainz und B. Snell zurückgreifen, in denen sich erfreuliche Bestätigungen unseres Ansatzes und wertvolle Ausarbeitungen finden, auf die im folgenden Abschnitt doch genauer eingegangen werden soll [1].

[1] Die engen Beziehungen zu der hirnpathologischen Sprachforschung, insbesondere des Aggrammatismus (z. B. Pick, Goldstein, v. Stockert, Panse, Kandler und Leischner), sind nicht übersehen worden. Eine ausreichend ausführliche Darlegung dieser Beziehungen hätte aber den hier gesteckten Rahmen überschritten.

2. Wege zum „Ich" in der Sprache (Sprachphänomenologie und Sprachgeschichte)

Um uns bei unserer Untersuchung im weiten Feld der Sprache nicht zu verlieren, seien einige kurze schematische Bemerkungen über die Gesichtspunkte vorangestellt, die uns im folgenden leiten werden. Die Sprache bildet sich in der Begegnung mit dem anderen Menschen. Sie ruht auf der Voraussetzung, daß bestimmte Entwicklungen in der vorangehenden vorsprachlichen Phase gelungen sind. Dazu gehört z. B. die Entwicklung vom ersten Tasten über das Ergreifen zum experimentierenden Hantieren, die Entwicklung vom ergreifenden Vorzeigen zum Weisen über die Distanz hin mit Hand oder Zeigefinger. Weiterhin wäre hier die Differenzierung des Ausdrucksverständnisses und des eigenen Sich-Ausdrückens anzuführen, wie es in den Untersuchungen von KAILA, SPITZ, AHRENS trotz verschiedener Deutung ihrer Befunde einheitlich dargestellt worden ist. Auch der vorübende Umgang mit dem Laut, das vorsprachliche begehrende Schreien und Heischen sind zu den Voraussetzungen der Sprache zu rechnen, die wir bei der Darstellung der einzelnen Entwicklungswege noch einmal nachzeichnen werden.

Schon in diesen vorbereitenden Entwicklungen lassen sich die Relationen erkennen, in denen jede Sprache, wie Karl BÜHLER in seiner sprachphänomenologischen Untersuchung gezeigt hat, stehen muß Die Differenzierung des Ausdrucksverständnisses eröffnet den Weg zum Erfassen, zum *Haben* des anderen. Im Heischen und begehrenden Schreien wird die Möglichkeit der *Wirkung* auf den anderen, des Appellierens an ihn vorbereitet. Abtasten, Greifen, taktil-optische Symbolisierung und die Entwicklung des Zeigens legen den Grund für die *Darstellungsleistung* der Sprache. Dementsprechend spricht Karl BÜHLER von einer dreistrahligen semantischen Relation, die er mit den Begriffen Indiz, Signal, Symbol kennzeichnet. In der Sprache kommt die Individualität des Sprechenden zum *Ausdruck*. In der Art des Sprechens, der Sprachmelodie z. B. zeigt sich, wie der Sprechende sich befindet, was für Stimmungen und Gefühle er „hat". In diesem Sinne ist nach BÜHLER Sprache „Indiz". Insofern Sprache sich appellierend an den Partner des Gespräches wendet, ihn beeinflußt, lenkt, von ihm fordert, will sie auf ihn wirken, ist „Signal". Symbol ist sie in bezug auf den Gegenstand, den Sachverhalt, den das Wort bedeutet, auf dessen Sein es hinweist. Bruno SNELL [1] hat diese Relationen auf elementare Sinnformen („Urphänomene des Bedeutens") zurückgeführt, und zwar die Sprache als Indiz auf das „Haben", die Sprache als Signal auf das „Wirken" und die Sprache als Symbol auf das „Sein". Wir begnügen uns hier zunächst mit der stichwortartigen Ausführung dieses Schemas, da im folgenden noch mehrfach Gelegenheit sein wird, diese Rückführungen im einzelnen zu erörtern. Jedes Sprechen steht in dieser dreifachen Beziehung. An jeder Sprachäußerung sind diese drei einfachsten Sinnformen — allerdings in verschiedener Ausprägung — beteiligt und herauszuspüren. In seiner Untersuchung über den „Aufbau der Sprache" hat BRUNO SNELL nun im einzelnen die Ausprägung dieser einfachen Formen des Sinns in den verschiedenen Sprachformen untersucht und dargestellt. Da Sprache als Ganzes immer in diesen Beziehungen steht, sind keine Sprachformen zu erwarten, in denen nur eine dieser Urformen

[1] BRUNO SNELL: Der Aufbau der Sprache. Hamburg 1952.

des Bedeutens enthalten bzw. erkennbar wäre. Er konnte zeigen, daß die grammatische Durchgliederung der Sprache weitgehend verständlich gemacht werden kann durch ein jeweils verschiedenes Hervor- und Zurücktreten, ein stärkeres Deutlich-Werden oder Abblassen der Wirkung einzelner Sinnformen gegenüber den anderen.

Im folgenden wollen wir einzelne, unsere Problematik besonders angehende Erkenntnisse der Untersuchung SNELLs herausgreifen und referieren, wobei wir uns aber durchaus bewußt sind, daß gegenüber den differenzierten Untersuchungen und der außerordentlichen Vielgestaltigkeit einer ausgebildeten Kultursprache nur mit stark vergröbernden Strichen nachgezeichnet werden kann. SNELL geht in seiner Darstellung von der Untersuchung eines einfachen Aussagesatzes aus und zeigt daran, daß drei Grundmöglichkeiten entsprechend den erwähnten Sinnformen in einer prädikativen Aussage unserer Sprache erkennbar sind. Er wählt dazu folgenden Satz: 1. Der Löwe brüllt. 2. Der Löwe (ist) ein Raubtier. 3. Der Löwe ist (gelb). Im ersten Satz wird durch ein Verbum ausgedrückt, a wirkt b; im zweiten Satz durch ein Substantiv, a ist b, und im dritten Satz durch ein Adjektiv, a hat b. Als Grundformen des Sinnes ergeben sich für SNELL aus diesem Beispiel das *Wirken,* das *Sein* und das *Haben.* Im folgenden wollen wir nun auf die Grundbedeutung der Wörter innerhalb des Satzes näher eingehen. Zunächst die des Verbum: Am Beispiel vom Löwen wurde schon gezeigt, daß das einfache Verb entsprechend der Zweckbewegung, insofern es Bezeichnung für Bewegung ist, wiederum die Bedeutung der Wirkung in sich sammelt. „In Verben wie ‚gehen', ‚nehmen' wird ein Zweckhaftes begriffen." Die Zweckbewegung richtet sich auf ein bestimmtes Ziel. Ist dieses Ziel erreicht, findet die Bewegung ihr Ende: Das Gehen, wenn man angekommen ist, das Nehmen, wenn man den Gegenstand in der Hand hat usf. Einen Übergang zum Adjektiv finden wir über die Ausdrucksbewegungen, für die die Sprache kaum eigene ursprüngliche Verben hat. Sie werden vielmehr stärker ausgedrückt durch die Hilfsverben „sein" oder „haben" in Verbindung mit einem Adjektiv. Letzteres hat „dadurch eine besondere Nähe zur Kategorie des Ausdrucks" [1]. Eine Überleitung zum Substantiv finden wir, wenn wir von der Nachahmungsbewegung und vom Nachahmungslaut, vom Wauwau des Hundes, vom Muh der Kuh ausgehen. Solche Wörter, in die Sprache übernommen, fungieren vorwiegend als Substantive. Das Nachgeahmte, das Dargestellte wird gleichsam wie ein Bild vor uns hingestellt. Das Wort, das ein Ding bezeichnet, gewinnt gegenüber dem Satz eine gewisse Selbständigkeit, es wird „zum Dingwort". Es sei aber nicht vergessen, daß andererseits mit den nachahmenden und darstellenden Worten in eins mit der fixierten Benennung auch der benannte Gegenstand abgegrenzt, festgestellt wird und an Konstanz gewinnt.

Innerhalb der einzelnen Wortklassen (Verbum, Adjektiv, Substantiv), die wir als Träger der ursprünglichen Sinnbedeutung herausgestellt haben, lassen sich wiederum Formen unterscheiden, in denen diese Bedeutungen sich prägnanter ausdrücken als in anderen. Wir können finite und infinite Verbformen unterscheiden. Finite sind solche, die als Prädikat stehen können, ja sie müssen jeweils flektiert verwendet werden. Bei den infiniten Formen ist das nicht möglich. Zu den letzteren gehört der Infinitiv und das Partizip. Während der Infinitiv, z. B. das ‚Singen' oder ‚Gehen' in seiner Bedeutung zum Substantiv hin neigt und vielfach in der Sprache substantivisch

[1] BRUNO SNELL: a. a. O. S. 62.

verwendet wird, steht das Partizip dem Adjektiv nahe und kann als solches gebraucht werden. Durch das Partizip wird das Tun als Eigenschaft dessen, der es tut, gefaßt (SNELL) ... „Das finite Verb erscheint indessen als Prädikat in einer bestimmten flektierten Form, die die Handlung auf eine bestimmte Person, eine bestimmte Zeitstufe, auf ein bestimmtes Genus und auf einen bestimmten Modus festlegt." Verfolgen wir nun die erwähnten Formen des finitiven Verbs unter Beachtung unseres Gesichtspunktes: Zunächst die Differenzierung der Person. „Das finite Verb kann, wie man sagt, in der ersten, der zweiten oder dritten Person stehen, — ja es muß in einer dieser drei Personen stehen. Wenn das Element des Wirkens im Verb besonders hervortritt und dies dadurch abhebt vom Substantiv und Adjektiv, so tritt es in der ersten Person (wiederum) stärker hervor als in der zweiten und dritten. Denn was Wirken eigentlich ist, erfahre ich im eigenen Tun ungleich lebendiger und eindringlicher als im Tun eines anderen, und umgekehrt ist mir das Bewußtsein meines eigenen Ich in meinem eigenen Tätigsein am unmittelbarsten gegeben, so daß ich, wo ich ein Handeln und Wirken begreife, mein eigenes Ich und seine Zwecke als Modell setze, nach dem mir auch das fremde Wirken begreiflich wird." Am Du, das mir gegenübertritt, sind mir seine Ziele und Zwecke hingegen nicht unmittelbar, sondern nur in abgeleiteter Form gegenwärtig. „Unmittelbar gegeben sind mir aber seine Eigenschaften, und, sofern er tätig ist, seine Bewegungen als Ausdruck, und zwar sind diese am Du unmittelbarer gegeben als am eigenen Ich" ... „Du ist der, dessen Regungen ich verstehe." Setzte ich hingegen das Verbum in die 3. Person und sage „er" oder „es", so distanziere ich mich, mache das Gesprochene zum Gegenstand, dem ich weniger beteiligt gegenüberstehe [1]. Ich rücke das Tun von mir ab und betrachte es als einen Ablauf in Raum und Zeit, den ich beobachte. Unter Appellieren an das Sprachgefühl zeigt SNELL in folgenden Wendungen, was er mit diesen Unterscheidungen meint. „Wendungen wie ‚ich gehe, um etwas zu holen', und ‚du gehst wie ein alter Mann' sind uns zweifellos vertrauter als ‚du gehst, um etwas zu holen' und ‚ich gehe wie ein alter Mann', und es wird auch einleuchten, daß in der 3. Person ‚er geht' das objektive Darstellen stärker hervortritt." SNELL zeigt weiter auf, daß insbesondere in der Verbindung des Ich mit dem Futurum und mit dem Aktiv sowie in den Imperativformen des Verbs der Sinn des „Wirkens" besonders deutlich hervortritt, desgleichen im Gebrauch von ‚wollen' und ‚sollen', von eigentlichen, Handlungen ausdrückenden Verben, während der Ausdruck, das Haben in der 2. Person im Du, wie schon gezeigt, besonders in der Verbindung mit dem Präsens überwiegt. (Du bist traurig — hast Traurigkeit). Aber auch in den Verben des Könnens und Mögens, in denen das Haben, soweit es dem Subjekt bewußt geworden ist, zur Sprache gebracht wird. Allerdings geschieht dies nicht in so überzeugender, unmittelbar einleuchtender Weise wie beim Wirken, „wie überhaupt alles, was in den Bezirk des Ausdrucks gehört, es schwerer hat, sich klar auszuprägen, als das, was den beiden anderen Sphären zukommt." Daß auch das Verb Träger der Darstellung werden kann, haben wir schon am Infinitiv gezeigt. Unter den Zeitformen ist das Futurum: „ich werde tun" am meisten Wirkung, das

[1] „Zum Gegenstand machen" ist hier nicht gleichbedeutend mit „versachlichen". ZUTT (persönliche Mitteilung) hat mit Recht hierzu bemerkt, daß „Er, Sie, Es" die Konstitution eines Du voraussetzen, von dem aus über die 3. Person gesprochen werde. Insofern ist also „Er" nicht Sache, sondern Person, aber dargestellte und festgestellte Person.

Präsens „du freust dich" am ehesten dem erscheinenden Ausdruck angemessen, die Vergangenheitsformen, wie z. B. „es ist gemacht", der Darstellung.

Daß sich auch im Substantiv alle Grundbedeutungsformen verschränken und in dieser oder jener Gebrauchsform stärker hervortreten können, braucht nicht noch einmal gesagt zu werden. SNELL demonstriert das z. B. an dem Kasus, indem er etwa den Genitiv „Vaters Haus" als „inhärentes Haben" kennzeichnet, das sich jederzeit auch durch eine adjektivische Wendung, „das väterliche Haus", ersetzen läßt. Auf weitere Differenzierungen im Bereich des Substantivs wollen wir hier nicht eingehen, weil es für unsere Untersuchung nicht von Belang ist.

Ein Rückblick auf die Ergebnisse SNELLs zeigt uns, daß die Möglichkeit „Ich" und „Du" sinnvoll anzuwenden in enger Beziehung steht zu der Erschließung der Sinnbereiche, die mit den Begriffen „Wirken" und „Haben" gekennzeichnet wurden. Sollte diese Annahme zutreffen, so müßte sich nachweisen lassen, daß auch andere das „Wirken" und „Haben" vorwiegend ausdrückende Sprachformen bei den autistischen Kindern ungenügend oder abweichend ausgebildet sind. Zugleich tauchte damit die Frage auf, wie es mit der Sprache der autistischen Kinder in bezug auf die Proportion, in der sich Wirken, Haben und Sein in ihr verbinden, beschaffen ist und welche anthropologischen Rückschlüsse sich aus einer anzunehmenden Proportionsverschiebung ziehen lassen.

Die Untersuchung SNELLs bringt gleichsam einen Querschnitt durch die Architektur der Sprache, den wir vor der Zuwendung zum eigenen Material durch einen Längsschnitt ergänzen wollen. Dazu bedienen wir uns der wertvollen Vorarbeit, die E. CASSIRER[1] in seiner sprachgeschichtlichen Untersuchung der „Wege zum Ich" geleistet hat: CASSIRER geht dabei in seiner Untersuchung nicht wie SNELL von drei angenommenen Urformen des Sinnes aus und prüft deren Ausprägung in einzelnen Sprachgestalten, sondern er geht den umgekehrten Weg, indem er z. B. vom Pronomen der 1. Person aus fragt, in welcher Weise verschiedene in der Sprache waltende Sinnformen zur Ausbildung dieses komplexen Sinngebildes beigetragen haben.

In der richtigen Anwendung des Pronomens der 1. Person, im Ich-Sagen drückt sich aus, daß der Sprechende sich selbst hat, zu einem Erleben seiner selbst gekommen ist. Dieses Ich-Sagen ist aber, so darf man annehmen, nicht der Beginn, nicht der erste Ausdruck eines Sich-selbst-Habens, sondern nur eine besonders bedeutungsvolle und markante Stufe in dessen Ausbildung. Verfolgt man den Weg des Selbsterlebens genetisch zurück, so verliert er sich im Dunkel des präreflexiven, schlechthin gelebten Lebens. CASSIRER spricht von einem „ursprünglichen Gefühl" des Ich, von dem er seine Entwicklungswege ausgehen läßt. Auch wenn das Ich als Pronomen der 1. Person gebraucht wird, bleibt das Ich-Erleben nicht in diesem ausschließlich repräsentiert, sondern läßt sich auch in anderen sprachlichen Formen nachweisen, in denen es vielfach schon früher erkennbar ist. Zu diesen anderen Repräsentanten des Ich-Erlebens rechnet CASSIRER Verbum und Nomen. Er unterscheidet dementsprechend einen verbalen und einen nominalen Weg zum Ich[2]. Die Sprachgeschichte zeigt, daß

---

[1] E. CASSIRER: Philosophie der symbolischen Formen. Bd. I: Die Sprache. 1. Aufl. Berlin: Bruno Cassirer 1923.

[2] Sieht man in der Sprache nicht nur ein Mittel, die in Erfahrung und Vorstellung bereits erfaßten Gegenstände bzw. ihre Grenzen und Unterschiede abzubilden oder erfaßtes Geschehen wiederzugeben, sondern erkennt die wesentliche, mitwirkende Rolle der Sprache

die frühen Sprachen keineswegs klare Entscheidungen für diese oder jene Bestimmungen zulassen, sondern überwiegend im Unbestimmten beginnen, aus dem sich Schwerpunkte nach der einen oder anderen Richtung mit einer Fülle von Übergängen herausbilden. Nomen und Verbum sind solche Schwerpunktbildungen der Sprache in denen sich, denken wir an die Ausführungen SNELLs, bestimmte Sinnerfahrungen kundtun. Folgen wir ERNST CASSIRER, so stellt sich der nominale Weg in Kürze folgendermaßen dar: Den Mittelpunkt der Bezeichnung (durch das Nomen) bildet die Existenz des Dinges — und an sie bleibt aller Ausdruck von Eigenschaften, von Beziehungen und Tätigkeiten angelehnt. Es ist daher eine im eigentlichen Sinne „substantielle Auffassung, die wir in dieser Bildung der Sprache vor uns haben". Im folgenden einige Beispiele, die CASSIRER dazu gegeben hat:

In den altaischen Sprachen, z. B. im Japanischen, findet sich häufig eine Existenzaussage, wo wir nach unserer Denkgewohnheit eine prädikative Aussage erwarten würden. „Statt eine Verknüpfung zwischen Subjekt und Prädikat auszusagen, wird das Vorhandensein oder Nicht-Vorhandensein des Subjektes oder Prädikates, seine Tatsächlichkeit oder Nicht-Tatsächlichkeit betont." Von dieser ersten Feststellung des Seins oder Nicht-Seins nehmen alle weiteren Bestimmungen des „Was", des Wirkens und Leidens usf. ihren Ausgang. Nicht-Kommen ist z. B. ein Nicht-Vorhandensein des Kommens. Der Satz „Ich besitze ein Haus" wird in der Weise ausgedrückt: „Mein Haus ist vorhanden bzw. nicht vorhanden". Die Wunschform des Verbs wird z. B. durch den substantivischen Ausdruck „Verlangen" gebildet (d. h. das Vorhandensein eines Verlangens).

Auch in der Selbsterfahrung steht in der Nominalsprache eine „substantielle Auffassung" im Vordergrund. Diese Erfahrung hebt daher in der Sprache den mit den eigenen Sinnen erfahrenen Leib als erstes hervor. „Das Selbstgefühl ... anfangs noch völlig an die konkrete Anschauung des eigenen Leibes und der eigenen Gliedmaßen gebunden" konnte sich aus dieser Bindung nur schwer lösen. Alle Zweige des schon erwähnten altaischen Sprachstammes zeigen eine Neigung, das, was wir durch persönliche Fürwörter ausdrücken, durch Nomina, die mit Kasusendungen oder Possessivsuffixen versehen sind, zu bezeichnen. Die Ausdrücke für „ich" oder „mich" werden durch andere, wie etwa mein Sein, mein Wesen, oder auch materieller mein „Körper", oder mein „Busen" ersetzt. Auch ein rein räumlicher Ausdruck, z. B. ein Wort, das seiner Grundbedeutung nach etwa mit „Mittelpunkt" wiederzugeben wäre, kann in dieser Weise verwendet werden. „Im Semitischen können Worte wie ‚Herz' oder ‚Fleisch' oder ‚Antlitz' das Reflexivpronomen ‚mich' wiedergeben". „Im Koptischen bedient man sich zur Wiedergabe des Ausdrucks ‚Selbst' des Nomens ‚Leib', dem die Possesivsuffixe angehängt werden." [1]

CASSIRER hat im Gegensatz zu BÜHLER und SNELL zunächst nur zwei Sinnbereiche hervorgehoben, den nominalen und den verbalen. Der nominale scheint sich auf den ersten Blick mit demjenigen des „Seins" bei SNELL zu decken. Im folgenden

---

in der Bildung einer Erfahrenswelt an, so wird man auch zugeben können, „daß ‚Dinge' und ‚Zustände', ‚Eigenschaften' und ‚Tätigkeiten' nicht gegebene Inhalte des Bewußtseins, sondern Weisen und Richtungen seiner Formung sind. Dann zeigt sich, daß weder die einen noch die anderen unmittelbar wahrgenommen und gemäß dieser Wahrnehmung sprachlich bezeichnet werden können, sondern daß nur die zunächst undifferenzierte Mannigfaltigkeit der sinnlichen Eindrücke in der Richtung auf die eine oder andere Sprachform *bestimmt* werden kann. Diese Benennung *zum* Gegenstand oder *zur* Tätigkeit, nicht die bloße Nennung *des* Gegenstandes und *der* Tätigkeit ist es, die sich wie in der logischen Arbeit der Erkenntnis, so auch in der geistigen Arbeit der Sprache ausdrückt ..." Es handelt sich also darum, ob der Akt der Benennung „gleichsam sub specie nominis oder sub specie verbi erfolgt." E. CASSIRER: a. a. O. S. 231/232.

[1] E. CASSIRER: Philosophie der symbolischen Formen. Bd. I: Die Sprache. 1. Aufl. Berlin: Bruno Cassirer 1923. S. 210/211.

wird sich aber zeigen, daß CASSIRER gerade dann, wenn er den Übergang vom Festgestellten oder Dargestellten zu dessen Verweisung auf das Ich entwickeln will, eine Verwandlung des festgestellten Gegenstandes in einen „gehabten" vornimmt. Auf die Schwierigkeit dieses Überganges hat schon HUMBOLDT hingewiesen[1]: „... denn das Wesen des Ich besteht darin, Subjekt zu sein, während andererseits im Denken und Sprechen jeder Begriff vor dem wirklich denkenden Subjekt zum Objekt werden muß." CASSIRER führt den Gedanken dahingehend fort, daß „eine scharfe Bezeichnung des Ich nur dadurch gefunden werden könne, daß sie sich der des Objektiven zwar einerseits gegenüberstellt, andererseits aber durch sie hindurchgeht". Die Sprache muß an der Objektbezeichnung den auf das Ich zurückweisenden Anteil gleichsam erst herausfinden. Eine solche Verweisung fehlt nun, wenn es sich um eine rein feststellende Bezeichnung, eine Darstellung handelt. Die Sprache lediglich als Darstellung gesehen eröffnet keinen Weg zur Ich-Erfahrung. Die Rückverweisung auf das Subjekt ergibt sich vielmehr aus anderen in der Sprache stets mit gegenwärtigen Urformen des Sinns, am Beispiel des Nomens insbesondere aus dem mit der Benennung gleichzeitig gegebenen „Haben" des Gegenstandes. In der Sprache geschieht das zunächst z. B. durch die possessiven Fürwörter. Durch sie wird der Gegenstand, wie CASSIRER es ausdrückt, aus der „Seinsform" in die „Ich-Form" verwandelt. Das Ich vermöge sich sozusagen im Bilde des Gegenstandes, den es sich als den seinigen zugeeignet habe, zu schauen. In der Sprachgeschichte konnte CASSIRER dementsprechend im Laufe der Ausbildung des Ich-Begriffes einen Zustand aufweisen, in dem sich der Ausdruck des „Ich" und des „Mein" sowie der des „Du" und der des „Dein" noch nicht geschieden hatten. Eine wesentliche Rolle spielt, wie CASSIRER aufzeigt, der eigene Leib bei dem Übergang vom Haben zur Ich-Erfahrung. Er führt Beispiele aus Indianersprachen an, in denen ein Teil des Leibes nur in Verbindung mit einem Possessivpronomen ausgesprochen werden kann, niemals aber mit einer unpersönlichen, austauschbaren Benennung. Das gleiche gilt bei den Bakiri für den Ausdruck der Verwandtschaftsgrade, die gleichfalls stets in Verbindung mit einem Possessivpronomen stehen müssen. An dieser Stelle ist nun Gelegenheit, dem Sinn dieses „Habens" weiter nachzugehen. Der eigene Leib und Glieder der Familie wurden in den obigen Beispielen in einer unüberwindlichen Possessivbeziehung gezeigt. Bleiben wir zunächst bei der Ansicht der hier referierten Autoren, so können wir bei SNELL eine Stelle finden, in der er den Übergang vom Haben als Besitzausdruck zum Haben als Ausdruck eines Teilseins entwickelt. „Ich habe ein Haus" und „ich habe einen Kopf" seien dafür als Beispiele genannt. Der Übergang ist fließend, denn man kann ähnlich, wie man sein Haus verliert, auch seinen Kopf verlieren und dabei Haus und Kopf einmal als Besitz und zum anderen Mal als Teil seiner selbst ansehen. Besitz haben und „Teil" haben sind nicht scharf scheidbare Beziehungen, sondern wir finden darin wiederum Schwerpunktausbildungen hin zum Besitz und hin zum Teil. Das Besessene kann zur Eigenschaft werden ebenso wie umgekehrt die Eigenschaft zum Besitz. Ich habe Geld und ich bin reich, ich habe eine geschickte Hand und ich bin geschickt. Man kann aus dem Vorstehenden schließen, daß im Haben eines Gegenstandes das Subjekt sich in einer Weise mit diesem verbindet, daß bei einem Verlust desselben etwas verlorengeht, das in unterschiedlichem Ausmaße Teil des Subjektes geworden war. GABRIEL MARCEL schreibt dazu

[1] Zit. nach CASSIRER: a. a. O. S. 221.

in seiner „Phänomenologie des Habens", in der Beziehung des Habens liege eine „doppelte Permanenz", nämlich die des „Qui und Quid". Diese Permanenz stehe unter der Drohung des Ergriffen-Werdens vom anderen „angesichts derer ich mich so schmerzhaft als ich empfinde. Ich presse dieses Ding fest gegen mich, das mir vielleicht entrissen wird. Verzweifelt versuche ich, es mir zu verkörpern [1], eine komplexe und unzerlegbare Einheit mit ihm zu bilden. Verzweifelt, vergeblich... und hiermit werden wir auf den Körper und die Körperlichkeit zurückgeworfen. Das primäre Objekt, das typische Objekt, mit dem ich mich identifiziere und das sich mir dennoch entzieht, ist mein Körper. Es ist als ob wir hier gleichsam im geheimsten und tiefsten Verließ des Habens stünden..." Außer der Beziehung zum eigenen Leibe, die in diesen Sätzen hervorgehoben wird, hat MARCEL aber auch die, in den angeführten Beispielen aus Indianersprachen hervortretende innige, fast leibliche Verbindung zur Familie gesehen: So wie die Leib-Seele-Verbindung liege auch dem Geheimnis der Familie eine tiefe Einheit zugrunde, die man bisher zu wenig beachtet habe, eine „fundamentale Einheit", die nicht so sehr gegeben als gebend sei, weil sie die Wurzel meines Mir-Selbst-Gegenwärtig-Seins und des Mir-Gegenwärtig-Seins aller „Dinge" darstelle [2].

Das Haben eines Hauses, eines Kleides, der Familienangehörigen und des eigenen Leibes sind aber deutlich unterscheidbar. CASSIRER leitet daraus ab, daß sich in den früheren Entwicklungsstufen der Sprache der Mensch nicht einer Welt als homogener Masse gegenüber gesehen habe, sondern verschiedenen Schichten oder Stufungen, je nach ihrer Nähe oder Ferne. Die große Mannigfaltigkeit der Besitzverhältnisse, die dadurch entstand, wirkte zurück auf die Ich-Erfahrung und deren Ausdruck in der Sprache. Der „homogene Besitzausdruck" etwa mit dem gleichen Possessivpronomen ist sprachgeschichtlich eine späte Erscheinung. Diese Homogenisierung des Besitzausdruckes weist aber wiederum auf eine Vereinheitlichung des Subjektes dieses Besitzes, auf die Bildung einer formalen Einheit „Ich" als Besitzer überhaupt hin.

Während der nominale Weg zum Ich über das Haben der Dinge oder des eigenen Leibes in der Weise des Besitzens oder des Teilseins im Grunde statisch bleibt, wenn auch voll „gestauter Dynamik" (GABRIEL MARCEL), bildet der verbale Weg die Brücke zur Erfahrung der Eigendynamik. Auf diesem Wege können, wie CASSIRER sagt, die feinsten Unterschiede, Besonderungen und Nuancierungen des „Ich-Gefühles" sich ausprägen, da im Verbum die objektive Vorgangsauffassung sich mit der subjektiven Auffassung des Tuns am eigentümlichsten durchdringt. Halten wir diese Kennzeichnung fest, so finden wir im Verb zweierlei enthalten: einerseits die Bezeichnung eines Vorgangs, eines Geschehens losgelöst von dem Subjekt, das diese Aktivität veranlaßt und andererseits das in der Zeit sich erstreckende Tätigsein des Subjektes in seinen verschiedenen Zuständen und Richtungen, z. B. als Beginn, Abschluß, Selbsttun oder Erleiden, auf sich selbst oder auf andere Gerichtet-Sein.

Folgen wir der Darstellung CASSIRERs, so zeigt sich am frühesten in der Sprachgeschichte eine Differenzierung der Genusunterschiede, z. B. des Aktiv und Passiv. In ihnen enthüllt sich das Erleben der lebendigen Beziehung, des Hin und Her, des Selbstwirkens und Betroffenseins. Die Differenzierung von Modalitäten des Verbs lassen dann erkennen, daß sich

[1] Sprachlich wäre hier „einverleiben" zweifellos besser. Wir folgen aber genau der vorliegenden Übersetzung.

[2] GABRIEL MARCEL: Philosophie der Hoffnung. München: Paul-List-Verlag 1957. S. 78.

der Sinn für unterscheidbare Aktivitätsgestalten entwickelt: ob sich eine Handlung z. B. als eine vollendete oder unvollendete, eine einmalige oder wiederholte, eine anhaltende oder gewohnheitsmäßige darstellt. Außer diesen mehr objektiven Charakteren der Handlung finden sich aber auch Sprachformen, in denen eine Stellungnahme des Subjektes zum Ausdruck kommt, so z. B. wenn eine Handlung als erwünscht oder unerwünscht, als gefordert, als gewiß oder ungewiß bezeichnet wird. Deutlicher noch drückt sich das seiner selbst als handelndes bewußt werdende Subjekt in Modalitäten des Verbs, wie im Konjunktiv, Optativ, Imperativ oder Kausativ aus.

Bisher war nur von Handlungen an Dingen, von dem Umgang mit ihnen die Rede. *In der zeitlichen Ordnung der Entfaltung des Handelns ist aber die Handlung mit dem anderen Menschen fundamental.* In diesem „Miteinander-Handeln" steht nicht ein wirkendes Subjekt einem Objekt der Wirkung gegenüber, sondern Wirkung und Gegenwirkung gehen hin und her, und es hängt nur von der Richtung der Betrachtung ab, ob wir das Eine oder Andere als Subjekt oder Objekt des Tuns ansehen wollen. CASSIRER spricht hier von einer reziproken Handlung [1]. Aus dieser reziproken Handlung, die ganz in der Personalsphäre verläuft, leitet er die „reflexive Handlung" ab, bei der Ausgangspunkt und Zielpunkt der Handlung, nachdem sie sich im zwischenmenschlichen Hin und Her zunächst getrennt haben, nun in der Rückwirkung auf sich selbst wieder in einem Punkt zusammenfallen. Das soll wohl, wenn wir CASSIRER hier recht verstehen, bedeuten, daß erst *nach* dem Miteinander der Handlung der Mensch die Möglichkeit gewinnt, sich auf sich selbst zurückzuwenden. Im „Medium" der griechischen Sprache sieht CASSIRER die Brücke zu dieser Entwicklung. Mit dem Gebrauch des Medium erfaßt der Sprechende den Vorgang als einen, der in seiner eigenen Sphäre liegt und betont seine innere Beteiligung an diesem Vorgang. Entsprechend führt auch SNELL aus [2], „im Griechischen bezeichnet das Medium dann aber vor allem das, was wir ein inneres Befinden nennen würden, und so bedeutet es: etwas mit innerer Regung tun. Das kann sehr verschiedenerlei sein: das gewöhnliche Sehen (*ἰδεῖν*) hebt sich ab von dem Sehen mit innerer Beteiligung (*ἰδέσθαι*); der gewissermaßen sachliche Schlag (*κόπτειν*) wird unterschieden von dem Schlag mit innerer Beteiligung (*κόπτεσθαι*) . . ." SNELL zeigt weiter, daß von diesem Tun mit innerer Beteiligung sich Bezeichnungen für ein wechselseitiges Tun mit innerer Beteiligung, z. B. vom Ich-schlage-mich, das: „sie schlagen sich gegenseitig" ableiten läßt. Außer dem Aktiv als Ausdruck des Selbsthandelns und dem Passiv als Ausdruck des Erleidens finden sich also allerlei Formen, die eine Wechselwirkung, das Hin und Her zwischen Ich und Nicht-Ich erfassen, die jedenfalls weder auf das gerade Fortgehen des Wirkens noch auf das geradlinige Betroffensein der Passivhandlung ausgehen. In den modernen europäischen Sprachen sind dafür „reflexive Wendungen" entstanden, in denen allerdings mehr als im Medium das Schwergewicht auf dem Wirkungsanteil und nicht auf dem der Befindlichkeit liegt. Denken wir dazu an das reflexive Verb „sich freuen über", so spüren wir darin mehr die Aktivität des Sich-Freuens als die Befindlichkeit des Freude-Habens ausgedrückt. Das entspricht einer Schwerpunktverschiebung in den modernen europäischen Sprachen hin zur Eigenaktivität des Subjektes, zuungunsten der Sphäre des Ausdrucks.

Entsprechend den zwei herausgestellten Gehalten des Verbs, nämlich der Vorgangsdarstellung und dem Wirk-Erleben, lassen sich auch zwei Verweisungswege auf das Subjekt der Handlungen aufzeigen. Wird die Handlung nominal als Vorgang, als Ergebnis erfaßt, so findet sich analog dem nominalen Weg zum Ich ein solcher über das Haben, d. h. über die possessive Bindung des Wirk-Erlebens an das bewirkende Subjekt. Im ural-altaischen Sprachbereich wird so aus der Tätigkeit „ich gehe" der nominale Ausdruck: mein Gehen; anstelle der Tätigkeitsbezeichnung „ich baue", „du baust" heißt es mit Hinblick auf das Ergebnis: „mein Haus" und „dein Haus". Der Ertrag des Tuns wird durch das besitzanzeigende Pronomen gleichsam „in die Sphäre des Ich" zurückgenommen. Den anderen Weg, den vorwiegend die europäischen Sprachen gegangen sind, haben wir mit Erwähnung des Mediums und des reflexiven Verbs schon angedeutet. In ihm wird das Schwergewicht auf das Erleben der Eigendynamik verlegt. Damit löst sich das Subjekt leichter noch als

---

[1] E. CASSIRER: a. a. O. S. 218.

[2] B. SNELL: Aufbau der Sprache. S. 106.

durch das Haben aus der Sphäre des Dinglichen heraus und stellt sich diesem gegenüber. „Es löst sich so das Ich, Du, Er in ganz anderer Schärfe als das bloße Mein, Dein und Sein aus der Sphäre des Objektiven heraus." (CASSIRER). Wiederum führt, ähnlich wie im Verhältnis zum Besitz eine Homogenisierung des Handelns überhaupt zu einer homogenen, rein formalen Auffassung des Ich als Aktionszentrum. „Jetzt bildet sich das Ich in der Tat immer deutlicher zum reinen Beziehungsausdruck"[1].

Die hier gewonnenen Gesichtspunkte gilt es nun auf die Verhältnisse beim normalen und beim autistischen Kinde zu übertragen. Es dient vielleicht zur Klärung der folgenden Darstellung, wenn wir uns noch einmal daran erinnern, welche Stelle die Sprache im Verlaufe der Entwicklung einnimmt. Auf dem Wege zum Ich werden Haben und Handeln, bevor sie ihren Ausdruck in der Sprache finden, bereits gelebt und in diesem „Leben" damit Erfahrungen gemacht. Diese Erfahrungen werden zur Sprache gebracht, und die Sprache dient wiederum dazu zu präzisieren, Erfahrungserinnerungen verfügbar und mit Aktuellem vergleichbar zu machen. Auch die Verweisungen aus den Erfahrungen des Habens und Handelns auf das Subjekt hin müssen wir schon vorsprachlich annehmen. In einer wechselseitig fortschreitenden Bereicherung von Erfahrung und Sprachausdruck werden Ich und Du bzw. Ich und die Dinge erschlossen.

3. Wege zum Ich in der normalen Kindersprache

Wir wollen nun einen Blick auf die „Wege zum Ich" beim normalen Kinde werfen. Dabei finden wir Verhältnisse vor, die durchaus mit den von CASSIRER dargestellten vergleichbar sind. Bei einem solchen Vergleich wird man aber beachten müssen, daß sich ohne Vergewaltigung des vorliegenden Materials diese „Wege" nicht so klar herausheben lassen, da sich beim Kinde die Entwicklung vom Sprachbeginn bis zum Ich-Sagen auf den Zeitpunkt weniger Monate zusammendrängt und die einzelnen Stufen dieses Entwicklungsweges nicht immer in Eigenschöpfungen adäquat zum Ausdruck gebracht werden. Das Kind steht zudem unter dem Einfluß einer höchst differenzierten Sprache, die ihm feste Formen anbietet, denen es sich nicht entziehen kann. So tritt beim Kinde die sprachliche Eigenschöpfung notwendig gegenüber der Aufforderung zum Hineinwachsen in den Sinn- und Formbereich der vorhandenen Sprache zurück. Verstehen und Nachahmung gehen bei diesem Hineinwachsen in die vorgefundene Sprache nicht immer Hand in Hand, so daß sich bei vielen frühen sprachlichen Äußerungen der Kinder nicht immer entscheiden läßt, ob hier mehr nachgeahmt oder angemessen ausgewählt wurde. Wenn dies letztere geschah, so bleibt immer noch offen, welche Sinneigentümlichkeit und welche Sinnfülle mit dem sprachlichen Begriff, abhängig von der Individualität des Kindes und seinem Entwicklungsstand, verbunden sind. Trotz dieser Einschränkung läßt sich durchweg, wie STERN[2] es ausgedrückt hat, ein „affektiv-volitionaler" Gebrauch[3] des

[1] CASSIRER: a. a. O. S. 227.

[2] C. und W. STERN: Die Kindersprache. 3. Aufl. Leipzig 1922.

[3] Den Begriff „affektiv-volitional" haben wir zitierend von STERN übernommen, sind aber der Ansicht, daß es sich, wenn wir diesen Begriff im Sinne ZUTTS verstehen, nicht um einen „affektiven" Gebrauch des Ich handelt. Das sprachlich ausgedrückte Begehren ist nicht mehr unmittelbar geäußerte Affektivität im Sinne der Trauer, der Freude, des Hungers, des

„Ich" als Pronomen der 1. Person wesentlich früher als ein „konstatierender", darstellender Gebrauch erkennen. Das haben C. und W. STERN sehr schön am Beispiel der eigenen Kinder demonstriert.

Hilde Stern gebrauchte mit 1;10 zuerst vereinzelte pronominale Selbstbezeichnungen. Sie sagte zuweilen *mein,* um einen Anspruch auf Objekte zu äußern (meine Suppe). Wenige Wochen später sagte sie zum ersten Male „ich" als Einzelwort, faßte sich gleich darauf an die Nase und sagte „Hilde". Erst mit 2;1 kam es zu einer Ich-Beziehung im Zusammenhang mit einer selbstergriffenen Tätigkeit. Die Mutter wollte den heruntergefallenen Ball des Kindes suchen, doch dieses rief: „Suchen ich Ball!" Das Ich betonte das Kind dabei stark. Auch bei Günther Stern ertönte das *Ich* häufig schon um 1;10, also früher als bei der Schwester, in den Formen des „i au" und „mi au". Hier zeigte sich ein Haben-Wollen, das im Verein mit den anderen Kindern in der Kinderstube beim Hereinbringen einer auch von anderen Kindern begehrten Sache auftauchte. Auch bei der jüngsten Schwester Stern trat dieses „mi au" schon mit 1;5 als erstes auf. Ein sehr schönes Beispiel dazu hat LOBAUER [1] mitgeteilt: Sein Sohn Wolfgang (1;5) hat eines Morgens in der Küche ein von ihm heißbegehrtes, aber seinem älteren Schwesterchen gehöriges Täschchen gefunden, das diese ihm bisher immer mit den Worten: „Nein, gehört mir!" entrissen hatte. Als er nun mir begegnete, hielt er es mir mit einer Hand entgegen und rief dazu: „Hilda", als wolle er sagen, „das gehört eigentlich der Hildegard". Aber unmittelbar danach drückte er es mit beiden Armen umklammernd an die Brust und rief: „mir!", was wohl heißen sollte, „aber jetzt gehört es mir!"

Die vorliegenden Beispiele zeigen, daß auch in der Kindersprache das Ich sich zunächst als Subjekt einer Besitzrelation, eines Habens oder einer Handlung, eines Wirkens erfaßt und zur Sprache bringen kann. Um Anschluß zu gewinnen an unsere Ausführungen über die frühesten Auffälligkeiten autistischer Kinder in der vorsprachlichen Entwicklungszeit, seien die Linien von den sprachlichen Wegen zum Ich zurück zu ihren vorsprachlichen Vorbereitungen und Vorbedingungen verfolgt. Vom sprachlichen Ausdruck eines Haben-Wollens, eines Begehrens, können wir zurückgehen zu dem ersten Ergreifen und Wiederloslassen eines Gegenstandes. Die Untersuchungen VOLKELTS [2] und seiner Schüler haben gezeigt, daß dieses Ergriffene beim Säugling mit der greifenden Hand zu einem Ganzen verschmilzt, nicht mehr losgelassen und als Gestalt nicht vom eigenen Leibe differenziert werden kann. Das so Einverleibte verschmilzt entweder mit dem Leibe und wird damit wie dieser unreflektiert „Gelebtes" bzw. mit der Entdeckung und Vergegenständlichung des Leibes (s. u.) wird es Teil des Leibes, leibliche Eigenschaft, etwas „Gehabtes". So wie das „In-den-Mund-Stecken" von Gegenständen ist auch das früheste Ergreifen mit der Hand noch ein „Einverleiben", ein Zum-Leibe-Machen des Ergriffenen. Eine Abgrenzung des Ergriffenen vom ergreifenden Leibe aber setzt voraus, daß auch dieser vergegenständlicht erlebt und in seiner besonderen Gegenständlichkeit von dem ergriffenen Objekt unterschieden werden kann. Die Vergegenständlichung des Leibes aber bringt an diesem Eigenschaften zur Erfahrung, die fundamental für das sind, was wir Eigentum nennen. Das sind die Verfügbarkeit, das dauernde Vorhandensein und die unbezweifelbare Zugehörigkeit zum Eigentümer. Wir erkennen

---

Durstes, sondern innerhalb einer sich entfaltenden Struktur des Mitseins ausgeformte *Kundgabe* eines Begehrens, die eine wenn auch noch so primitive Eigentumsordnung, eine Abgrenzung der Zugehörigkeiten, erfahrene Möglichkeiten des Austausches, wie wir noch ausführen werden, schon voraussetzt. Affektivität trägt und treibt zwar, aber die Ausformung und Kundgabe liegen in einem anderen Bereich (s. ZUTT, 1955).

[1] H. LOBAUER: Z. Päd. Psychol. XXXI, 176 u. 234 (1930).

[2] H. VOLKELT: Fortschr. exp. Kinderpsychol. 9. Kongr. exp. Kinderpsychol. Jena 1926.

darin sowohl die „Permanenz“ der Beziehung, als auch die „gestaute Dynamik“, die G. MARCEL hervorgehoben hat. Entsprechend läßt sich im ersten Lebensjahr ein In-Besitz-Nehmen des eigenen Leibes, seine fortschreitende Entdeckung und Vergegenständlichung beobachten. Im Betasten des Leibes, im Spiel mit Händen und Füßen und auch im lallenden Umgang mit den Lauten, die selbst ausgestoßen und im Hören wieder zurückgenommen werden, ist dieses In-Besitz-Nehmen und Wiederloslassen im Gange. ERWIN STRAUS[1] hat den Laut, der ausgestoßen und selbst wieder zurückgenommen werden kann, in diesem Sinne als Modell allen Eigentums bezeichnet. Daß auch das Verhalten zu den eigenen Ausscheidungen beim Kinde, deren Zurückhaltung oder Hergabe zu den Urformen des Umganges mit Eigentum gehört, ist uns durch die psychoanalytischen Untersuchungen nahegebracht worden. Zugleich lehrt dies letztere Beispiel, daß das Problem der Reinlichkeit sich in unserer Betrachtung als ein solches der Entfaltung einer gemeinsamen und Eigenwelt darstellt, da die Herausgabe des Eigentums, der eigenen Exkremente, an den anderen erfolgt, dieser andere ebenso wie das hergebende Ich aber bereits eine gemeinsame Welt, in der Reinlichkeit durch den Verzicht auf die eigenen Ausscheidungen erreicht wird, konstituiert haben müssen.

So wie sich in der Sprachgeschichte Stufen des Besitz-Erlebens in zunehmender Entfernung vom eigenen Leibe erkennen ließen, so auch in der kindlichen Entwicklung. Das ursprüngliche „Eigentum“ ist der eigene Leib oder das an den eigenen Leib Gepreßte. Von hier ausgehend baut sich eine Eigentumsordnung auf, die sich darauf gründet, daß immer kompliziertere und entferntere Besitzstrukturen konstruiert werden und das Subjekt in differenzierterer Weise Anrechte, Verfügbarkeiten und Zugehörigkeiten festzuhalten und seinem Bestande zuzuordnen vermag. Mit der Ausweitung des Anspruchs auf Eigentum über den eigenen Leib und das an den Leib Gepreßte hinaus bedarf es aber zunehmend des Einverständnisses bzw. der Auseinandersetzung mit den anderen Menschen, d. h, einer Eigentumsstruktur in einer gemeinsamen Welt. Wenn wir uns daran erinnern, wie in Zeiten politischer Auflösung der Mensch schließlich nur noch das „nackte Leben“ oder das, was er auf dem Leibe trägt, zu bewahren vermag, so wird uns deutlich, daß das Ergriffene, das an die Brust Gepreßte unvergleichlich mehr Eigentum ist, dem Urbild des Habens, dem Leibe näher steht als etwa eine in einem Bankdepot liegende Aktie, deren man nur in einem sehr kompliziert geordneten Gemeinwesen sicher sein kann.

Schon in der vorsprachlichen Entwicklungsphase läßt sich die Durchdringung der Besitzbeziehung, wie sie im Ergreifen vorliegt, durch die auftauchende Möglichkeit der Darstellung erkennen. Wir sehen, wie der ergriffene Klotz auf der flachen Hand vorgewiesen werden kann, wir verfolgen die sich daraus ergebende Möglichkeit des Hinweises durch Zeigen mit dem Finger und finden einen entsprechenden Weg auch in der höheren Entwicklungsstufe der Sprache vor, der von der ersten Benennung, die noch einem Ergreifen des Gegenstandes am Laut gleichkommt, wie es BINSWANGER[2] gezeigt hat, zum sprachlichen Zeigen von Dingen geht, bei denen der Laut nicht mehr Teil des benannten Gegenstandes, sondern hinweisendes Symbol wird. Auf dieser Stufe schafft sich die Sprache neue Formen zur Äußerung eines Begehrens. Das Benennen, nunmehr zunehmend vom Sinn der Darstellung durchdrungen, bedarf

---

[1] ERWIN STRAUS: Der Seufzer. Jahrb. Psychol. u. Psychotherapie **2**, 113 (1954).

[2] L. BINSWANGER: Grundformen ... S. 294 ff.

einer Ergänzung, die auch in der Kindersprache durch das Possessivpronomen erfolgt. Dieses vermag in Verbindung mit der Benennung oder auch selbständig, verbunden mit einer ergreifenden, begehrenden Geste den Besitzanspruch, das „An-den-Leib-bringen-Wollen“ kundzutun.

Auf eine andere Wurzel, nämlich auf das früheste Handeln und Erleben der Eigentätigkeit, des „Ursache-Seins“, läßt sich der verbale Weg zum Ich im vorsprachlichen Bereich zurückführen. Wir haben schon auf das Beispiel des ersten Greifens verwiesen. Unermüdlich ist das Kind nach diesem ersten Schritt im Experimentieren mit der Eigentätigkeit. Mit immer gleicher Freude werden Gegenstände ergriffen, herangeholt, fortgelegt oder aus dem Bett herausgeworfen. Es wird mit Bausteinen an die Bettgitter, auf den Tisch geklopft, Löffel an den Teller geschlagen, Papier zerrissen oder gar der eigene Kopf gegen die Bettwand gebumst. Sehen wir im Angreifen, im Anblicken oder im Horchen und Lauschen das Kind zunächst bei dem wahrgenommenen und ergriffenen Gegenstand verweilen, diesen in seiner Beschaffenheit und Form ergründen, so bleiben diese wahrnehmenden Begegnungen nicht ohne Rückwirkungen auf das Subjekt im Sinne des Gestaltkreises[1], die sich vermehren, wenn aus der Wahrnehmung zum Umgang, zur Handlung übergegangen wird. Am reinsten wird die Rückwirkung des Effektes auf das Subjekt selbst da erlebt, wo sich die Handlung nicht an einem Gegenstand betätigt, sondern in der Bewegung des eigenen Leibes, etwa im Kriechen, In-die-Hände-Klatschen, Aufsetzen, Aufstehen, Hinfallen auswirkt. Der Begriff der Funktionslust (CH. BÜHLER) kennzeichnet in diesem Sinne, in welcher Richtung das Schwergewicht des Erlebens zu suchen ist. In der 2. Hälfte des 1. Lebensjahres finden sich auch schon deutliche Ansätze zu einer Abgrenzung der Eigentätigkeit, des eigenen Begehrens von dem anderer. Frühester Trotz bei Nicht-Erfüllung einer gehegten Erwartung, bei Einbrechen der Aktivität des Erwachsenen in eine Spielaktivität des Kindes und die deutlich geäußerte Befriedigung bei Durchsetzen des eigenen Begehrens, lassen diese beginnende Abgrenzung sichtbar werden. Darauf fußt die beginnende Sprache, muß aber, wie auch beim Greifen, Stufen nachholen, die zum Teil vorsprachlich schon überwunden worden sind. Das läßt sich schön aus den Protokollen über die Sprachentwicklung bei Hilde Stern ablesen.

Mit 1;6 finden sich Vorgangsbezeichnungen, die man Benennungen gleichsetzen kann: z. B. tatei = zum Schlafen hinlegen (vom Kindermädchen „tatei machen“ genannt). Mit 1;7 anzieh = an- oder ausziehen, ging ging = klingeling machen, offe = offen machen.

Imperative Bedeutung haben anzieh ahm = ihr Ärmel soll heruntergestreift werden, pichel pichel holen = die Mutter soll Servietten holen. Während in den ersten Vorgangsbezeichnungen noch keine Beziehung zu dem Träger des Vorganges, der Handlung erkennbar ist, wird dieser in den Imperativsätzen angesprochen. Der andere, an den die Aufforderung gerichtet ist, ist zwar durch Zuwendung gemeint, die Richtung der Aufforderung ergibt sich aus der vorweg konstituierten Gemeinschaft; aber in der Sprache selbst, wenn man die begleitende Gestik und die nur klanglichen Ausdruckselemente beiseite läßt, ist lediglich die Richtung auf die begehrte Handlung erkennbar. Es findet sich auch noch keine Individualisierung des Subjektes der Handlung. Das Verbum erscheint im Infinitiv und wird nicht flektiert (Infinitivstadium). Die „Personifikation“ des Subjektes geschieht in den folgenden 2- bis 3-Wort-Sätzen dadurch, daß es in Form eines Vokativs an die Aufforderung angehängt oder dieser vorausgestellt wird, z. B.: 1;10 *„Mamma, Apfel kaufen.“* Oder 1;11 *„Kommt die Mamma und der Pappa auch.“* In diesem Satz ist auch die 3. Person Singular des Verbs schon gelungen. Danach gefragt, was es gemacht habe, antwortet das Kind

[1] v. WEIZSÄCKER: Der Gestaltkreis. Stuttgart 1947.

mit 2;0: *„pielen sand."* Es bezeichnet also eine Eigentätigkeit, aber noch infinitivisch und ohne Subjektbezeichnung. Diese tritt erstmals mit 2;1 in Zusammenhang mit einer energischen Auseinandersetzung mit der Umwelt auf. Das Kind will äußern, daß es selbst seinen Ball suchen will und daß nicht andere das tun sollen und sagt: „suchen ich Ball". Erst in einer Situation, in der das Subjekt des Handelns zweifelhaft wird, bezeichnet das Kind sich selbst ausdrücklich als dieses.

Das erste Auftauchen des auf dem verbalen Wege entwickelten „Ich" dürfen wir als scharf gekennzeichnete Stufe der Trennung des eigenen vom fremden Handeln festhalten. Wir können zurückschließen, daß in der Zeit, in der der subjektlose Imperativ- oder Begehrenssatz vorherrscht, auch die Person, von der begehrt wird, relativ unbestimmt und unindividualisiert erlebt wird. So wie der Schrei des Säuglings sich zunächst an niemanden Bestimmtes richtet, sondern allgemeiner Appell an ein in der symbiotischen Weltbeziehung noch nicht gegenübergetretenes, sorgendes Du ist, so können wir auch das erste sprachliche Begehren seiner Form nach als ungerichtet bezeichnen.

Diesen Übergang zeigt eine Beobachtung meiner Tochter Ul. im Alter von 2;10: Das Kind hatte sich durch Herumspielen am Schlüssel selbst im Bad eingeschlossen und vermochte trotz vielen Probierens nicht wieder aufzuschließen. Als der Schlüssel dabei aus dem Schloß herausfiel, rief die Mutter ihr durch die Tür zu, sie solle den Schlüssel aus dem Fenster werfen. Das Kind ging gehorsam, so konnte man durch das Schlüsselloch beobachten, mit dem Schlüssel zu dem hochgelegenen Fenster, vor dem ein Schemel stand. Dort blieb es einen Augenblick ratlos stehen und hob dann begehrend die Arme hoch, als ob es auf den Schemel gehoben werden wollte, obwohl niemand im Zimmer war. Da auf diese begehrende Geste hin nichts geschah, sah es sich verblüfft und ratlos um, hielt dann inne, als ob es sich besänne und stieg plötzlich selbständig auf den Schemel. Von da aus gelang das Hinauswerfen des Schlüssels sofort.

Auch hier, so darf man wohl deuten, vollzog sich in einer kritischen Situation ein Durchbruch aus einer Daseinsform, in der noch eine ungerichtete begehrende Geste am Platz war, zu einer neuen, die die Unterscheidung eigener und fremder Handlungsmöglichkeiten und Notwendigkeiten forderte. Dieses Beispiel, das bei einem fast dreijährigen Kinde beobachtet wurde, dem der Gebrauch des Ich schon durchaus geläufig war, lehrt uns zugleich, daß das erste Auftauchen des „verbalen Ich" noch keineswegs die vollkommene Lösung aus der symbiotischen Mutter-Kind-Beziehung anzeigt, sondern daß wir es hier mit einem ganz allmählich sich vollziehenden und vielleicht nie zu einem völligen Abschluß führenden Vorgang zu tun haben.

4. Das „Haben" in der Sprache der autistischen Kinder

Nachdem wir in den vorangehenden Abschnitten die Wege zum Ich über das Haben und Wirken verfolgt haben, gilt es nun, unser Material daraufhin anzusehen, ob sich in der Tat außer dem ausbleibenden bzw. verzögert auftretenden Ich-Sagen auch Störungen der charakterisierten Wege zum Ich feststellen lassen. Wenden wir uns nun zunächst den vom Haben geprägten Sprachformen zu, so können wir uns im folgenden auf die Untersuchung des possessiven Habens, den Besitzausdruck beschränken, weil das Haben, insofern es Kundgabe einer Befindlichkeit und Erfassung der Befindlichkeit des anderen im Ausdruck bedeutet, in späteren Abschnitten in

Zusammenhang mit der Betrachtung des dialogischen Sprechens behandelt werden soll.

Ganz allgemein können wir an unseren Fällen bemerken, daß die Possessivpronomen, wie „mein", „dein" usw. sowie der possessive Genitiv, wenn überhaupt, dann sehr verspätet auftreten, während diese Formen, wie wir für die Possessivpronomen an Beispielen von STERN und LOBAUER zeigen konnten, in der Sprachentwicklung des normalen Kindes schon früh, meist Ende des 2. Lebensjahres erstmals gehört werden. Für den possessiven Genitiv führt KAINZ Beispiele aus der ersten Hälfte des 3. Lebensjahres (Mamas Schuhe 2;1 — Bertas Kuchen 2;4) an[1]. Andere Autoren wie AMENT[2] nehmen hingegen ein wesentlich späteres Auftreten an.

Entsprechend dem verzögerten Auftreten des possessiven Habens in der Sprache der autistischen Kinder können wir auch eine ungenügend entwickelte Verweisungsstruktur des Habens bei ihnen annehmen. Wenn wir mit unserer Ausdeutung der Sprache nicht fehlgegangen sind, müßte sich also im Verhalten der autistischen Kinder gegenüber dem Eigentum die gleiche Auffälligkeit wie in der Sprache nachweisen lassen. Das läßt sich in der Tat besonders an einem Vergleich von Sprache und Verhalten bei dem Kinde Hans R. aufzeigen.

Noch mit 9 Jahren fiel der Junge in der Schule dadurch auf, daß er in der Klasse immer wieder Gegenstände anderer Kinder, ohne sich um den jeweiligen Besitzer zu kümmern, an sich nahm, wenn ihn diese interessierten. Auch auf der Abteilung mit 10;6 wurde mehrfach beobachtet, daß er, den Besitzer gleichsam übersehend, sich auf ein Spielzeug stürzte und es an sich brachte, Bleistifte anderer oder Teile von Metallbaukästen an sich nahm und damit fortlief. Stellte man ihn deswegen zur Rede und schlug ihm vor, den Besitzer doch erst um Erlaubnis zu fragen, so ließ er den betreffenden Gegenstand achtlos liegen. Es konnte dabei bei unserer Beobachtung nicht geklärt werden, ob ihm die Auseinandersetzung mit dem anderen widerstrebte, oder ob sich das Interesse an dem Gegenstand plötzlich verlor. Mit 9;0 mußte die Mutter mit ihm zu einer Reihendurchleuchtung, bei der 50 Pfennige als Unkostenbeitrag kassiert wurden. Am Eingang saß ein Kassierer mit einem Teller voller 50-Pfennig-Stücke vor sich. Der Junge griff im Vorbeigehen plötzlich mit beiden Händen in den Teller und wollte mit dem eroberten Geld weitergehen. Bei Warenhausbesuchen mußte ihn die Mutter entweder zu Hause lassen oder eng an ihrer Seite halten, da er sonst Räder oder andere ihn interessierende Gegenstände von den Ständen heruntergriff. — Wenn er im Untersuchungszimmer gespielt hatte, so nahm er noch mit 10½ Jahren, in der Weise wie es sonst Kindergartenkinder zu tun pflegen, ihn fesselnde Spielsachen einfach mit. Deswegen zur Rede gestellt sagte er: „Die beiden Rollen darf der Hans mit nach Hause nehmen, tragen wo Muttis Wohnung ist." Während eines Spieles mit Zahnrädern aus dem Metallbaukasten eines anderen Jungen sprach er mehrfach vor sich hin: „Das Rad kannst du mit nach Hause nehmen." Nahmen andere Kinder einmal etwas von seinen Sachen weg, so geriet er in Unruhe, rannte ärgerlich im Zimmer auf und ab und sprach dazu vor sich hin: „Der Junge hat die Büchse genommen." Nach mehrmaliger Wiederholung dieses Satzes sagte er: „Die Büchse soll vor dem Bett stehen." Er meinte damit offenbar sein Bett, denn er pflegte abends, ehe er sich hinlegte, einige seiner Spielsachen, vor allem Räder und am Boden gelochte Büchsen, vor dem Bett aufzustellen oder unter sein Kopfkissen zu legen. Er wehrte sich gegen das Wegnehmen seines Spielzeugs aber nicht und wandte sich auch an keinen Erwachsenen um Hilfe. Es fiel bei solchen Aktionen auch nicht von seiner Seite etwa das fordernde Wörtchen „mir" oder „das ist mein Spielzeug".

Aus dem Verhalten und den Äußerungen des Jungen kann man entnehmen, daß zwar ein Bestreben vorliegt, Gegenstände, die sein Interesse erwecken, an sich zu

[1] F. KAINZ: Psychologie der Sprache. Bd. 2, II. Aufl., 1959. S. 82.

[2] Zit. nach F. KAINZ: a. a. O. S. 82.

bringen, zu ergreifen und sich verfügbar zu machen. Dieses Zugreifen und An-sich-Bringen ähnelt, was die Mißachtung der Besitzverhältnisse angeht, durchaus dem Zugreifen erethischer Kinder, wenn man berücksichtigt, daß ja auch das dranghafte Zugreifen durch eine in vieler Hinsicht ungenügend ausgeprägte Gegenstands- und Verweisungsstruktur ausgezeichnet ist. Der Unterschied zur Dranghandlung liegt bei dem Kinde Hans R. aber darin, daß nicht ein ziel- und richtungsloser Drang einen Gegenstand findet, sondern ein sehr genau bestimmtes Interesse und ein Selektionsvermögen gerade diesen Gegenstand, z. B. ein Zahnrad, aus der Fülle anderer auswählt, ihn aber rücksichtslos, d. h. ohne Berücksichtigung der zwischenmenschlichen Gesamtsituation in seine Verfügung bringt. Daß es sich hier nicht um einen Antriebsdurchbruch handelt, ist weiterhin an dem konzentrierten und ausdauernden Spielverhalten des Kindes, das sich an dieses plötzliche Zugreifen anschließen kann, zu erkennen.

Außer diesem Bestreben, bestimmte Gegenstände an sich zu bringen, ist bei dem Kinde auch der erste Ansatz zum Aufbau eines Eigentumsbereiches zu beobachten. Die Gegenstände werden am Leibe herumgetragen, werden abends um das Bett herumgestellt oder unter dem Kopfkissen geborgen. Weiterhin ist „Muttis Wohnung“ schon deutlich als Muttis Eigentumsbereich erfaßt, in den auch von ihm begehrte Gegenstände gebracht werden sollen. Es ist in diesem Zusammenhang interessant, daß als einzigen Ausdruck des Habens wir einen possessiven Genitiv im Zusammenhang mit der Person der Mutter beobachten konnten. Bei einer anderen Gelegenheit sagte er, als die Mutter ihn immer wieder ermahnt hatte, dementsprechend: „Muttis Mund soll zu sein!“ So wie in dem Beispiel Lobauers, das wir angeführt haben, das Kind zunächst die Schwester als Eigentümerin erfaßt und dann in deren Rolle eintritt, so wird auch hier zunächst die Mutter als Subjekt eines Eigentumsbereiches, als Habende einer Wohnung, eines Leibes mit einem Mund, erfaßt, bevor eine solche Beziehungsstruktur auch vom Kinde auf sich selbst verweisend erfahren wird. Es sei hier an die Ansicht von Bruno Snell erinnert, der zufolge das Haben leichter am Du und das Wollen eher am Ich erfaßt wird.

Ungeachtet dieser ersten Ansätze in der Entwicklung einer Eigentumsstruktur ist der außerordentliche Rückstand des z. Z. dieser Beobachtungen 10½jährigen Jungen unverkennbar. Dieser Rückstand betrifft im Verhalten insbesondere die Berücksichtigung anderer als Eigentümer und die Bewahrung des Eigentums gegenüber dem Zugriff anderer. Er kann nicht sein Eigentum verteidigen oder zurückfordern, sondern nur die Wiederherstellung einer bestimmten Raumanordnung als unpersönliche, an keinen bestimmten Menschen gerichtete Wünschbarkeit äußern (das Spielzeug soll wieder an dem gleichen Platz stehen, an dem es früher war). Erinnern wir uns in diesem Zusammenhang an den Satz Goethes: „Was du ererbt von deinen Vätern, erwirb es, um es zu besitzen.“ Eigentum haben, so können wir daraus folgern, ist nicht einfach Bewahren des Vorgefundenen, sondern dessen Erwerben, dessen aktives Zu-eigen-Machen. Darin liegt zugleich aber auch das Eintreten in eine geschichtliche Existenz. Eigentum wird erworben, um es in Zukunft zu behalten, um sich zukünftige Verfügungsmöglichkeiten zu sichern. Je mehr ich mich um seinen Erwerb bemühen muß, je saurer mir dieser gefallen ist, umso enger bin ich mit dem Erworbenen verbunden, umso mehr hänge ich an ihm. Aber auch die Tradition des Eigentums, der Verweis auf meine Vorfahren als Vorbesitzer bindet mich und verpflichtet mich, um dessen Bewahrung besonders besorgt zu sein. Ich muß nicht nur um seine

Bewahrung im Sinne einer Verteidigung gegen andere besorgt sein, sondern bei einem erworbenen Hause oder einem Möbelstück auch um dessen Pflege und Erhaltung. JASPERS rechnet in diesem Sinne das Eigentum zu den Elementen der „Daseinssorge". „Selbstsein braucht und will einen Daseinsraum, in dem ihm die Verfügungsmacht zusteht über Dinge als über das, was nicht der Mensch ist. Diese Verfügungsmacht ist Eigentum, wenn es gegen die Verfügungsmacht anderer abgegrenzt ist. Es ist das Pathos im Eigentum, daß es die Daseinswirklichkeit des Selbstseins ermöglicht: Der Umgang mit Dingen, die in meiner Macht stehen, die Objektivität meines Tuns an dem im Stoff der Dinge Hervorgebrachten, das Werden meiner eigenen Welt, wie sie in der Kontinuität meines Lebens geschichtlich durchdrungen ist. Dadurch ist Plan und Sinn des Lebens auf eine begrenzte Dauer möglich... Der Erbende und der Erwerbende leben nicht von Tag zu Tag, sondern in der geschichtlichen Perspektive, aus überkommenem Grunde zu zukünftiger Möglichkeit hin." [1]

Kehren wir zu unserem Fall zurück, so können wir feststellen, daß das Kind noch nicht in die Möglichkeit des Erwerbens und Bewahrens von Eigentum, der geschichtlichen Entfaltung seines Selbstbewußtseins eingetreten ist und daß damit einhergehend eine Abgrenzung von Eigenwelt und gemeinsamer Welt, soweit diese auf dem Wege über das „Haben" strukturiert wird, noch nicht erfolgen konnte.

5. Das „Wirken" in der Sprache der autistischen Kinder

Am Wirken wollen wir unterscheiden 1. die Person, die eine Wirkung intendiert und von der die Dynamik der Wirkung ausgeht, 2. das Ziel des Wirkens, also die Wirkung oder das Bewirkte und 3. das Wirken in seinem zeitlichen Ablauf zwischen Anfang und Ende. Wir haben gesehen, daß in der Sprache der autistischen Kinder die Quelle der Wirkung, das „Ich", lange unausgesprochen und unerfaßt bleibt. Wir wollen nun zusehen, was uns die Sprache bei unseren Fällen über die Ausbildung der anderen Anteile der Wirkstruktur lehren kann. Ausbildung soll hier heißen sowohl die Entwicklung des Handelns überhaupt als auch die Prägung der Bedeutung der Sprache vom Wirken her. Beides hängt eng miteinander zusammen, denn da, wo nicht auf andere gewirkt wird, etwa in Form eines Forderns oder Befehlens, kann sich auch keine Sprachform der Forderung und des Befehls ausbilden, es sei denn eine ohne innere Erfüllung nachgeahmte Form.

Durch diese Bemerkung werden wir zurückverwiesen auf unsere Untersuchung des vorsprachlichen Verhaltens der autistischen Kinder. Wir haben bei dieser Gelegenheit hervorgehoben, daß gerade die Wirklaute, das Schreien, das Heischen, das Signalisieren mit Gesten und Blicken und der zweckgeleitete Umgang mit den Dingen im 1. Lebensjahr bei den autistischen Kindern entweder ganz fehlte oder doch verzögert und ungenügend auftrat. Wir dürfen also davon ausgehen, daß sich bei den autistischen Kindern zur Zeit des Beginns ihrer Sprachentwicklung die Daseinsform des wirkenden Umgangs mit den Dingen und mit anderen Menschen in einem deutlichen Rückstand im Vergleich mit der Entwicklung bei gesunden Kindern befindet.

[1] KARL JASPERS: Philosophie. II. Auflage, 1948. S. 607.

Dagegen hat sich, wie wir später noch gesondert ausführen werden, die Voraussetzung zur darstellenden Benennung wesentlich besser entwickelt, und diese übernimmt die Durchformung der Sprache auch da, wo normalerweise „Wirken“ und, wie wir schon zeigten, „Haben“ stärker hervortreten müßten.

Auch das normale Kind tritt zunächst in ein „Substanzstadium“ (W. Stern) der Sprache ein, da sich der festumrissene bzw. abgrenzbare, greifbare und feststellbare Gegenstand sowohl dem Zugriff mit der Hand als auch dem Ergreifen durch die Sprache am leichtesten erschließt. Wie wir an den angeführten Beispielen des Kindes H. Stern gesehen haben, gehören zu den frühesten verbalen Sprachformen infinitivische Vorgangsbezeichnungen. Durch diese wird ein Vorgang nicht in seiner Dynamik, nicht während seines Ablaufes unter Antizipation des angestrebten Zieles erfaßt, sondern eine abgeschlossene, in sich zusammenhängende und übersehbare Vorgangsgestalt substantivierend bezeichnet. Wenn ein Kind die Situation des Schlafengehens mit „tatei“ benennt, so wird damit etwas im voraus in seinem Verlauf und in seinem Ende Bekanntes angesprochen. Für eine solche Deutung spricht die Beobachtung, daß auch das normale Kleinkind in dieser Zeit besonders stark gebunden ist an einen ganz bestimmten, vorher erwarteten und bekannten Tagesablauf von fast rituell zu nennender Gliederung. Diese beim gesunden Kinde immer wieder durch die fortschreitende Entwicklung und die eigene Experimentierlust durchbrochenen Ordnungen bilden sich beim autistischen Kinde, wie Kanner besonders eindrucksvoll beschrieben hat, zu einem extremen Bestreben aus, immer die gleiche Situation, die gleichen Verlaufsformen, die gleichen Handlungen der Erwachsenen festzuhalten. Dementsprechend finden wir in der Sprache bei unseren Fällen vielfach ein langes Bewahren von Infinitivformen.

Christa G. (6;2) kommentiert den Ablauf des Tages oder bestimmter Handlungen häufig mit halblaut, wie schnarrend vor sich hin gesprochenen Worten. Dabei handelt es sich entweder um Benennungen oder Infinitivformen. Beim Gang mit dem Ref. über die Station spricht das Mädchen vor einer verschlossenen Tür, an der der Ref. einen Schlüssel aus der Tasche zieht, sofort vor sich hin: „Schlüssel, aufschließen“. Beim Zeichnen begleitet es seine eigenen Handlungen mit folgenden Worten: (Es zeichnet ein Viereck) „Ein Stall“ ..., (in das Viereck macht es kleine Striche hinein) ... „Futter“, (daneben werden kleine Pünktchen gemalt) ... „Schweine“, (dann zieht das Kind Längs- und Querstriche darüber mit dem Kommentar): „abgeschlossen“, (neben dem Stall entsteht ein dicht gestrichelter Haufen unter folgenden Worten): „oh, Misthaufen“.

Beim Betrachten von Bildern wird mehrfach nur die Tätigkeit der Personen durch einen Infinitiv bezeichnet. Zu einem Bild eines arbeitenden Schusters sagt das Kind: „klopfen“. Eine Putzfrau, die auf den Knien den Boden scheuert, veranlaßt zu der Äußerung: „putzen“. Zu einem Mann, der ein Auto wäscht, sagt das Kind: „spritzen“ und zu einem Jungen, der in einer Waschschüssel mit Schiffchen spielt, meint es: „Waschschüssel greifen“. Auf einem weiteren Bild faßt eine Mutter ein Kind an der Hand. Dazu heißt es: „Kindchen geführtchen“. Zu dem Binet-Bild mit dem Blindkuhspiel sagt es: „Tischdecke runterziehen, Suppenkaspar, Hans-guck-in-die-Luft, wackeln mit dem Stuhl, Tisch abdecken wollen, alles runter, alles auf dem Boden ... der hat was um die Augen (warum?) Ist irgendwo Sonne, darf nichts sehen.“ Zum Schneeball-Bild äußerte das Mädchen: „Ostereier suchen, es sind Steine. Türe auf, Fenster raus ... Mädchen ... laufen (warum versteckt der sich?) Nicht sehen, Türe auf ... Schnee draußen ... da frieren sie ... der hat's gemacht“ (weist auf den Schuljungen und dann auf die Scheibe). Bei diesen Worten schoß in das Herunterleiern und gleichgültige Vor-sich-hin-Sprechen plötzlich ein klarer entschiedener Ton verbunden mit einer Hinwendung zum Versuchsleiter.

Auch bei Hans R. konnten wir infinitivische Wendungen mit 10;6 bei Betrachtung der gleichen Bilder hören. Zu einem Bilde, auf dem ein Kind einem anderen einen Blumenstrauß überreicht, sagt er: „Blumen wegtragen". Zu einem anderen, auf dem Kinder Vögel füttern: „Talerchen werfen, Kinder spielen", (auf die Vögel hinweisend): „fressen", (auf die Kinder aufmerksam gemacht): „spielen".

Aus diesen Beispielen erkennen wir nicht nur ein Überwiegen der Darstellung des Vorganges durch die infinitivische Bezeichnung gegenüber dem Mitvollziehen, dem Mitgehen bei der Handlung und der Identifizierung mit den agierenden Personen. Wir sehen auch, daß durch diese Beschränkung auf das Darstellen, auf das nur gegenwärtig Gesehene, das Erfassen der auf den Bildern dargestellten Handlungen notwendig stückhaft bleibt. Es fehlt überall das Eigentliche des Wirkens, die in die Zukunft reichende Intention, das Zweckhafte, das „Um-Zu" des Tuns und das Miteinanderhandeln in einer gemeinsamen Welt.

Bei dem Kinde H. Stern tauchten bald nach Überwindung der Infinitivformen die ersten Imperative auf. Entsprechend dem Mangel von imperativischen Ausdrucksformen in der vorsprachlichen Zeit vermissen wir auch in der Folge bei den autistischen Kindern vor Entwicklung des Ich-Sagens die Befehlsform vollständig. Einige Wendungen können wir als abgeschwächte Wunsch- oder Befehlsformen deuten und vielleicht als Ersatzleistung für den nicht gelingenden direkten Wunsch oder Befehlsausdruck. Beispiele dafür geben die kasuistischen Auszüge auf S. 94. Aus unserem Material läßt sich eine Entwicklungsreihe der lautlichen, gestatorischen und sprachlichen Wunsch- und Befehlsformen aufstellen, die zeitlich weit auseinandergezogen und in ihrer Art verzerrt doch in Parallele gesetzt werden kann mit der zusammengedrängten Entwicklung dieser Formen beim Normalkinde. Als Frühform möchten wir das einfache Hinstellen des begehrten Gegenstandes, etwa eines Brotes oder eines Tellers mit Kuchen auf den Tisch werten. Ohne begehrende oder auffordernde Geste wird vom Kinde die Aktivität des anderen abgewartet. Eine zweite Stufe wäre das Heranholen der Hand einer Person an den begehrten Gegenstand, offensichtlich damit diese die erstrebten Handlungen daran ausführt. Daran schließt sich die einfache Benennung des Gegenstandes ohne irgendwie geartete Ausführung dessen, was damit geschehen soll. Weiterhin finden wir ein nachahmendes Wiederholen von Fragen, die sich auf das Begehrte beziehen („will der Junge essen" u. ä.) und schließlich vor dem Auftreten des Ich die noch unpersönliche Forderung, wie z. B. „er will essen", die durch den sachlich affektlosen Tonfall und das Setzen in die 3. Person wiederum mehr Darstellung einer Forderung als wirkende Forderung selbst ist.

Eine solche Vorform und Abschwächung des Imperativs zur Darstellung hin ist auch die Verwendung des „Sollen" als Hilfsverb oder uneigentliches Verb, wie wir es besonders vielfältig bei dem Fall Hans R. beobachten können.

Hans R. 10;6: Er spricht seine Forderung in die Luft hinein: „Der Onkel soll malen". Noch allgemeiner verwendet er das Sollen in folgenden Beispielen: Bei eindringendem Fragen oder Ermahnen sagt er: „Der Mund soll zu sein" und auf mehrfache Aufforderung, doch ins Zimmer hereinzukommen, lehnt er mit den Worten ab: „Es soll nicht gekommen werden". Auch bei Renate Sch. hörten wir mit 4;11 eine solche Wunschform. Sie nahm die Hand des Ref., legte sie auf ein Stück Papier und sagte dazu: „Ei, ei, Papier ... soll abmache."

Bedenken wir, inwiefern das „Sollen" eine Abschwächung in Richtung der Darstellung bedeutet[1], so läßt sich das am besten am Unterschied von Sollen und

[1] B. SNELL: a. a. O., S. 127.

Wollen verdeutlichen. „Ich soll" im Unterschied von „Ich will" zeigt an, daß die Intention zu der ausgesprochenen Handlung nicht von mir ausgeht, sondern von einem anderen, dessen Intention ich mich fügen soll. Wenn ich ausspreche: „ich soll", dann steht damit noch nicht fest, daß ich das, was der andere von mir fordert, auch tun werde. Es entsteht vielmehr im Aussprechen dieser fremden Forderung eine Zäsur. Ich bin nicht bedenkenlos zur Handlung, zur Ausführung des Befehls übergegangen, sondern habe mir das, was ich tun soll, im Aussprechen erst einmal vergegenwärtigt, mir vor Augen gestellt. Dieses Mir-vor-Augen-Stellen kann dazu dienen, die geforderte Handlung nachher bei der Ausführung ganz klar gegenwärtig zu haben, aber auch dazu, den Auftrag daraufhin zu überprüfen, ob es sich lohnt oder ratsam ist, ihn zu übernehmen. Im „Ich will" hingegen bin ich bereits voll in das Wirken eingetreten. Das Aussprechen ist bereits Teil meines Wirkens, sei es als Ausdruck meines Entschlusses oder als sprachliches Wirkmittel auf andere im Vollzug des Wirkens. Diese Abschwächung des Wirkens bei Verwendung des Sollens läßt sich auch in Verbindung mit der 2. und 3. Person aufzeigen. Gegenüber dem Imperativ „tu das" ist die Forderung „du sollst das tun" als Wirkform schwächer. Es bleibt in ihr offen, ob der Sprecher selbst die Forderung stellt, oder ob er nur eine Forderung Dritter weitergibt bzw. eine aus der jeweiligen gesetzlichen oder praktischen Lebenssituation sich ergebende allgemeine Forderung feststellt. Solche allgemeinen Forderungen, Gesetzlichkeiten, Wünschbarkeiten finden sich noch eindeutiger ausgedrückt dann, wenn sich das Sollen mit der 3. Person, insbesondere mit der 3. Person Neutrum verbindet im „Es soll". Wenn Hans R. auf dem Flugplatz sagt: „Es sollen keine Flugzeuge mehr kommen, der Hans will nach Hause und mit seiner Büchse spielen!", so wird schon angesichts der Unmöglichkeit der Erfüllung dieser Soll-Forderung deutlich, daß darin keine unmittelbare Wirkung auf die gegebene Situation liegt, es wird kein Befehl an einen bestimmten Menschen gerichtet, es wird kein Weg angegeben, auf dem die gestellte Forderung erfüllt werden könnte. Die Forderung erschöpft sich vielmehr in der Darstellung des Geforderten. Damit nähert sich dieser Wunschausdruck dem Wünschen, wie es im Märchen üblich ist, indem auch durch Zauber der Wunsch erfüllt wird, wenn er nur seine sprachliche Darstellung gefunden hat[1]. Wir können auch von hier aus eine Beziehung zur Phantasie- und Wunschwelt der älteren autistischen Kinder und autistischer Erwachsener herstellen (Fall Richard L.), in der an die Stelle des Wirkens, des Vollzuges realisierbarer Handlungen die bildhafte Darstellung des gewünschten Ergebnisses, der Tagtraum der idealen Welt tritt. Noch eindeutiger ist dieses Aussprechen des gewünschten Ergebnisses dann, wenn die Kinder die erstrebte Situation als eine faktisch bestehende ausdrücken. So wie man auch in der Umgangssprache Kindern, die bei einem Spiel beginnen die Grenzen des Erlaubten zu überschreiten, mahnend zuruft: „Jetzt ist es genug" anstelle des direkten Befehls „hört auf", äußerte Hans R. bei der oben erwähnten Situation: „Es ist genug gekommen" oder „es ist genug gefragt". An die Stelle der von der eigenen Person ausgehenden Gegenwirkung wird dem anderen gleichsam ein Ergebnis seines Tuns vor Augen gestellt. Das Tun wird durch die sprachliche Feststellung in ein abgeschlossenes verwandelt, es wird ein Ende „gesetzt". Damit wird die Aktivität des anderen zu einer vergangenen reduziert und ihre

[1] KANNER sieht in diesen Formen „einen magischen Schutz gegen unangenehme Ereignisse"

Weiterwirkung in die Zukunft abgeschnitten. Das im Deutschen an sich abgeschwächte und meist durch den Indikativ ersetzte Futurum („ich gehe“ anstelle „ich werde gehen“) ist schon durch seine enge Bindung an die 1. Person Singular und deren Fehlen bei den autistischen Kindern seiner eigentlichen Wirkkraft beraubt. Schon beim normalen Kinde, wie die Ausführungen von C. und W. STERN[1] zeigen, finden sich vor Ende des 3. Lebensjahres keine Formen des grammatischen Futurum. Der Ausdruck der Zukunft wird überwiegend durch „adverbielle Zusätze zu präsentischen Formen“ ausgedrückt, wie z. B. „dann Kuchen essen“. Diesen Zukunftsausdruck finden wir auch bei den autistischen Kindern wie z. B. bei Hans R. mit 10;6 noch vorherrschend. Entsprechend der Möglichkeit, mit Zahlen umzugehen und Daten zu erfassen, wird eine Infinitiv- oder Präsensform mit einer Zeitbestimmung verbunden: „Am 4. April ist der Junge in einer Wohnung ... am 4. April essen die Kinder alleine.“ Ein erster Durchbruch zur echten Futurform bedeutet aber die Wendung: „Da wird der Junge im Omnibus sitzen“. Man kann aber nicht verkennen, daß in dieser präsentischen Setzung der Zukunft als etwas Festes, auf das Datum Vorherbestimmbares und in allen Einzelheiten Auszumalendes die Gegenwart ihrer offenen dynamischen Möglichkeiten beraubt wird. Noch eindrucksvoller drückt sich dieser Mangel an dynamischer Offenheit und die Tendenz zur Wiederholung des Bekannten, zur fixierenden Benennung des Geschehenen in folgenden Beispielen aus.

Hans R. hörte mit 15;0 häufiger im Radio den Schlager mit dem Refrain: „In hundert Jahren ist alles vorbei“. Bei diesem Refrain regte er sich jedesmal auf und rief: „Nein, in hundert Jahren sind wir alle da, der Vati, die Mama und der Hans“. Wenn die Mutter zu ihm sagte: „Wenn wir sterben, kommen wir alle in den Himmel“, protestierte er mit den Worten: „Es ist genug gestorben“ und zählte auf, wer bereits gestorben sei. Alle anderen blieben nun auf der Erde. Vom Himmel falle man herunter, der sei für die Engel. Als ihm eine Todesanzeige seines früheren Lehrers gezeigt wurde, behauptete er, das sei ein anderer Lehrer, seiner sei nicht gestorben. Mit 16;1 wurde er gefragt, wo die Sonne sei. Daraufhin antwortete er: „am Himmel“ und auf nochmalige Aufforderung: „draußen“. Auf die Bitte, die Sonne zu zeigen, zeigte er irgendwo in die Luft. Energischer gebeten, doch nach der Sonne zu zeigen, drehte er sich zur Sonne hin und zeigte auch mit dem Finger. Als ihm dann gesagt wurde, die Sonne gehe jetzt unter, wurde er wiederum „ärgerlich“ und sagte: „Die Sonne geht nicht unter, es ist nur eine Wolke davor“. Er bestand darauf, daß die Sonne gar nicht untergehe, sondern immer am Himmel bleibe. Nach eingehenden Erklärungen konnte man ihn dazu bringen zuzugeben, daß die Sonne sich hinter der Erde verstecke.

6. Das Sprechen „mit“ dem Anderen

a) Vorbemerkungen

In den vorangehenden Abschnitten wurde gezeigt, wie das Kind im Zu-eigen-Machen des eigenen Leibes, des Ergriffenen, Gehörten und im handelnden Hinausgriff in die Welt zur Konstitution eines Selbst als Verweisungszentrum gelangt und diese Konstitution sich in der Sprache durch die Möglichkeit des Ich-Sagens ausdrückt. In unlösbarer Verschränkung mit dieser Selbstkonstitution aber ereignet sich jene des anderen Menschen, insbesondere des Du. Diese Konstitution des Du, die Abhebung des Ich vom Du, ist schon an den verschiedensten Beispielen, die wir

[1] C. u. W. STERN: a. a. O., S. 223 ff.

gegeben haben, erkennbar geworden. Wenn ein Kind begehrend „ich auch" ruft, so erstrebt es Eigentum, Aneignung in Abhebung von einem konkurrierenden Du, das sich auf dasselbe Eigentum begehrend richtet. Die ganze Struktur des Eigentums ist, wie MARCEL gezeigt hat, nur verständlich, wenn wir es als Struktur des Mitseins betrachten. Das, was ich habe, hebt sich ab von dem, was ich nicht habe. Etwas nicht „haben" bedeutet aber, daß es anderen zu eigen ist, anderen zur Verfügung steht. Erst dadurch, daß Dinge nicht „für mich" da sind, gewinnen diejenigen, die ich mir angeeignet habe, den Charakter des Eigentums, das bewahrt werden, vor dem Zugriff anderer geschützt werden muß, wenn es nicht an diese verlorengehen soll. Das Erfassen des Anderen als eines „Habenden", als eines Menschen, auf den Eigentum verweist, setzt voraus, daß ein Hineinversetzen in seine Rolle, seine Perspektive und eine Einfühlung in seine eigenen Verweisungserfahrungen möglich sind. Mit dieser Einfühlung wird nicht nur erfahren, was als Eigentum dem anderen zur Verfügung steht, im Gegensatz zu mir selbst, sondern auch, was dieses Eigentum dem anderen „wert" ist, was es ihm gibt. Mit dem Übergang von der einfachen „Benutzung" des Zuhandenen zur Aneignung als Eigentum wird dieses nicht nur „angeeignet", einer besonderen Sphäre einverleibt, sondern tritt damit in eine *Wertordnung* ein. Das Begehren des Anderen und mein eigenes richten sich auf das Begehrte, weil dieses einen *Wert* für *uns* hat.

Das gleiche können wir nun beim Handeln verfolgen. Jedes Handeln ist ein aktiver Vorgang in die Zukunft, ein Vorgreifen und Vorbestimmen. Mit diesem Vorgriff stößt das menschliche Handeln in einen Realzusammenhang, der seine feste Bestimmung schon hat. Dabei begegnet dem Handelnden ein Widerstand, durch den er rückbetroffen wird. Im Widerstande, im Ringen von Ansatz zu Ansatz mit diesem Widerstande erschließt sich ihm die Sache, „bekommt er das Gewicht ihrer Bestimmtheit zu fühlen" ... „ringt er mit ihrer Eigengesetzlichkeit" [1]. Er erfährt dabei nicht nur die Sache, sondern auch die eigenen Kräfte, die zu ihrer Beherrschung erforderlich sind, und gewinnt damit einen Aspekt seiner selbst. Richtet sich das Handeln aber auf eine Person, sei es direkt, sei es durch Eingreifen in die Sphäre ihrer Interessen, so kann zwar dem Handelnden wiederum ein Widerstand begegnen, er kann „den Gegenschachzug" der Person erfahren, zugleich erschließt die Person sich ihm aber entsprechend der gegenüber der Sache höheren Strukturfülle auf eine weitere Weise. „Eben dadurch, daß der andere betroffen ist, erfährt der Handelnde in seiner Handlung, daß Handlung und Wille von der betroffenen Person zurückstrahlen — auf die eigene Person, ja daß sie eine eigentümliche Macht haben, diese sehr eindeutig und sehr empfindlich zu ‚treffen', zu ‚zeichnen', sie gewissermaßen abzustempeln. Es sind die scheinbar unwägbaren ... Momente von sittlichem Wert und Unwert, die auf den Handelnden zurückfallen und dann als die seinigen ihm anhaften — er mag das nun anerkennen oder ablehnen, einsehen oder verkennen" (NICOLAI HARTMANN). Diese Wertprägung des Handelns durch das, „was sie in der realen Welt an realen Personen anrichten" und das damit gegebene Rückbetroffensein ist nach NICOLAI HARTMANN der eigentliche Unterschied in dem Realverhältnis von Person zu Person gegenüber dem von Person zur Sache. Die Sachen sind „für mich da" und lassen mich auf mich begrenzt sein. Im Rückbetroffensein von der

[1] NICOLAI HARTMANN: Zur Grundlegung der Ontologie. Berlin und Leipzig: 1935. S. 198—203.

Gegebenheit anderer Personen aber erfahre ich das volle Gewicht von deren Realität und dieses Gewicht überträgt sich notwendig auf die ganze Sphäre, in der sich das Leben der Personen abspielt, also auf Dinge, Geschehnisse, Verhältnisse, Sitiuationen, auf die sie ebenso wie ich gerichtet sind.

Was sich mir in der Erfahrung meiner selbst und des anderen als Besitzende und in der Rückäußerung des anderen im Handeln enthüllt, ist das, „was man zu Unrecht Subjektivität nennt und was vielmehr objektive und verborgene Seinstiefe ist"[1]. Im Sinne HUSSERLS[2] wird hierbei „appräsent", d. h. selbst nicht originär nachvollziehbar der Erfahrungsbereich des anderen zugängig, den wir als „eigenweltlichen" bezeichnet haben. Aus seiner verborgenen Seinstiefe tritt der andere mir gegenüber in Erscheinung, äußert der andere seinen Besitzanspruch, zeigt mir, was ihm wert und unwert ist, und tritt mir im Handeln mit eigener Spontaneität entgegen oder verbindet sich mit meinem Handeln zu einem gemeinsamen Tun. Seine Verborgenheit weist zurück auf das, was an mir ihm verborgen bleibt, und was sich mir in zunehmenden Erfahrungen als mein Privates, nur mir Erschlossenes enthüllt. Die konstituierte „gemeinsame Welt" wird im Abgrenzen des Besitzes, im Haben der Erscheinung des Anderen, im Mit- und Gegeneinanderhandeln nicht nur eine Welt gemeinsam erkannter und festgestellter Objekte, sondern eine Welt der Werte, sei es der Besitzwerte, der Güter, sei es der ästhetischen Werte oder der sittlich-moralischen des Handelns.

Auf dem Wege zur Konstitution des Anderen wollen wir zunächst Formen des Sprechens *mit* ihm untersuchen, in denen die Konstitution und Abhebung beider Partner des Gespräches Voraussetzung ist und erkennbar wird.

b) Der Anruf

Das verzögerte Auftreten des Ich- und Du-Sagens beim autistischen Kind können wir nach den bisherigen Darlegungen in Beziehung setzen zu einer rückständigen Ausbildung der vom Wirken und Haben getragenen Akte und ihrer Korrelate. Um nun zu weiteren, leicht zugängigen Bildungen dieser „Urformen des Sinns" im Gespräch zu gelangen, die bei unseren autistischen Kindern auffällig fehlen oder verspätet erscheinen, wollen wir noch einmal bei dem einfachen Beispiel von S. 63 ansetzen, in dem das Kind A. B. ein Brot auf den Tisch legt und ohne Hinwendung an einen anwesenden Erwachsenen gleichsam in die Luft hinein sagt: „Er will essen." Außer dem Fehlen des Ich und seinem Ersatz durch das „Er" fällt an der Weise des Sprechens auf, daß sich das Kind nicht erkennbar an jemanden wendet. Es fehlt der „Anruf", das Aufmerksammachen des anderen, dessen Anrede, durch die er zum Hinhören, zum Hinblicken auf ein Gezeigtes oder zum Verstehen einer Darlegung gebracht werden müßte. Es fehlt aber auch der Hinweis auf den begehrten Gegenstand, das Brot, und es fehlt der personale Ausdruck des Begehrens durch das Ich-Will, der abgeschwächt wird zur Darstellung, zum unpersönlichen nachahmenden Feststellen im „Er-Will". Aber verweilen wir zunächst beim Anruf. Dieser Appell an den anderen vermittels der Stimme läßt sich direkt aus dem vorsprachlichen Schrei des Säuglings, den Heischelauten, ableiten. Auch beim Erwachsenen kann

[1] SARTRE: Das Sein und das Nichts. Hamburg: 1952. S. 275.
[2] HUSSERL: Ideen Bd. II, S. 162.

dieser Anruf durchaus noch in vorsprachlicher Form durch einen Pfiff, einen Jodler, durch Schreien und Winken erfolgen und das Aufmerken zur Einleitung einer sprachlichen Verständigung herbeiführen. Schon vorsprachlich können sich solche Pfiffe oder andersartige Lautkombinationen an bestimmte Menschen wenden, deren Aufmerksamkeit erwecken, wenn sie als Zeichen verabredet sind. Diese Möglichkeit ist aber beschränkt, während die Sprache durch das System gerichteter Anrufe wie „sieh da" oder „he, du" und schließlich in jeder direkten namentlichen Anrede, ja im Erheben der Stimme in Anwesenheit anderer die Möglichkeit zur Einleitung einer sprachlichen Verständigung mit jedem Begegnenden schafft. Anrufen und Aufmerken sind jedoch nicht selbst schon Sprechen, sind noch kein Dialog. Das Miteinander-Sprechen kann aber ohne die vorweg konstituierte Gemeinschaft des Anrufens und Vernehmens nicht in Gang kommen. Sie hat keinen Raum, in dem sie im Hin und Her des Sprechens sich entfalten könnte. Denn im Aufmerken auf den von mir ausgestoßenen Laut, auf meine Anrede hin wird der andere mit mir verbunden, er leiht mir, wie BINSWANGER[1] sagt, sein Ohr und ich nehme ihn beim Ohr. Dadurch treten wir in eine Beziehung des lautlichen Vernehmens.

Wenn wir uns im Hinblick auf Anruf und Vernehmen unsere Fälle ansehen, so stellen wir unschwer fest, daß bei allen vom Säuglingsalter an, soweit darüber Berichte vorliegen, das Heischen, Fordern, Appellieren, der Aufmerksamkeit fordernde Anruf und die Anrede verspätet sich entwickelt haben und in kümmerlicher Ausbildung steckengeblieben sind. Wir bemerken aber zugleich, daß manche der höchst eigenartigen sprachlichen Äußerungen und Handlungen der Kinder nach einigem Bemühen um ein angemessenes Verständnis doch Ansätze des Aufmerksammachens der Anrede enthalten. In unserem letzten Beispiel legt das Kind das Brot sichtbar auf den Tisch. Wir gehen wohl nicht fehl, wenn wir in dem Heranholen des Gegenstandes und dem für die anderen sichtbaren Hinlegen eine außersprachliche Form des Aufmerksammachens sehen. Bei dem gleichen Kinde haben wir notiert, daß es die Person, von der es etwas forderte, unter Umständen ins Gesicht fassen, schlagen oder auch nur einfach anfassen konnte. Die angemessenste Form des Anrufes, die dem Kinde gelang, bestand darin, daß es dem anderen einen Gegenstand in die Hand gab, z. B. einen Kreisel, und dann vor sich hin sagte: „Ich mach' mal." Auch bei Frank R. ersetzte das Hinhalten z. B. des Kopfes zum „Pusche-pusche-Machen" (im Haar kraulen), das Hinstrecken eines Knies, um ihn daran zu kratzen, das Ergreifen der Hand des anderen und der Heranführung an ein bestimmtes Spielzeug oder einen Baustein, damit dieser in die richtige Position gebracht werde, oder schließlich das Aufmerksamkeit heischende Berühren des anderen, den anrufenden Laut oder die sprachliche Anrede. Auch ungerichtete Erregung, wiederholtes Herausschreien des gleichen, einen Wunsch darstellenden Satzes bis zur Zuwendung des anderen, bis zur Erfüllung des Wunsches können als Umwegleistungen zum Ersatz der nicht gelingenden Anrede gewertet werden. Aufschlußreich zeigt folgendes Beispiel die Schwierigkeiten des schon 16jähr. Hans R., den anderen zum Aufmerken zu bringen: — Er saß bei einer Untersuchung auf einem Drehstuhl zwei Ärzten gegenüber. Nachdem er sich auf dem Drehstuhl ein paarmal hin- und hergedreht hatte, wandte er sich in Richtung auf den zunächst sitzenden Arzt und sagte laut: „Der Hans sitzt auf dem Drehstuhl." Dann wiederholte er den gleichen Satz, nachdem

[1] L. BINSWANGER: Grundformen. S. 307.

keine Antwort erfolgte, mit dem Imperativ beginnend: „Sag, der Hans sitzt auf dem Drehstuhl.“ Nachdem der so Angeredete diesen Satz wiederholt hatte, schien der Junge zunächst befriedigt zu sein, wandte sich dann aber nach einer Weile an den zweiten Arzt mit dem gleichen Satz und in der gleichen auffordernden Art. Als dieser nicht reagierte, drehte er sich ärgerlich ein paarmal im Drehstuhl hin und her, sah den Arzt schließlich voll an mit einem gereizten Blick und sagte: „Der Mann da“ und später „der Schwarze da, der Hans ist auf dem Drehstuhl“. Als auch hierauf noch keine Antwort erfolgte, tupfte er den Arzt auf das Knie und sagte: „Der Hans ist auf dem Drehstuhl.“ — Selbst bei diesem schon 16jähr. Jungen gelang noch keine namentliche Anrede, außer dem einen Imperativ „sag“ kein Aufmerksamkeit heischender Anruf. Um die angestrebte Wiederholung seines Satzes zu erreichen, konnte er sich nur einer vorsprachlichen Form des Anrufs, der körperlichen Berührung des anderen bedienen.

Hier sei schon auf den Weg hingewiesen, der vom Anruf zur Nennung des Namens führt. Diesen Weg wollen wir hier aber nicht verfolgen, sondern erst im Zusammenhang mit der Darstellung der Konstitution des anderen in der Sprache ausführlicher darauf zurückkommen.

c) Der Hinweis

Anruf und Hinweis sind oft in einem enthalten, so wenn ich beispielsweise plötzlich „da“ oder „hier“ rufe, um den anderen auf etwas Bemerkenswertes aufmerksam zu machen. Auch der Fußballspieler, der einen Kameraden, der sich im Besitz des Balles befindet, auffordernd mit dem Namen anruft, leistet damit nicht nur das Aufmerksammachen des anderen, sondern auch den Hinweis auf seine eigene Position, an die der Ball abgegeben werden könnte. Trotz dieser häufigen Verschmelzung in einem Wort sind Anruf und Hinweis wohl zu trennen. Der Anruf ist Wirklaut, Appell, er veranlaßt die Zuwendung des anderen, der Hinweis ist Kundgabe an den bereits dem Vernehmen Geöffneten. Kundgabe davon, daß ich etwas sehe, daß ich etwas festgestellt habe, daß ich zur Aufnahme des Balles bereit bin, Kundgabe also eines Zustandes, in dem sich das Subjekt befindet, denn es „hat“. Zu dem, was ich habe und im Kundgeben äußere, gehört die Richtung meines Blickens und Zeigens. Um das erfassen zu können, was ich zeige, muß der andere sich in mich hineinversetzen, gleichsam den Ort einnehmen, an dem ich stehe und damit die Perspektive meines Wahrnehmens. Das kann er in einem nur inneren Akt des Hineinversetzens tun, unter Umständen kann aber ein reales Einnehmen des Platzes notwendig sein. Ich muß ihm über seine Schultern hinweg, so daß er der Richtung meines Armes nachblicken kann, zeigen, was ich gesehen habe. Oder ich kann ihm, z. B. in einer militärischen Situation, das Scherenfernrohr festgestellt zum Einblick auf das anvisierte Ziel überlassen. Das Zeigen und Zeigenlassen eröffnet so eine „gemeinsame Perspektive“. Aus dieser gemeinsamen Perspektive heraus bekommt der Gegenstand einen Ort in einer gemeinsam erschlossenen räumlichen, dreidimensionalen Ordnung zugewiesen. Er ist dort, wohin wir von dem gleichen Ort aus gesehen haben, und dieses Dort ist in seiner räumlichen Beziehung zu unserem Standpunkt bestimmbar. Mit dem Gegenstand übersehen wir gemeinsam die Entfernung bis zu ihm hin, den Weg und die Umwege, die zu seiner Erreichung nötig wären und die

Möglichkeit oder Unmöglichkeit dorthin zu gelangen. Das Zeigen eröffnet somit den Beziehungsraum für die Gemeinschaft der Sprechenden, es legt fest, was in der Darstellung angesprochen worden ist und worüber konkret Verständigung erreicht werden soll. Es bannt das Sprechen in eine Situation mit gemeinsamer Perspektive. Wenn ich sage „da — Vogel" und der andere folgt meinem Zeichen, nimmt den gemeinten Vogel wahr, so besteht aus der Gemeinsamkeit der Perspektive heraus kein Zweifel mehr darüber, was ich als Vogel angesprochen habe. Erst von dieser gemeinsamen Perspektive, der perspektivischen Wahrnehmung eines Gegenstandes aus ist Verständigung über das Zutreffende oder Unzutreffende meiner Bezeichnung, ob es sich um einen Vogel handelt oder nicht, möglich. Diese Auslegung des Zeigens weicht scheinbar von dem ab, was man üblicherweise als wesentlichstes des Zeigens, der „Deixis" bezeichnet, nämlich die Überwindung des unmittelbar sinnlichen Ergreifens durch das „Greifen in die Ferne" [1]. Im Zeigen löst sich das Subjekt aus der unmittelbaren Bindung an die Situation, an die körperlich überwindbare räumliche Beziehung, durchbricht den unmittelbaren Aktionsraum und vermag anstelle des ergreifenden In-die-Hand-Nehmens den Gegenstand durch ein schon vorsprachlich symbolisiertes Deuten, d. h. Zeigen und Blicken, festzustellen. Diese wesentliche Leistung des Zeigens sollte keinesfalls vernachlässigt werden; sie ist dementsprechend bei Erwähnung des gemeinsamen Sich-Richtens, der Erschließung einer Raumordnung und der „Feststellung" eines bestimmen Gegenstandes als Korrelat dieses Zeigens gewürdigt worden. Berücksichtigt man aber, daß auch das Zeigen seinen vollen Sinn erst im „Miteinander" entfaltet, so tritt das, was an vorsprachlicher Symbolisierung, an „Darstellung" im Zeigen liegt, zurück gegenüber dem Kundgabesinn, der Aufforderung zur Einfühlung in den Zeigenden und gegenüber der Bedeutung für die Konstitution eines gemeinsamen Raumes der Wahrnehmung und der sprachlichen Symbolisierung. Dementsprechend sagt auch SNELL [2]: „Wenn ich aber mit einem anderen spreche, muß ich ihn erst ins Bild setzen, wovon ich eigentlich spreche, und kann erst dann meine Mitteilung machen. Das hinweisende ‚da!' stellt uns beide auf den gleichen Boden." „Da ich in der Mitteilung den Gesprächspartner erst ins Bild setzen muß, ihn orientieren muß, von welchem Punkt des Sprachfeldes, auf das wir uns begeben, ich ausgehen will, ist solch ein Hinweis nötig, wie er am einfachsten durch das ‚da!' gegeben wird (da — Hase!), durch die Deixis, die uns als raumöffnendes Symbol schon in der vorsprachlichen Schicht begegnet ist. Die Sprache schafft sich weitere Möglichkeiten, auf bestimmte Punkte hinzuweisen, durch die Pronomina wie der, dieser, jener, ich, du usf., die dann im Sprachfeld dieselbe Funktion erfüllen, den Hörenden ins Bild zu setzen, wie das hinweisende ‚da' im natürlichen Raum."

Entsprechend der Verbindung von Anruf und Hinweis in einem Laut, einer Geste oder einem Wort lassen sich diese beiden Äußerungsformen auch am Material unserer austistischen Kinder meist schwer trennen. In den Beispielen, die zur Erläuterung des „Anrufes" gegeben worden sind, wird daher auch vielfach die Unfähigkeit oder Schwierigkeit der Kinder, im Zeigen kundzugeben, was sie gesehen und gehört haben, oder sich selbst der Kundgabe des anderen zu öffnen, sich in seinen Standpunkt hineinzuversetzen und seinem Hinweis zu folgen, erkennbar. Ausdrücklich erwähnt finden wir die Schwierigkeit des Zeigens in der Krankengeschichte von Renate Sch.

---

[1] W. WUNDT: Völkerpsychologie I. S. 19.

[2] B. SNELL: Der Aufbau der Sprache. S. 68.

Der Vater berichtet über das Mädchen (10;0), es habe inzwischen zu zeigen gelernt. Wenn man jetzt die Frage an es richte: „Wo ist der Apfel?“ so könne es sich suchend umsehen und den Apfel richtig zeigen, während es früher einfach irgendwo in die Luft gezeigt und „da“ gerufen habe. Von Manfred B. (10;0) berichtete die Mutter, er habe bis zu seinem 14. Lebensjahr nicht zeigen können und habe den Sinn des hinweisenden „Da“ offensichtlich nicht verstanden. Dieter E. (9;6) vermochte zwar Gegenstände auf Aufforderung zu zeigen, neigte aber dazu, zunächst einfach den Arm irgendwohin auszustrecken und wie mechanisch zu sagen: „da“. Bei Besprechung der verbalen Formen des Wirkens haben wir eine Beobachtung von Hans R. angeführt, bei der dieser ebenfalls auf die Frage, wo die Sonne sei, ohne sich genauer zu orientieren, in die Luft hinein zeigte.

Was wir in diesen Beispielen vor uns haben, sind offenbar Dressurprodukte. So wie bei anderen Leistungen, z. B. bei der Begrüßung, den eifrigen Müttern Dressuren, wie ein kurzes Anblicken, ein Hinreichen der Hand gelungen sind, so erscheint uns auch im richtungslosen In-die-Luft-Zeigen eine solche Dressur vorzuliegen. Der ständigen Aufforderung zum Zeigen, ähnlich wie der Aufforderung zum Antworten, lernen manche Kinder sich durch eine ganz äußerlich angepaßte, aber sinnleere Handlung, ein In-die-Luft-Zeigen, ein Antworten von irgend etwas zu entledigen. Bei den älteren allerdings gewinnt man den Eindruck, daß hinter diesem „Irgendetwas-Tun“ auch eine Art von „Begegnungsscheu“, wie ZUTT [1] es genannt hat, steckt, ein Ausweichen vor Ansprüchen, die unübersehbar und gefährdend sind und eine gesicherte Lebensform in Frage stellen.

Das natürliche, lebhafte Zeigen und Sich-zeigen-Lassen des aufgeschlossenen, auskunftbedürftigen normalen Kindes fehlt in unseren Krankengeschichten vollkommen. Wenn überhaupt, so vollzieht sich die Entwicklung der Möglichkeit des Zeigens und Zeigenlassens außerordentlich verzögert; z. B. bei Renate Sch. um das 10., bei Manfred B. um das 14. Jahr herum. Wir dürfen daraus ableiten, daß auch die Konstitution des anderen Menschen als eines solchen, auf dessen Platz ich mich versetzen kann, mit dem ich mich über den Ort wahrgenommener Gegenstände verständigen kann und die Konstitution eines gemeinsamen Lebensraumes, in dem die Dinge nicht bloß auf mich, sondern auch auf andere verweisen, in ähnlicher Verzögerung erfolgt.

d) Frage und Antwort

Gegenüber dem Anruf und Hinweis, die das Gespräch durch Weckung der Aufmerksamkeit des anderen und Eröffnen eines gemeinsamen „Sprachfeldes“ einleiten, führt die Frage in das eigentliche Zentrum des Dialogs hinein. Frage und Antwort sind, wie KAINZ bemerkt, die einfachste und Grundform des Gesprächs. Das Fragen hebt sich aber auch entschiedener als etwas Neues, als eine wesentliche neue Möglichkeit des Kindes von den vorbereitenden Entwicklungen ab, als das bei dem sprachlichen Anruf und Hinweis der Fall ist. Nicht umsonst haben C. und W. STERN darauf hingewiesen, daß sich am Beispiel der Frage am besten die Entwicklung des kindlichen Denkens aufzeigen lasse. ERWIN STRAUS [2] hat in seiner Arbeit über „Der Mensch als ein fragendes Wesen“ im Fragen den „Anfang und Ursprung des Denkens“ gesehen.

---

[1] J. ZUTT: Diskussionsbemerkung zum Vortrage ASPERGERS. Zbl. des. Neurol. Psychiat. **148**, 15 (1958/59).

[2] E. STRAUS: Jahrb. Psychol. u. Psychother. **1**, 139 (1952/53).

Das alltäglich Hingenommene wird dem Fragenden plötzlich fragwürdig, verwunderlich, verwirrend, d. h. nicht mehr selbstverständlich. Aus dieser Verwunderung und Verwirrung sucht der Mensch einen Ausweg durch die Frage. Begrenzen wir uns in unseren folgenden Überlegungen auf das Fragen eines anderen (ich kann mich selbst fragen) und auf das informatorische Fragen oder Erfragen im Sinne von Straus[1]. Was geschieht nun in diesem Fragen eines anderen Menschen? Wenn ein Kind mit dem Finger auf Gegenstände zeigt und fragt „das hier?" oder „is'n das?" (H. Stern 1;6), so können wir daraus schließen, daß sich dem Kinde bereits ein Bereich des gemeinsam Erkennbaren und Benennbaren erschlossen hat. Die Frage zeigt, daß das Kind über die einmalige Erscheinung in der aktuellen Situation hinauszuzielen vermag auf eine Ordnung, innerhalb derer sich das gegenständlich Wahrgenommene einzufügen, Konstanz in der Zeit und Beziehungen zu anderen Gegenständen zu gewinnen beginnt. Diese Ordnungen, auf die hin mit der sprachlich formulierten Frage gezielt wird, sind Ordnungen der gemeinsamen Welt, Ordnungen, in die alle eintreten, die beginnen, sich der Sprache zu bedienen, sich mit der Sprache zu verständigen. So wie ich im Anruf den anderen beim Ohr genommen und damit eine fast leibliche Gemeinsamkeit hergestellt habe, wie ich ihn im Zeigen dazu brachte, mit mir in eine gemeinsame Perspektive einzutreten, so richtet sich meine Frage auf gemeinsame Ordnungen. Ob ich nach dem Was oder dem Wo der Dinge und Menschen frage, nach Eigentumsordnungen, nach zeitlichen oder Kausalbeziehungen, stets trete ich heraus aus einer nur eigenweltlichen Sicht und frage nach Verhältnissen, die für mich und den Befragten gemeinsam verbindlich sind.

E. Straus hat darauf hingewiesen, daß das Kind zuerst „was" fragt, also nicht nach dem Eigen- sondern nach dem Gattungsnamen. Wenn dem fragenden Kleinkind natürlich noch nicht der Begriff der Gattung bewußt erschlossen ist, so liegt doch im Fragen nach dem Was gleichsam immanent ein „Vorwissen" um eine solche Ordnung der Dinge, ohne das sinnvolles Fragen nicht möglich wäre. Zugleich mit der Richtung auf das konstante Ding fragt das Kind nach dem konstanten Wort dafür. Dieses Wort wird erfragt von einem anderen, von dem angenommen wird, daß er dieses Wort wisse. Der Antwortende ist nicht Erfinder, sondern Vermittler des Wortes. Die Sprache, aus der dieses Wort mitgeteilt wird, ist universaler als das jeweilige Verhältnis der Dialogpartner. Die Antwort vermittelt dem Fragenden ein vorhandenes Wort für ein vorhandenes Ding. Auch die Ordnung, die in der Antwort sich zeigt, ist keine einmalige, für den Augenblick der Frage und Antwort geschaffene, sondern eine bereits bestehende, von den Dialogpartnern gemeinsam erfaßte, ausgelegte und als verpflichtend erkannte.

Die Frage findet ihre Erfüllung in einer Antwort. Ohne ein Vorwissen von der Möglichkeit des Antwortens würde keine Frage gestellt. Fragen, die nicht auf eine Antwort hinzielen, dieser geöffnet sind, sind keine echten sondern „leere" Fragen, ihres Fragesinnes entleert. Wie zentral die Frage in der Sprache steht, zeigt sich darin, daß man, wie Straus formuliert, „eigentlich jede Aussage als eine Antwort auf eine Frage — eine stillschweigend mitvernommene Frage — ansehen kann.

---

[1] E. Straus unterscheidet weiterhin das katechetische Fragen oder Abfragen, das inquisitive Fragen oder Befragen und das sokratische Fragen oder erweckende Fragen. Da wir uns mit unseren Überlegungen an die Frühformen des Fragens und, wie wir glauben, an die Urformen, von denen die anderen abgeleitet sind, halten wollen, können wir uns auf die einfachste Form des Befragens eines anderen beschränken.

Wenn uns die Frage nicht vernehmlich ist, in der eine Aussage Stellung nimmt, bleibt die Aussage selbst unverständlich."

Fahren wir nun selbst in unserem Gedankengang durch weitere Fragen über das Fragen fort. Dabei zeigt sich in der Reflexion auf das, was wir dabei tun, daß Fragen und Antworten uns auf einen Weg, einen „Gedankengang" bringen, auf dem wir sehr wohl die einzelnen Schritte, die wir vorwärts gehen, unterscheiden können. Im Fragen des anderen und dessen Antworten wird dieser Gedankengang zu einem gemeinsamen Weg, der mit der ersten Frage beginnt und der letzten Antwort endet. Fragen und Antworten sind, so zeigt sich, ein Miteinandergehen auf einem gemeinsamen „Lebensweg" (ZUTT) [1]. Dieses Miteinandergehen geschieht in der Weise des Führens und Führenlassens. Der Fragende vertraut sich dem Antwortenden an, er wählt ihn als einen vermeintlich Wissenden und zuverlässig Antwortenden aus. Er nimmt die Antwort als richtige auf, hält sie fest und nimmt damit den anderen „beim Wort", verpflichtet und bindet ihn dadurch. Der Antwortende wiederum wird gebunden, indem er sich anreden läßt, sich dieser Anrede nicht entzieht oder eine Antwort verweigert. In der Art, wie er sich anreden läßt, zeigt er, wer er ist, wes Geistes Kind er ist [2]. Die erteilte Antwort muß er „verantworten". Er muß für sie einstehen. Vertrauen und Sich-Öffnen im Fragen, Sich-Binden und Verantworten im Antworten konstituieren so eine besondere Weise des mitmenschlichen Verkehrs. Dabei treffen die beiden Partner des Verkehrs nicht nur momentan aufeinander, sondern treten in ihrer Geschichtlichkeit ein in ein Stück gemeinsamen Lebensweges mit dem Ziel einer „geschichtlich gelebten, gemeinsamen Auslegung der Welt" (E. STRAUS) im Fragen und Antworten.

Wenden wir uns wiederum unserem Material zu, so können wir zunächst feststellen, daß in engem Zusammenhang mit den Störungen im Auftreten des Anrufens und Hinweisens auch das Fragen sich sehr verzögert entwickelt hat. Das lange Ausbleiben der ersten Frage wird von allen Eltern übereinstimmend berichtet und der Gewinn der Möglichkeit des Fragens als wesentlicher Entwicklungsfortschritt genau registriert.

Von Hans R. waren den Eltern mit 10;6 nur zwei Fragen bekannt. Nach häufigem Ertönen eines bekannten Schlagers fragte der Junge: „Was ist eine Hochzeitskutsche?" Den Vater soll er einmal gefragt haben: „Was machst du bei der Post?" Wir hörten die Frage: „Tante, was ist ein Toto?" Bei Eberhard H. tauchte mit 5;6 die Frage auf: „Wo ist der Papa?" Dabei muß bemerkt werden, daß diese Frage nach der endgültigen Trennung der Eltern erfolgte. Entsprechend äußerte Renate Sch. mit etwa 9;0, als der Vater alleine zum Besuch im Kinderheim eintraf: „Wo ist die Mama?", mit der sie besonders eng verbunden war. Bei anderen Kindern (Karl B., Volker Sch.) war bis zum Beobachtungszeitpunkt noch keine Frage registriert worden. Die anderen Fälle, insbesondere Fritz K., Dieter E. und Richard L. waren in ein ausgesprochenes Fragealter eingetreten, das sich aber durch sein verzögertes Auftreten und auch durch Besonderheiten in der Art des Fragens, auf die wir zurückkommen werden, auszeichnete.

Die angeführten Fragen richten sich auf das „Was" der Dinge, d. h. auf eine Gegenstandsordnung. In den „Wo-Fragen" wird eine räumliche Ordnung angezielt. Die Seltenheit dieser Fragen und das Verhalten der Kinder dabei zeigt aber, daß nur allererste Ansätze zum Aufbau solcher intersubjektiven Ordnungen im Gange sind.

[1] J. ZUTT: Der Lebensweg als Bild der Geschichtlichkeit. Nervenarzt **25**, 426 (1954).
[2] L. BINSWANGER: Daseinsformen ... S. 325 ff.

Dieser Aufbau wird behindert dadurch, daß die Kinder im Fragen die Haltung des Fragens nicht beibehalten können, denn bevor die Antwort ertönt, sind sie schon wieder verschlossen, abgewendet, der Antwort gegenüber gleichgültig. Es mag auch sein, daß dem Antwortenden die passende Antwort, eine dem Kinde verständliche Antwort mißlingt. Das ist um so eher anzunehmen, als diese Kinder sich gerade nicht um Einfühlung in die konventionelle Sprachbedeutung und Anpassung an die gemeinverbindlichen Ordnungen bemühen, sondern, wie KANNER gezeigt hat, vom anderen, vom Gesprächspartner her eine Aktivität des Verstehen-Wollens, ein Eindringen in die besondere historische Bedingtheit der privaten autistischen Sprachbedeutung erforderlich ist, um das Kind zu verstehen und um im Rahmen seiner Sprachwelt ihm eventuell antworten zu können.

Wie sehr Fragen an seinem eigentlichen Sinn vorbeigehen kann, zeigt die weitere Entwicklung von Hans R. Mit 16 Jahren hat er zwar gelernt, nach dem Zweck der Dinge in selten auftauchenden Fragen sich zu erkundigen, aber er bedient sich dieser Fragen nicht zur Erweiterung seines Wissens, zum Eindringen in neue Bedingungszusammenhänge, sondern die Frage erstarrt zum rituellen Frage-Antwort-Spiel, bei dem die Antwort schon im voraus festgelegt ist. Wenn er irgendwo einen Besen erblickt, so zieht er Vater oder Mutter dorthin und stellt stereotyp die Frage: „Wozu ist ein Besen da?“ Auf diese erwartet er die immer in der gleichen Weise formulierte Antwort: „Zum Fegen.“

Bei den Kindern, bei denen ein Eintritt in ein regelrechtes, wenn auch verzögert auftretendes Fragealter beobachtet werden konnte, ist, soweit wir bisher sehen, die Entwicklung relativ günstig weiter verlaufen. Trotzdem wird das Fragen, das z. B. bei Fritz K., bei Richard L., bei Manfred B. und Dieter E. in Gang kam, als ein eingeengtes, bohrendes, nicht endenwollendes Fragen innerhalb einer eng begrenzten Thematik beschrieben. Da wir uns aber in der Untersuchung nicht der intellektuellen Entwicklung der Kinder zuwenden können, sondern uns auf die kommunikative Bedeutung des Fragens beschränkt haben, sei die Entwicklung der Fragethematik hier nicht weiter verfolgt.

7. Die Konstitution des „Anderen“ in der Sprache

In diesem Abschnitt wollen wir nun besonders auf die Konstitution des Anderen, soweit sie dem Kinde mißlingt, aber auch soweit sie ihm gelungen ist, eingehen. Dabei werden wir sowohl die in der bisherigen Untersuchung stets mitgedachte, wenn auch nicht thematisch behandelte Konstitution des Anderen berücksichtigen als auch bisher noch nicht erwähnte oder ausführlicher betrachtete Sprachformen heranziehen, in denen sich das Kind in Anrede, Benennung, Charakterisierung besonders deutlich über seine Erfahrungen mit dem anderen Menschen ausdrückt.

Wir werden dabei zwei Wege verfolgen, die sich aus der folgenden Überlegung ergeben. Die Konstitution des „Du“ und „Er“ gestaltet sich einmal aus in Abhebung vom „Ich“ und zum anderen in Abhebung vom „Es“. Unsere bisherige Untersuchung war vorwiegend den Wegen zum Ich gewidmet. Wir wollen daher in unmittelbarem Anschluß daran zunächst unsere Aufmerksamkeit der Ich-Du-Polarität zuwenden und diese dann durch eine Untersuchung der Abgrenzung des belebten Anderen vom unbelebten Ding ergänzen.

Erinnern wir uns daran, daß wir davon ausgingen, daß „Dasein immer schon Mitsein" (HEIDEGGER) ist und wir als früheste vorfindbare Lebensform des Kindes nicht einen Narzißmus, sondern eine symbiotische Einheit von Mutter und Kind angenommen haben. In dieser Symbiose, die Leben mit einem anderen wesenhaft ist und in der wir alle späteren Entfaltungsmöglichkeiten des Mitseins keimhaft geborgen annehmen dürfen, dürfte indessen der Partner vom Kinde noch nicht oder nur keimhaft, komplexhaft „erlebt werden". Wir haben oben die ersten Distanzierungsschritte, das erste Zurückblicken auf sich, die erste Identifizierung mit dem anderen erwähnt. In dieser fortschreitenden Entwicklung, so sehen wir diesen Weg, löst sich die Symbiose nicht auf in zwei zunächst beziehungslos gegenüberstehende Individuen, die dann auf komplizierten Wegen über Einfühlung oder Analogieschlüsse einen Zugang zueinander suchen müssen, vielmehr wandelt sich die Symbiose allmählich um, in einzelnen Akten des Handelns und Reflektierens beginnend, in ein „Wir", aus dem „Ich" und „Du" sich als Pole heraus heben, keines ohne das andere denkbar. Auch die Sprache, wie wir an den bisher besprochenen Sprachformen zeigen konnte, ist „Explikat der Wirheit" und schafft diese nicht erst selbst (P. CHRISTIAN und R. HAAS) [1]. In der Anrede, im Hinweis und in der Frage liegt immer schon der Vorgriff auf das Aufmerken des anderen, auf dessen Eingehen auf einen gegebenen Hinweis und auf sein Antworten.

Der Weg von der gelebten Gemeinsamkeit mit dem Partner in der Symbiose zum „Du", das in der Sprache als solches benannt werden kann, ist entwicklungspsychologisch von H. WERNER als „Personifizierung" beschrieben worden. Der zunächst in ersten Akten des Greifens und Wahrnehmens ergriffene und festgestellte andere wird in immer neuen Vergewisserungen aus seiner diffusen Komplexhaftigkeit heraus gestaltet, bleibt nicht nur aktuell, fluktuierend Erfaßtes und Wirkendes, sondern wird Partner, mit dem das Kind leben und verkehren kann, der voraussehbare Eigenschaften und einen bestimmten Charakter enthüllt.

Ein solcher Partner aber spielt entsprechend seinen Eigenschaften, den Möglichkeiten des Umgangs mit ihm in der Begegnung eine gewisse Rolle, die das Bekannte an ihm bestätigt oder neue Qualitäten hinzufügt. „Soweit aber einer eine Rolle spielt, sei es eine rein gelegentliche..., sei es eine durchhaltende... bezeichnen wir ihn als eine... Person (L. BINSWANGER) [2]. Den Daseinsmodus innerhalb des Mitseins, mit dem wir es hier zu tun haben, nennt BINSWANGER dementsprechend die „Personalität im Umgang oder Verkehr" Die Konstitution dieser Personalität wechselt mit der Art und Weise des Umgangs oder Verkehrs mit dem anderen. Es gibt zahllose Rollen, die einer spielen kann, mit denen er anderen zu erscheinen vermag. Der andere Mensch, der uns im Mitsein begegnet, kann auf vielfältige und verschiedenartige Weise behandelt oder genommen werden. In Entwürfen der Anthropologie des Mitseins, wie z. B. in BINSWANGERS „Grundformen und Erkenntnis menschlichen Daseins" können diese Konstitutionsformen der Personalität daher nur in typischen

---

[1] P. CHRISTIAN und R. HAAS: Wesen und Formen der Bipersonalität. Beiträge aus der Allgemeinen Medizin, 7. Heft. Stuttgart: 1949. S. 15.

[2] L. BINSWANGER: Grundformen und Erkenntnis menschlichen Daseins. 2. Aufl. Zürich: 1958. S. 273.

und wohl auch wesentlichen, aber die Möglichkeiten nicht erschöpfenden Beispielen dargestellt werden. Das wird man sich vor Augen halten müssen, wenn auch in unserer Darstellung der Konstitution des anderen gelegentlich schematisierend und typisierend verfahren wird.

Es ist insbesondere von KANNER die Beziehung autistischer Kinder zu anderen Menschen als eine sachliche gekennzeichnet worden. Wenn KANNER z. B. ein autistisches Kind beschreibt, das sich auf das Knie eines sitzenden Erwachsenen in der gleichen Weise wie etwa auf einen Tisch stützt, oder wenn von unseren Fällen Hans R. oder Christa G. andere Kinder stoßen und interessiert, scheinbar sachlich ihr Hinfallen beobachten, so liegt es nahe, den Umgang mit dem Knie des Erwachsenen oder mit dem hinfallenden Kinde einen sachlichen zu nennen und mit dem Umgang mit einem Tisch oder einem umfallenden Turm aus Bausteinen zu vergleichen. Aus einer solchen Deutung müßte man folgern, daß autistische Kinder zwar eine gestörte Beziehung zu anderen Menschen, hingegen eine ungestörte zu Dingen haben, und diese Beziehung zu Dingen auf Menschen übertragen Auf diese Verhältnisse werden wir weiter unten noch kritisch eingehen. Hier möchten wir zunächst einwenden, daß es bei einer „rein sachlichen Beziehung" zum Mitmenschen nicht zu verstehen wäre, daß sich doch bei einer Reihe autistischer Kinder im Laufe ihrer Entwicklung Beziehungen zu anderen Menschen aufbauen, die ohne Zweifel als personale bezeichnet werden können, wenn nicht von Anfang an eine solche Beziehung wenigstens in Ansätzen, wenn auch ungenügend entwickelt, vorhanden gewesen wäre. Ist dieser Einwand richtig, so müßte man in der Kasuistik auch bei den scheinbar dem anderen Menschen ganz sachlich gegenüberstehenden autistischen Kindern wenigstens „Rudimentärformen personaler Konstitution des anderen" nachweisen können. Solche finden sich in der Tat bei allen Fällen. Besonders ergiebig ist dazu unser Fall Hans R., von dem wir hier einige Beispiele anführen wollen:

Hans R., 10;6: Eine Erzieherin versuchte, ihm das Binden einer Schleife am Schuh beizubringen. Nach einigen vergeblichen Versuchen wurde der Junge äußerst ärgerlich und schrie die Erzieherin, die ihn mehrmals dazu aufgefordert hatte, die Schuhe doch alleine zuzumachen, folgendermaßen an: „Das Alleine-Zumachen soll rausgehen!" ... Auf die häufigen eingehenden Erkundigungen der Mutter nach seinen Schulaufgaben konnte er ähnlich reagieren. Er hielt sich z. B. plötzlich die Ohren zu oder preßte der Mutter eine Hand auf den Mund und schrie los: „Der Mund soll zu sein", oder „es ist genug gefragt" ... Auf mehrfache Aufforderung hin, doch ins Zimmer hereinzukommen, sagte er abweisend: „Es ist genug gekommen", oder „es soll nicht gekommen werden". Bei einer anderen Gelegenheit, als ich ihn am Anfang seines Klinikaufenthaltes bat, doch nicht immer zu weinen, sondern ruhig zu sein, schrie er mich an: „Nicht ruhig" und klopfte mir, wenn auch wütend so doch ganz vorsichtig, mit der Hand auf den Mund.

Es ist u. E. kein Zweifel daran möglich, daß sich das Kind mit seinen eigenartigen Wendungen nicht auf einen toten Gegenstand bezieht, sondern auf etwas als belebt Erfahrenes. Wie dieses Erfahrene aber konstituiert ist, welche Beziehungen es zur normalen Konstitution des anderen Menschen hat, das wollen wir im Folgenden untersuchen.

In diesen Beispielen wird folgendes erkennbar: Das Kind redet nicht eine ganze Person an, etwa die Mutter, die Erzieherin oder den Arzt, sondern es bezieht sich auf einen Körperteil (den Mund), auf eine Forderung (das Alleine-Zumachen, das Kommen, das Fragen), ohne daß der Urheber dieser Forderung mit angesprochen wird. Körperteil und forderndes Wort sind gleichsam für die ganze begegnende

Person gesetzt. Es wird an diesen Beispielen sehr schön deutlich, daß für das Kind offensichtlich eine physiognomische Einheit von Wort, sprechendem Körperteil und Sprecher selbst besteht [1].

Wenn wir die Art, in der das Kind den anderen erlebt, nach formalen Kriterien in Anlehnung an die Begriffsunterscheidungen H. WERNERS beschreiben, so können wir diese Erfassung des anderen eine diffuse und unzentrierte nennen. Sie ist diffus, insofern als nicht ein gegliedertes Ganzes angesprochen, sondern nur ein Teil herausgehoben und mit ihm das nicht scharf abgetrennte, sondern unbestimmt verschmolzen bleibende Ganze gemeint wird. Unzentriert erscheint diese Erfassung deshalb, weil nicht eine Gliederung vom eigentlichen Urheber der Person über den ausführenden Mund zum ausgesprochenen Wort hin, keine Abhebung von Person, Eigenschaft und Leistung auch ihrer Reihenfolge und Bedeutung nach erkennbar wird, sondern vielmehr eines dieser Glieder die volle Repräsentanz des Ganzen übernimmt. Die Beispiele lehren weiterhin, daß das Kind ganz in der aktuellen Situation befangen ist, von dem in der Situation wirkenden Wort, von dem in Aktion befindlichen Körperteil so affiziert wird, daß nur dieses unmittelbar Affizierende angesprochen wird. Darin liegt ein Hinweis auf die Schwierigkeit der autistischen Kinder aus diesem aktuellen Wirkungszusammenhang in eine überaktuelle historische, von der Vergangenheit durch die Gegenwart in die Zukunft reichende eigentlich personale Beziehung einzutreten. So gut das Gedächtnis dieser Kinder für Gesamtsituationen und für Gegenstände ist, so schlecht ist es vielfach für Personen, selbst ihres vertrautesten Umganges, sobald diese aus dem gewohnten Situationszusammenhang einmal heraustreten.

Von dem Kinde Christa G. (6;1) berichteten die Eltern, daß es auffallend schlecht Menschen an ihrem gesamten Äußeren, vor allem am Gesicht, unterscheiden könne. Das Gesicht spiele für das Kind offenbar gar keine Rolle. Es merke sich die Menschen entweder an der Situation oder an hervorstechenden kleinen Merkmalen. Im Hause der Eltern wohne ein großer Herr mit Glatze, den das Kind häufiger gesehen und auch in seinem Zimmer besucht habe. Während eines solchen Besuches habe man nun in dem Zimmer des Herrn einen Arbeiter beim Ofenreinigen angetroffen, einen kleinen Mann mit dichtem Haarschopf, dem betreffenden Herrn völlig unähnlich. Trotzdem habe Christa sofort geäußert: „Herr K. ist in seinem Zimmer!“ Während eines Besuchs in der Badeanstalt mit 5;6 habe man neben einer Christa wohlbekannten Nachbarin mit deren Kind gesessen. Christa habe beide nicht erkannt wegen der veränderten Kleidung. Erst als die Nachbarin ein Ölfläschchen zum Einreiben herausgezogen habe, habe Christa sofort festgestellt: „Da ist die Tante X. mit dem Fläschchen.“ Bei der gleichen Gelegenheit sei das Kind zum ersten Mal mit seinem Vater in einer Badeanstalt gewesen und habe den in Badehose vor ihm stehenden Vater nicht erkannt. Erst auf die ihm bekannte gelbe Badehose hingewiesen habe es festgestellt, daß das der Vater sei. Auf der Kinderabteilung nannte es sehr bald meinen Namen, wenn ich in das Spielzimmer trat. Wir mußten jedoch feststellen, daß das Kind jeden Mann in weißem Kittel mit dunkler Hornbrille als Dr. B. benannte. Während einer Visite standen zwei Ärzte mit Hornbrille vor dem Mädchen. Es geriet nicht in Verlegenheit sondern stellte fest: „Zwei Dr. B.“

Ähnliche Beobachtungen sind auch von VAN KREVELEN [2] beschrieben worden. Der Äußerung von BATENBURG-PLENTER [3], daß der Untersucher sich durch diese

[1] Diese Verhältnisse sind in meiner Arbeit: Über Phantasiegefährten bei einem hirngeschädigten Kind (Nervenarzt **29**, 207, 1958) eingehender besprochen worden.

[2] A. VAN KREVELEN: Autismus infantum. Z. Kinderpsychiat. **27**, 97, 1960.

[3] BATENBURG-PLENTER: Zit. nach VAN KREVELEN, s. o.

Beachtung von Gegenständen (Uhr, Brille, Federhalter) dehumanisiert fühle, fügt VAN KREVELEN hinzu, die Kinder behandelten auch die Dinge so, daß sie sich, wenn sie fühlen könnten, entwertet vorkämen. Auf diese Ansicht, der wir nicht voll zustimmen können, werden wir bei Besprechung der Dingkonstitution noch zurückkommen.

Wie schon in dem Beispiel des Kindes Christa G., das ohne in Verlegenheit zu geraten zwei Menschen des gleichen Namens feststellte, erkennbar wird, bedeutet eine Benennung mit dem Eigennamen noch nicht, daß der andere Mensch in dem vollen Sinne, wie wir es von einem Erwachsenen gewöhnt sind, durch den Namen gemeint wird. Zum besseren Verständnis dessen, was der Namengebrauch bei unseren autistischen Kindern bedeutet, seien einige Erörterungen über die Genese der Benennung mit dem Namen beim Normalkinde angeführt. Wir wollen dazu besonders die Darstellung von H. WERNER [1] heranziehen: „Ursprünglich das Ding oder ein Teil des Dinges selbst vermöge seines physiognomischen Charakters wird der Name allmählich zum Bilde der Dinge (das Wort Ball rollt sozusagen, ohne doch der Ball zu sein). Weiterhin wird diese Physiognomie der Wörter aber zum bloßen Schema, durch welches die abstrakte Idee hörbar und sichtbar ist und ebenso repräsentiert erscheint, wie die Idee eines Dreiecks dem Geometer durch ein beliebiges, konkretes Dreieck gegeben ist. Aber auch dieser sinnliche Charakter einer Repräsentanz kann schließlich vielleicht noch verlorengehen, und übrig bliebe der Name nicht mehr als Schema der Idee, sondern als eine Art algebraischen Zeichens, das wir nicht mehr empfinden, sondern von dem wir nüchtern „wissen", daß es Zeichen für einen Gegenstand oder einen Begriff ist.

Der Name als Teil des Dinges oder als Repräsentant des Dinges selbst wird für das Kind zu einer Art „Handgriff" (BINSWANGER), an dem es sowohl in der aktuellen Situation als auch später in der Erinnerung das Ding in seiner Konkretheit nehmen kann. Erinnern wir uns an die enge Beziehung zwischen Ergreifen und Benennen, die wir schon einmal kurz erwähnt haben, so finden wir von dieser Vorstellung aus einen Zugang zu der unlösbaren Zugehörigkeit des Namens zum benannten Menschen und der Möglichkeit, durch das Wissen oder Aussprechen des Namens, wie es in der Sprachgeschichte, der Mythologie oder den Märchen überliefert ist, den anderen in den Griff zu bekommen, über ihn zu verfügen, Macht über ihn auszuüben. Denken wir nur an das Märchen vom Rumpelstilzchen, in dem die Königin die Macht, den Anspruch des Zwerges auf ihr Kind durch Aussprechen des Namens löst. Wir gewinnen aber auch im Laufe der Entwicklung Sinn für den passenden Namen, indem Physiognomie des Wortes und Physiognomie des Bekannten, wie etwa in den Möwen, die Emma heißen müßten, zusammenklingen und wir gelangen hin zur Verwendung des Namens als Registriermittel in verschiedenen Karteien und schließlich als bloßes Zeichen dessen Bedeutung: männlicher oder weiblicher Vorname, uns bekannt ist.

Neben der Nennfunktion gewinnt der Name aber auch eine andere Bedeutung. Sobald er sich von der Benennung des anderen in der aktuellen Situation löst und diesen als von früher her bekannten wieder meint, bezieht er sich auf eine Person

---

[1] H. WERNER: Einführung in die Entwicklungspsychologie. 3. Aufl. München: 1953. S. 200 ff.

in ihrer Geschichtlichkeit, in der sie sich konstant durchhält. Der Name wird damit Benennung der Person, als Träger wechselnder Rollen in ihrem Umgang und Verkehr mit anderen Personen und wird somit gleichsam Kristallisationspunkt für die Erinnerungen an das Verhalten dieser Person in verschiedensten Situationen oder an das ihr zugeschriebene Verhalten. Mit dem Nennen des Namens tauchen diese Erinnerungen auf. Der Name wird damit zum Träger des Guten oder Schlechten, des Geachteten oder Fragwürdigen, dessen, was diesem Menschen nachgesagt wird, zum Träger seines Rufes, seines Renommées. Als Name und Ruf repräsentiert er aber nicht mehr den einzelnen in der aktuellen Situation, sondern die historische Persönlichkeitsgestalt, soweit sie sich in der Gemeinschaft realisiert, ausgedrückt und ausgewirkt hat [1].

In den folgenden Beispielen der Namensverwendung bei dem Kinde Hans R. finden wir auffallend häufig eine Labilität in der Zuordnung bestimmter Benennungen zu bestimmten Personen, wobei zum Teil sogar das Geschlecht verwechselt werden kann. Man hat den Eindruck, daß die Namen nicht, wie bei anderen Kindern, mit diesen Personen unlösbar verbunden, voll inniger physiognomischer Beziehungen zu ihnen sind, sondern leere, unerfüllte oder jedenfalls so wenig sinn- und bedeutungserfüllte Worte geblieben sind, daß sie beliebig bald diesem, bald jenem zugeordnet werden können. In den Beispielen, in denen das Kind Personen als Heuschrecken oder Steuerrad benennt, zeigt sich einerseits, wenn wir zurückhaltend deuten, ein mangelhaftes Eingehen auf den anderen, eine ungenügende Bindung und Verpflichtung durch seine Person und damit andererseits eine Möglichkeit der willkürlich-spielerischen Umdeutung und Benennung.

Der Junge nannte mich selbst manchmal „Onkel“, manchmal „der Mann“, bei anderen Gelegenheiten aber auch Tante“. Die Jugendleiterin wurde gelegentlich bei ihrem richtigen Namen „Charlotte“, dann aber wieder nur „Ot Ot“ oder auch einfach „Tante“ genannt. Manchmal belegte er sie aber mit Bezeichnungen beliebiger Dinge und zeigte einen verärgerten Eindruck, wenn ihm dabei widersprochen wurde. So ging er eines Morgens an einen Tisch und sagte: „Das ist ein Tisch und das ist ein Steuerrad“, dabei deutete er auf die Jugendleiterin. Auf deren Antwort: „Nein, ich bin kein Steuerrad“ stieß er trotzig heraus: „Das ist doch ein Steuerrad, ein rotes Steuerrad und nicht die Tante.“ An einem anderen Tag bezeichnete er alle Erwachsenen und Kinder, die im Raume waren, als Heuschrecken und behauptete, auch die Nähmaschine sei eine Heuschrecke. Nach dem Namen der Kinder auf der Kinderabteilung befragt, erhielten wir von ihm niemals eine zutreffende Antwort. Einmal flüsterte er wie abwesend vor sich hin: „Hans“ und „Heinz“; als dabei auf ein Mädchen neben ihm gedeutet wurde, sagte er ebenfalls: „Heinz“ und korrigierte sich auch auf Vorhalten der Unmöglichkeit dieses Namens nicht. Schon der Mutter war früher aufgefallen, daß der Junge nach 2½jährigem Besuch derselben Klasse nicht einen einzigen Namen eines Klassenkameraden auf Befragen anzugeben vermochte oder, so muß man vielleicht einschränkend sagen, angab, obwohl er in dieser Zeit gute Fortschritte im Lesen, Schreiben und Rechnen gemacht hatte. Als 15jähriger erwähnte er häufig zu Hause den Namen eines Mädchens, das sich im Hort seiner häufiger angenommen, ihn gelegentlich vor anderen Kindern geschützt hatte. Dabei kam es mehrmals vor, daß er auf der Straße junge Mädchen ähnlichen Alters, aber sonst ohne Ähnlichkeit mit der Betreffenden, mit dem gleichen Namen bezeichnete. Er begnügte sich aber mit dieser Namensnennung, ohne den Versuch des Hingehens zu dem Mädchen oder gar des Ansprechens zu machen.

Später und wesentlich seltener als die Namensnennung des anderen geschieht dessen Anrede mit „Du“. Das verspätete Auftreten des Ich und des Du im Vergleich

---

[1] L. BINSWANGER: Grundformen. S. 328 ff.

zur Benennung des anderen und ihrer selbst bei den autistischen Kindern wird verständlich, wenn man sich den Unterschied zwischen dem Namen und dem persönlichen Fürwort klarmacht. Während man zum Namen noch ein hinweisendes Fürwort hinzusetzen kann, man kann z. B. sagen „Peter“ und „der Peter“ und damit die gleiche Person einmal in der Anrede und einmal im Hinweis meinen, ist das beim persönlichen Fürwort nicht möglich. „Ich“ und „das Ich“ oder noch deutlicher „Du“ oder „das Du“ meinen nicht mehr Anrede und Hinweis, sondern Anrede und Substantivierung, die jeder persönlichen Beziehung verlustig gegangen ist. Der Eigenname bleibt stets Anrede und Hinweis in einem und darum ist das Du in seiner ausschließlichen Anredefunktion dem anderen stets näher und geöffneter als sein Eigenname. Dieser bleibt in einer gewissen Distanz. In ihm ist der andere oder man selbst Rolle, die aus der Vergangenheit her geprägt in der Gegenwart gespielt wird, für die Zukunft aber außer dem bereits festgelegten Repertoire keine Möglichkeiten offen läßt. Zudem ist der Name, wie wir gesehen haben, zunehmend ablösbar. An ihm kann der Benannte unabhängig von Zeit und Ort seines Verweilens beliebig genommen, eingeordnet, besprochen, verglichen werden. Im „Ich“ und „Du“ hingegen bleibt eine Bindung an das aktuelle „Jetzt“ und „Hier“ bestehen. Es wird immer aus einer bestimmten Position gesprochen und in jeder aktuellen Situation werden „Ich“ und „Du“ neu ergriffen. Im Ansprechen des anderen als „Du“ wird er nicht nur in einer von der Vergangenheit her geprägten Rolle gesehen, sondern Zukunft, Planung, Möglichkeit, Gefährdung und Entscheidung sind in diesem „Du“ einbeschlossen. „Ich“ und „Du“ sind nicht nur Rollen, sondern in ihnen schimmert das eigentliche, Stellung nehmende Wesen des Menschen durch.

Fassen wir kurz zusammen, so ergibt sich, daß *bei den autistischen Kindern neben der bis über die Pubertät hinaus gelebten symbiotischen Einheit mit den Eltern nur in spärlichen Fragmenten Beziehungen zu anderen Menschen entstehen. Formal bleibt die Erfassung des anderen lange diffus und unzentriert. Anthropologisch gesehen verharren die Kinder in frühen Formen des Ergreifens bei einem das Ganze repräsentierenden Körperteil, einem Wort, einem nur aktuell gebrauchten Namen und gelangen erst spät und stets lediglich in Ansätzen zur Erfassung des anderen in seiner Geschichtlichkeit, als Person in ihren Rollen, während der Durchbruch zum eigentlichen Grunde des anderen, dem „Du“ nur selten, meist gar nicht gelingt.*

Nachdem wir bis hierhin die Konstitution des anderen im wesentlichen in ihrer Mangelhaftigkeit an der Sprache aufgezeigt haben, sollen die folgenden Beispiele und Erörterungen mehr unter einem positiven Aspekt einzelne Schritte der Konstitution des anderen, die wir bei unseren Kindern verfolgen konnten, in ihrem Ziel, ihrem Gelingen, aber auch ihrer Begrenzung vor Augen führen. Insbesondere bei dem Kinde Dieter E. konnten wir während der Beobachtung auf der Kinderabteilung eine dramatische Episode beobachten, die sich, wenn man ihren erschreckenden, die Gemeinschaft störenden Eindruck zurückstellt, als Durchbruch und Entwicklungsschritt in der Konstitution des anderen verstehen läßt.

Zur Zeit dieser Beobachtung war der Junge 9;6 Jahre alt. Ich-Sagen hatte der Junge mit 6 Jahren etwa gelernt, die Möglichkeit des Fragens stand ihm seit dem 7. Jahr zu Gebote, allerdings in der früher beschriebenen thematisch eingeengten und bohrenden Weise. Er war durch mehrfache Aufenthalte in Horten und Kinderheimen daran gewöhnt, unter Kindern zu sein, bewegte sich unter ihnen aber „wie ein Traumwandler“. Insbesondere fiel auf, daß er sich gegen die Aggressionen der anderen Kinder nicht zur Wehr setzen konnte (darum geht es uns jetzt im besonderen), sondern nur vor Erregung am ganzen Leibe zitterte. Am Tage nach einer solchen Aggression fing er in Gegenwart seiner Eltern und unter deren Schutz plötzlich an, sehr heftig über den betreffenden Jungen zu schimpfen und ihm Schläge anzudrohen. Dieses Schimpfen und Drohen geschah nicht in Richtung auf den Jungen und ohne drohende, irgendwie ausdrucksvolle Geste, sondern wurde bei halbgebücktem Dastehen vor sich hin gesprochen. Durch die Namennennung des Jungen wurde klar, wen er damit meinte. Auch dieses Drohen und Schimpfen hatte er nach der Meinung der Eltern erst im letzten Jahr gelernt und vorher alle Quälereien der anderen ohne jegliche Gegenwehr über sich ergehen lassen. Auf der Station wurde er dann eines Tages dabei entdeckt, daß er während des Mittagsschlafes in das Zimmer der Kleinkinder eingedrungen war und dort angefangen hatte, auf einen 3jährigen Jungen heftig einzuschlagen (siehe Dieter E. S. 25 ff.). Dieses Ereignis beschäftigte ihn in den folgenden Tagen außerordentlich, er kam in Selbstgesprächen, in Gesprächen mit Erwachsenen, im Scenospiel, in Zeichnungen immer wieder darauf zurück. Im einzelnen ist das eingehend bei der Fallbeschreibung mitgeteilt worden. Für unsere Thematik hier ist davon wichtig, daß dieser Aggressionsdurchbruch zu einer intensiven Beschäftigung mit dem anderen Menschen, seinem Empfinden bei einer solchen Aggression, mit der Beschaffenheit des lebendigen Leibes des anderen, aber auch mit den Problemen der gestörten sittlichen Ordnung führte. Das zeigen z. B. die folgenden Sätze: „In den Bauch darf man ihn nicht hauen, weil man den Peter quält. Peter sein Bauch ist weich, so weich wie bei einem Baby, mein Bauch ist hart und grob. Weil der Bauch so weich ist, quäle ich Peter gern. Haut Peter mich, wenn er groß ist... ich habe ihn gequält, da kommt dann die Polizei und holt mich ab, sie bindet mich am Bein fest und sperrt mich ein." An das Bett des Kindes geführt, ergriff er dessen Pullover mit der Frage: „Schreit der, wenn ich ihm das wegnehme?" Dann tätschelte er an dem Körper des Kindes herum, krabbelte mit dem Finger auf dem Knie, bewegte die Schenkel wie bei einer Gliederpuppe hin und her, lüpfte manchmal das Hemd, offensichtlich um den Bauch darunter zu sehen. Er stellte dabei fest, daß der Bauch weich sei, das Gesicht sei blau, himmelblau... Die versuchte Identifizierung mit dem anderen äußerte sich in dem Wunsch, auch einmal in so einem Gitterbett zu sitzen. Er stellte dabei fest, daß das Bett für ihn zu klein sei. Als es ihm angeboten wurde, legte er sich gerne in ein anderes Bett und strampelte mit den Beinen in der Luft. Als ihm angeboten wurde, nun Kleinkind zu spielen mit Flasche und Windel, kroch er doch, einen Augenblick lachend, aus dem Bett heraus und sagte vor sich hin: „Das ist nur Spiel, das ist nur Spiel." Außer dieser versuchten Identifizierung mit einem Kleinkind traten um die gleiche Zeit in seinen Beschäftigungen Phantasien auf, in denen er sich mit Tieren, insbesondere mit stechenden Tieren, wie Flöhen, Wanzen, Läusen, aber auch mit Flundern, nach einem Flunderspiel, identifizierte. Das Stechen der anderen und deren Reaktionen darauf beschäftigte ihn sehr. So stach er ein fünfjähriges Mädchen, das neben ihm saß, mit einem Stock in das Bein und meinte dazu: „das giekst", oder lief auf andere Kinder mit zugehaltenen Händen zu und schrie dann plötzlich: „Ich habe Flöhe, ich habe Flöhe" und tat dabei so, als ob er sie mit Flöhen bewerfe. Die Flöhe wurden auch Spielpartner. Er spielte mit ihnen, machte stechende Bewegungen auf den Boden und rief dazu: „Die Flöhe kriegen ne Ence (Encephalographie)..." Dann folgten verschiedenartige verbal geäußerte Aggressionen gegen Pflegepersonen auf der Abteilung, die er auf Schleifmaschinen zu Tode schleifen oder in Lava zu Suppe kochen wollte. Mit dem Zurücktreten der Aggressionen zeigte er einen deutlichen Fortschritt im Umgang mit anderen Kindern. Er wurde beobachtet, wie er einen anderen 3jährigen beim Spiel immer wieder vorsichtig streichelte, ihn schließlich auf seinen Schoß nahm und ihn dann fast 1/2 Stunde lang eng an sich gepreßt im Zimmer herumtrug. Das erinnerte an die Weise, wie ein 2- bis 3jähriges Kind seine Puppe herumschleppt. Auch ergriff er am Sandkasten plötzlich ein Förmchen, füllte es mit Sand und machte den Kleinkindern einen Kuchen vor. Mit diesen Fortschritten stockte die Entwicklung während der Beobachtung aber. Ein weiteres Vordringen in die Gemeinschaft der anderen haben wir nicht mehr verfolgen können.

Die ganze Bedeutung der in diesem Beispiel berichteten Aggressionen und des Fortschrittes im Umgang mit anderen Kindern bis zum vorsichtigen Auftauchen erster Zärtlichkeitsversuche ließe sich nur im Zusammenhang mit einer detaillierten

Aufkärung seiner Lebensgeschichte erhellen. Sieht man aber vom Individuellen der Handlungen ab und beschränkt sich auf das Typische, so dürfen wir in ihnen Beispiele des ersten Agierens mit einem anderen, des Greifens, Schlagens, Streichelns sehen, in dem auch die Gegenwirkung, die überraschende und unvorhersehbare Eigenaktivität des anderen erstmals erfahren wird. Besonders eindrucksvoll war das Interesse des Jungen für „das Fleisch", den weichen „Bauch" des Kindes und die Beweglichkeit seiner Glieder. Man hatte den Eindruck, daß sich hier ein Erfahrungsbereich, nämlich der der Aggression und der Zärtlichkeit sich darbietende lebendige Leib des anderen Kindes erstmals aufschloß. Zugleich damit wurden versuchsweise Rollen des anderen, z. B. die Rolle des Kleinkindes im Gitterbett, mit Windeln gewickelt, übernommen. Im Scenospiel entwickelte der Junge dann Aggressions- und Zärtlichkeitsspiele mit dem Kleinkinde nach verschiedenen Richtungen hin weiter, trat also in ein echtes, zunehmend differenzierteres Rollenspiel ein. In den gleichzeitig auftauchenden Tierrollen, in denen er vorwiegend aggressive Handlungen vollführte, darf man wohl einerseits ein Ausweichen, eine Projektion aggressiver Tendenzen auf einen Phantasiepartner sehen, mit dem er sich zeitweise identifizierte, zum anderen aber auch als Voraussetzung der Möglichkeit solcher Projektion die Konstitution des Tieres als eines belebten, mit bestimmten Möglichkeiten ausgestatteten Partners. Allgemeiner angewendet lehren uns diese Beispiele, daß die Unfähigkeit autistischer Kinder, sich gegen andere zu wehren, nicht als Feigheit, Ängstlichkeit oder Hemmung im charakterologischen Sinne ausreichend erklärt werden kann, sondern vielmehr, daß die Gegenwehr oder Abwehr nicht gelingt, weil dem Kinde die Daseinsform des Umgangs mit dem anderen im Angreifen und Sich-Wehren nicht erschlossen ist.

Über viele Jahre hin läßt sich die Entwicklung bei unserem Fall Richard L. nach seiner eigenen Erinnerung und den Berichten der Eltern verfolgen. Auch bei ihm steht in der Zeit der Volksschule neben dem fehlenden Interesse für andere Kinder die Unmöglichkeit, sich ihrer zu erwehren und die daraus resultierenden Quälereien durch andere Kinder. Ein von der Mutter angestachelter Versuch, sich zur Wehr zu setzen, führt zwar zu einem momentanen Erfolg, aber auch zu einer solchen Erschütterung des Jungen, daß er diese neue gewonnene Möglichkeit nie wieder ergreift und sich vielmehr eine Fantasiewelt aufbaut, in der es nur gute Menschen gibt. Immerhin wird man der Erfahrung der Aggression und Gegenwehr, auch der einmaligen, eine wesentliche Bedeutung für die Konstitution der Fantasiewelt und der Idee des Guten beimessen dürfen. Innerhalb der Kindergemeinschaft lebte er jedoch weiterhin wie unter einer „Glasglocke", die zahlreichen Neckereien und Aggressionen gar nicht mehr empfindend. Es entwickelte sich aber, wenn auch außerordentlich lang hinausgezogen, eine Freundschaft mit einem Jungen, die ihm wesentliche Stufen des freundschaftlichen Verkehrs erschloß. In der Volksschule scheint es eine mehr vom anderen übernommene Beschützerrolle gewesen zu sein, in die sich der Junge fügte, so wie er sich dem Schutz der Mutter überließ. Dann kam es bei Besuch zu Hause zu gemeinsamen Beschäftigungen an Bau- und Bastelmaterial, darüber hinaus zu vierhändigem Klavierspiel, zu Wissensaustausch, aber bis zum 20. Jahr hin zu keiner „Unterhaltung", keiner Mitteilung über persönliche Sorgen, Pläne oder Pubertätsprobleme und bei Trennung in den Ferien zu keinerlei brieflichen Mitteilungen. Er habe, so berichtete er später, gar nicht gewußt, was man überhaupt in einem Brief schreiben könne. Das sei ihm erst nach dem 20. Jahr, wiederum im Briefaustausch mit dem nunmehr ins Ausland verzogenen Freunde aufgegangen. Jetzt erst habe er begonnen, sich für persönliche Probleme des Freundes zu interessieren, für seinen Umgang, seine Beziehungen zum anderen Geschlecht und habe auch selbst über dergleichen berichtet. Noch mit 12 Jahren schickte er während eines sechswöchigen Aufenthaltes in einem Lager der Kinderlandverschickung eine einzige Karte, deren Adresse schon vorgeschrieben war, nach Hause mit dem Inhalt: „Im Ort kann man Hosenträger für 75 Pfennige kaufen. Der Berg X ist 1058 m hoch." Nach Trennung von diesem Freund war es ihm bis zum Berichtszeitpunkt nicht möglich, eine weitere derart enge persönliche Bindung einzugehen. Er sprach sachliche oder informierende Worte mit anderen Studenten, traf sich aber nicht mit ihnen, lud niemanden zu sich ein und schloß sich keinem Studentenkreis an. Hingegen suchte er sich eine Tätigkeit in einer christlichen Gemeinde, bei der er Kindern, meist Schuljungen, Geschichten aus der Bibel vorlas oder erzählte, oder auf ihre Fragen hin ihnen Wissen aus seinem Fachgebiet, über die Entstehung der Erde, des Himmels u. ä. übermittelte. Dieser Unterricht erfüllte ihn mit Befriedigung, führte jedoch nicht dazu, daß er sich des persönlichen Schicksales dieses oder jenes Kindes annahm bzw. auch nur darüber Bescheid wußte. Er hatte aber, wiederum erst nach seinem 20. Lebensjahr, über die Literatur einen Zugang zu den „Schicksalen und Problemen der menschlichen Seele" gefunden, las Erzählungen von Tolstoi, vertiefte sich in die Freundschaftsthematik in Hesses Demian, liebte aber daneben besonders Tiergeschichten. Dabei beschäftigten ihn wenige Bücher viele Jahre lang immer wieder.

Als Beleg für die Hilflosigkeit der autistischen Kinder mitmenschlichem Ausdruck gegenüber seien noch Äußerungen des Kindes Gerd. M. (8;2) angeführt. Als einmal ein anderes Kind auf den Jungen einschlug, fragte er ratlos lächelnd: „Machst Du Scherz oder Ernst?" und ein anderes Mal, als er ein Kind weinen sah, fragte er: „Bist Du lieb oder traurig, weinst Du oder lachst Du?" Entsprechend reagierte er auf Ermahnungen, Strafpredigten, Rügen oder auf Lob niemals angemessen und wußte offensichtlich nicht, wie er die Äußerungen des anderen verstehen solle, ob man Ernst mache, heiter sei, strafe oder lobe. Bedenkt man, daß schon in den Maskenversuchen von Kaila, Spitz, Ahrens oder auch in den Untersuchungen von Bühler und Hetzer die unmittelbar angemessene Beantwortung des lachenden oder strengen Gesichtes mit einer entsprechenden Miene von seiten des Kindes bereits in der ersten Hälfte des ersten Lebensjahres möglich wird, so deutet sich doch gerade in diesen Beobachtungen, die wir gerade berichteten, eine *ganz spezifische und fundamentale Schwäche im Ausdrucksverständnis* an.

Unsere Betrachtung über die Konstitution des Anderen wäre unvollständig, wenn wir nicht wenigstens einen Blick auf das Verhältnis der autistischen Kinder zur Sexualität werfen würden. Das ist um so notwendiger, als die Geschlechtsrolle auch schon vor der Pubertät eine der wesentlichsten Rollen ist, in die sich das Kind als Junge oder Mädchen hineinfinden muß, in der es sich an seine Geschlechtsgenossen anpassen, vorbereitende Verhaltensformen im Spiel und in der Nachahmung entwickeln, in Kleidung, Frisur, Körperpflege sich auf seine künftigen Aufgaben als Geschlechtspartner vorbereiten muß. Bedenken wir weiterhin, daß die Pubertät mit ihrem Durchbruch durch die festgefügte Lebensform in der Familie in neuer Weise zum anderen Menschen hin führt, neue Horizonte möglicher menschlicher Begegnung eröffnet, so dürften wir auch von der Beachtung der sexuellen Entwicklung der autistischen Kinder im anthropologischen Sinne eine Förderung unserer Einsicht in die Konstitution des anderen erwarten.

Von Hans R. (10;6) berichtete die Mutter, daß er sich körperlich zwar sauber halte, aber nicht im geringsten auf eine besondere Kleidung bedacht sei und niemals einen Wunsch nach einem Kleidungsstück zeige. Auch zeige er keinerlei Scham. In der Klinik zog er sich, ganz gleich, wer gerade anwesend war, ohne weiteres auf eine Bitte hin aus. Zu Hause mußte er vor jedem Ausgang erneut dazu zurecht gemacht werden, war also nicht von sich aus darauf bedacht, zu bestimmten Gelegenheiten bestimmte dazu passende Kleidung anzulegen. Als wir ihn mit 16 Jahren besuchten, frisierte die Mutter ihn, knöpfte ihm das Hemd zu, zog ihm seine Jacke an, um ihn für den Besuch zurechtzumachen. Ein ähnliches Verhalten haben wir bei Dieter E. (9;6) auf der Station beobachtet. Er legte zwar Wert auf eine bestimmte Art des Sitzes der Kleidung, aber nicht darauf, was er gerade anhatte. So lief er ungeniert im Unterhöschen oder im Nachthemd durch die Station, ohne auf die anwesenden Mädchen oder gar auf Besucher zu achten. In der gleichen Weise ungeniert wälzte er sich im Bett herum, strampelte mit den Beinen in der Luft, ohne sich seiner

Entblößung zu schämen, oder zupfte gar ungeniert an seinem Genitale herum. Auch von Richard L. wurde uns berichtet, daß Eitelkeit ihm völlig fern liege, die Mutter ihm trotz seiner 28 Jahre die Kleidung einkaufe, die Zusammenstellung bestimme und auf den richtigen Sitz achte.

Die autistischen Kinder sind bezüglich ihrer Einstellung zur Kleidung noch im Stande der Unschuld, ohne jede Eitelkeit, ohne das Bestreben, sich durch Kleidung anderen in einer bestimmten Weise zu zeigen, zu imponieren, zu gefallen, aber auch ohne Bestreben durch Kleidung unauffällig zu sein. Dazu gehört auch das Fehlen der Scham bzw. deren verspätetes Auftreten. Bei den Fällen, die sich günstig weiterentwickelt haben, die schließlich eine Ausbildung oder gar berufliche Tätigkeit ergreifen konnten (Richard L., Manfred B.), läßt sich eine Art jungenhaft prüdes Verhalten, eine linkische Verlegenheit bei der Entkleidung beobachten, die ihrem Alter nicht mehr angemessen ist.

Von den vier Patienten, die in die Pubertät zur Zeit der Beobachtung eingetreten waren, hat nur Richard L. eine persönliche Beziehung zu einem Mädchen gewonnen. Zu dieser Bindung gelangte er aber erst als 27jähriger nach vorangegangener räumlicher Lösung vom Elternhaus. Soweit wir Einblick erhalten haben, hat in dieser Bindung das Mädchen weitgehend die Rolle der Mutter, deren führendes und sorgendes Verhalten übernommen. Bei Hans R. kam es, wie wir schon erwähnten, mit 14 Jahren, nachdem körperlich schon der Eintritt in die 2. puberale Phase erfolgt war, zu einem gewissen Interesse an einem gleichaltrigen Mädchen, das sich im Jugendhort seiner etwas angenommen hatte. Der Name dieses Mädchens tauchte in den Selbstgesprächen des Jungen häufiger auf, und nach Verlassen des Hortes soll er einige Male auf der Straße ähnlich aussehende Mädchen mit diesem Namen benannt haben. Die Ähnlichkeit soll nach Angaben der Eltern aber eine ganz oberflächliche gewesen sein, so daß selbst für die Eltern, die das Mädchen nur flüchtig kannten, kein Anlaß zu einer Verwechselung gegeben war. Sonst hatte der Junge in zunehmendem Maße onanistische Gewohnheiten angenommen, denen er ganz ungeniert auch in Gegenwart fremder Personen nachkam. Manfred B. war mit 20 Jahren noch ganz an die Mutter gebunden und hatte keinerlei Interesse für Mädchen gezeigt. Auch bei ihm bereitete der Mutter die Neigung zu anfangs ungenierter Onanie Sorgen. In den letzten 2—3 Jahren soll er in dieser Hinsicht zurückhaltender und schamhafter geworden sein. Von dem 4., Klaus H., haben wir über sexuelle Regungen und Betätigungen nichts erfahren können.

Nach diesen Erörterungen und Beispielen können wir die zu Beginn des Abschnittes gestellte Frage wieder aufgreifen, ob die Beziehung autistischer Kinder zu anderen Menschen, wie KANNER meint, eine sachliche genannt werden kann. Wir haben zu zeigen versucht, daß das nicht der Fall ist. Um genauer zu sein, sollte man vielleicht sagen, die sachliche Beziehung ist zwar möglich, ist aber bei den autistischen Kindern keinesfalls als einzige und überwiegende anzunehmen. Unsere Beispiele haben vielmehr erkennen lassen, *daß bei den autistischen Kindern Früh- und Vorformen personaler Beziehung vorliegen, aus denen bei günstigen Verläufen,* wenn auch eingeengt und spärlich, *sich echte personale Beziehungen* bis hin zur Freundschaft und Liebe *entfalten können.* Überwiegend scheint die Entwicklung aber, wie wir besonders an dem Falle Hans R. demonstrierten, in Kümmerformen stecken zu bleiben, die sich als Ausgestaltungen eines niedrigen Entwicklungsniveaus in der Konstitution des anderen, wie wir sie hier dargelegt haben, verstehen läßt. Wir wollen aber die These von KANNER nicht einfach ablehnen, sondern uns auch Gedanken darüber machen, wie bei den autistischen Kindern die Beziehung zu den Dingen beschaffen ist und in welchem inneren Verhältnis die Konstitution der Dinge zu derjenigen des belebten, begegnenden anderen Menschen steht [1].

Die Abgrenzung von belebt und unbelebt ist als Möglichkeit, so müssen wir annehmen, ebenso keimhaft vorgegeben wie derjenige von „ich" und „du". Die entwicklungspsychologischen und soweit sie vergleichbar sind auch die völkerkundlichen Erfahrungen weisen darauf hin, daß diese Abgrenzung von belebt und unbelebt keineswegs von klein auf oder von der Frühzeit der Menschheitsentwicklung an eine scharfe gewesen ist. Das Kind oder der primitive Mensch gelangten auch nicht zuerst zur Erfassung des Gegenstandes und dann in Analogieschlüssen zur Heraussonderung von belebten Gegenständen, sondern es scheint eher in den frühesten Erfahrungen eine „Indifferenz von Person und Sache" (H. WERNER) vorzuliegen, in der alles unmittelbar „physio nomisch" anziehend oder abstoßend, lockend oder schreckend, wie E. STRAUS es für das Empfinden beschrieben hat, anspricht. Man hat von einer urtümlichen, physiognomisch-animistischen oder „anthropomorphen" Erlebnisweise (BUSEMANN) gesprochen. In dieser darf also kein „Wissen" eines Gegensatzes von „belebt" und „unbelebt", keine irgendwie sekundäre „Beseelung" wahrgenommener dinglicher Gegenstände angenommen werden. Die gesuchte Differenzierung ist vielmehr als ein langer Erfahrungsweg zu verstehen, auf dem sich die keimhaft vorgegebenen Daseinsformen des Mitseins mit anderen Menschen und des Umgangs mit Gegenständen entfalten und in dieser Entfaltung das real Erfahrene je nach den Inhalten der Erfahrung in zunehmender Klarheit diesem und jenem Bereich zugeordnet wird.

An Hand einer statistischen Untersuchung von CHARLOTTE BÜHLER können wir zunächst eine grobe Übersicht über die Entwicklung beim Kleinkinde gewinnen. Sie hat die Tagebuchnotizen der Eltern Scupin über die Entwicklung ihres Sohnes bis zum 6. Lebensjahr durchgearbeitet und zeigen können, wie sich die anthropomorphe Auffassung der „Gegenstände" zunehmend von den „physischen Objekten" loslöst und auf Pflanzen, Tiere, Menschen und in gewissem Ausmaße noch auf Naturgeschehnisse beschränkt. Bei dem Jungen bezogen sich in der Altersstufe von 2;6 bis 3;0 Jahren noch 42% aller anthropomorphisierenden Äußerungen auf physische Objekte, 16% auf Pflanzen und Tiere und 42% auf Naturgeschehnisse. Mit 4;4 Jahren hatten sich die Zahlen wesentlich verschoben. Nur noch 14% bezogen sich auf physische Objekte, 57% auf Pflanzen und Tiere und 29% auf Naturgeschehnisse. In den späteren Altersstufen wurden keine Anthropomorphisierungen physischer Objekte mehr beobachtet. PIAGET [2] ist der gleichen Frage durch Exploration von Kindern nachgegangen und hat ganz ähnliche Ergebnisse gewonnen. Um seine Angaben aber recht zu verstehen, muß man bedenken, daß sie nicht an Hand eines Beobachtungsmaterials spontaner Sprachäußerungen gewonnen worden sind, sondern durch ausdrückliches Befragen. In den Antworten äußert sich also nicht die Konstitution der

[1] Bei der Beschäftigung mit diesen Fragen wollen wir uns aber an ERNST BLOCHS Worte erinnern: „Wir also haben uns kaum. Aber erst wir und die Dinge, wer findet sich hier durch?" Spuren. Frankfurt: Suhrkamp 1959.

[2] J. PIAGET: La représentation du monde chez l'enfant. 3. Aufl. Paris: 1947.

„Gegenstände“ im aktuellen Greifen und im sprachlichen Umgang und Verkehr mit ihnen, sondern im reflektierenden, vergegenwärtigenden Vorstellen, ausgelöst durch die an die Kinder gestellten Fragen. Es ist um so interessanter und wichtiger, daß auf dieser zweifellos späteren Stufe des „Gegenstandsbewußtseins“ eine wohl im Prinzip gleiche Entwicklung von einer animistischen, d. h. in Beziehung auf belebt und unbelebt ungeschiedenen Auffassung des „Gegenstandes“ zu einer einerseits sachlichen und andererseits personalen sich verfolgen läßt, wie auch beim jüngeren Kinde in der spontanen, aktuellen Auseinandersetzung mit den Dingen. Es sei hier noch daran erinnert, daß die Altersangaben bei PIAGET wahrscheinlich später liegen als unseren Erfahrungen nach bei deutschen Großstadtkindern. PIAGET unterscheidet in seiner Untersuchung 4 Stufen der Entwicklung: Die 1. Stufe ist entsprechend unserem Ausgangspunkt dadurch charakterisiert, daß „conscience“ [1] allem zugesprochen wird, was Aktivität aufweist, wobei diese auch im Sinne eines Widerstandes von einem ruhenden Gegenstand ausgehen kann (6,—7. Lebensjahr). Die 2. Stufe führt zur Begrenzung des Bewußtseins auf bewegte Gegenstände (Sonne, Fahrrad, außer Menschen und Tieren) (bis zum 9. Jahre). In der 3. Stufe entwickelt sich die Unterscheidung zwischen Eigenbewegung und von außen übertragener Bewegung. Damit fallen das Fahrrad oder der geworfene Ball als bewußtseinstragende Gegenstände fort (bis 11—12). Erst in der 4. Stufe (nach 12) wird nur Menschen und Tieren „conscience“ zugesprochen.

Der andere Weg der Entwicklung, auf den PIAGET als den eigentlich problematischen hingewiesen hat, führt zur Konstitution des Nicht-Belebten, des Zeugs, mit dem wir umgehen und dem wir keine bewußte Eigenaktivität zuschreiben.

Sowohl aus dem gemeinsamen Ursprung im urtümlich physiognomischen Erleben des Kleinkindes als auch im Wandel des Bildes der Welt, je nach den Weisen des In-der-Welt-Seins ergibt sich, daß auch beim Erwachsenen keine unüberschreitbare Grenze zwischen dem Lebendigen, mit dem ich verkehre, und dem Unlebendigen, mit dem ich umgehe, besteht. Ich kann mit Menschen umgehen wie mit einem Zeug (Menschenmaterial) und die Dinge können mir ein „Gesicht“, ein *Eigenwesen* offenbaren.

Auch BINSWANGER [2] spricht in folgenden Formulierungen von dem „Subjektcharakter“ der Dinge: „Wir begreifen ... daß auch das ‚körperliche Ding‘ nicht nur vorhandenes Objekt und nicht nur zuhandenes Zeug ist, sondern seinerseits schon

[1] Das Problematische des Begriffes „conscience“, das uns hier aufstoßen muß, hat PIAGET selbst ins rechte Licht gerückt: (a. a. O. S. 170). (Übersetzung vom Ref.) „Es ist falsch zu sagen, das Kind „prête une conscience aux chauses“ — zum mindesten ist das eine ganz metaphorische Ausdrucksweise. In Wirklichkeit ist niemals oder jedenfalls sehr selten dem Kinde die Frage gestellt worden, ob die Dinge Bewußtsein haben oder nicht. Aber da es keinen Begriff von einer möglichen Scheidung zwischen „la pensée et les objets physiques“ hat, ignoriert es, daß es Aktionen geben kann, die nicht von Bewußtsein begleitet werden. Aktivität ist für das Kind notwendigerweise intentionelle und bewußte Aktivität. Eine Mauer kann nicht niedergerissen werden, ohne es zu fühlen, ein Kiesel kann nicht zerschlagen werden, ohne davon zu wissen, ein Boot kann keine Last tragen, ohne eine Anstrengung zu machen etc. Es ist da eine primitive „indissociation“ zwischen der Aktion und der bewußten Handlung (l'effort conscient). Das eigentliche Problem ist also, zu erfahren, wie das Kind dazu kommt, eine „action inconsciente“ anzunehmen, indem es den Begriff des Aktes von dem der „conscience“ trennt und nicht (etwa) die Erklärung dafür, daß dem Kinde „action et conscience“ notwendig verbunden erscheinen“.

[2] L. BINSWANGER: Grundformen. S. 280 und 303—304.

Subjektcharakter besitzt, zum mindestens Funktionsträger oder Funktionssubjekt ist." Dieses Subjektive, wie wir auch in den Beispielen von PIAGET gesehen haben, begegnet z. B. als Schwere, als Widerstand. Auch das, was in der Psychologie (LEWIN) als Aufforderungscharakter der Gegenstände bezeichnet wird — LANGEVELD[1] spricht vom Appell der Dinge, ZUTT von der Macht der Physiognomie — gehört zu ihrem „Subjektcharakter", zur Eigensinnigkeit der Dinge (BUYTENDIJK)[2]. Gegenüber dem Animalischen und Menschlichen haben die Dinge aber einen „eingeschränkten Subjektcharakter" der negativ vor allem durch den Mangel an welterschließender Eigenaktivität gekennzeichnet ist. Innerhalb der Welt des Kindes sind sie dagegen positiv durch ihre Zuverlässigkeit, mit der sie an einem Ort beharren, zur Verfügung stehen, kurz dem Kinde dienstbar sind, bestimmt. Insofern es ihm gelingt, den Widerstand des „Materials" zu überwinden, kann es dieses bearbeiten, für seine Zwecke als Instrument, als Werkzeug herrichten, zum Gebrauchsgegenstand formen und auch nach vollendetem Gebrauch gleichgültig beiseite lassen.

Gehen wir von diesem Ansatz aus an die Frage der Dingkonstitution bei autistischen Kindern heran, so werden wir wieder auf den ersten Distanzierungsschritt zurückverwiesen, den wir schon mehrfach besprochen haben. Die Verzögerung des Blickens und des Greifens bei den autistischen Kindern steht nicht nur in Beziehung zu der verzögerten und rudimentären Konstitution des Anderen, wie wir sie im vorangehenden Abschnitt entwickelt haben, sondern auch zu der der Dinge. Ohne Blicken und Greifen kommt das Kind auch an die Dinge nicht heran, kann an ihnen keine Erfahrungen gewinnen und damit ihre Konstitution ausgestalten. Einen Hinweis auf eine lange bewahrte animistische Auffassung der Dinge zeigen die folgenden Beispiele:

Bei Hans R. (10;6) konnte sich die Mutter durch einen Stock vertreten lassen, der aufpaßte, daß der Junge regelrecht seine Aufgaben machte und nicht in seine Selbstgespräche verfiel. Erst nach längerer Zeit der Abwesenheit der Mutter wagte der Junge den Stock zu verstecken, womit dessen Wirkung aufgehoben wurde. Bei Eberhard H. (5;0) wurden die Spielomnibusse wie belebte Partner behandelt. Während des Spieles mit den Omnibussen sprach er vor sich hin: „Der Omnibus backt Kuchen, der Omnibus bekommt zu trinken, der Omnibus geht schlafen." Das Schlafengehen und Füttern wurde durch entsprechende Bewegungen dargestellt. Es hat wahrscheinlich auch etwas mit dieser animistischen Auffassung der Dinge zu tun, wenn die autistischen Kinder, in der gleichen Weise wie andere Kinder ihre Puppen und Teddybären, statt dessen Rädchen, Maschinenteile oder Bauklötze mit ins Bett nehmen. Das ist sicher nur ein Aspekt dieses Verhaltens, den man aber doch beachten sollte.

Gibt man zu, daß, wie unsere Beispiele zeigen, bei den autistischen Kindern die Trennung von „belebt" und „unbelebt" verzögert erfolgt, mithin die Dinge in einem Alter, in dem sie beim Normalkinde schon ihre Beseelung eingebüßt und als Sachen konstituiert sind, noch animistisch erlebt werden, so muß man auch zugestehen, daß sich auch die Konstitution des anderen Menschen wahrscheinlich auf einer ähnlichen Ebene der Indifferenz von „belebt" und „unbelebt" bewegt. Der Mensch wird also nicht wie eine Sache, ein nach Größe, Form und Gebrauchszweck bestimmtes Objekt angesehen oder benutzt, sondern durchaus physiognomisch, aber eben in einer noch

1 MARTINUS I. LANGEVELD: Studien zur Anthropologie des Kindes. Tübingen: 1956. S. 91 ff.

2 F. I. I. BUYTENDIJK: Zur Phänomenologie der Begegnung. Eranos-Jahrbuch 1950. S. 446.

undifferenzierten und nicht klar von der Physiognomie der Dinge abgehobenen Weise. Das Knie, auf das sich ein autistisches Kind im Vorbeigehen stützt wie auf eine Stuhllehne ist, so dürfen wir wohl deuten, für das Kind vertraute, zuverlässige Stütze, die sich ihm als solche anbietet. Die Neigung zu einem rituellen Umgang mit den Dingen, wie es besonders eindrucksvoll bei Hans R. um die Pubertät herum in Erscheinung trat, hat etwas von magischer Beschwörung der in den Dingen liegenden Kräfte an sich. Seine Antwort auf unsere Frage, warum er beim Vorbeigehen am Sessel jedesmal mit der Hand zweimal darauf schlage, lautete dementsprechend: „Es ist besser so.“ Solche an Zwangsneurosen erinnernden Verhaltensformen haben auch KANNER und VAN KREVELEN beschrieben. Es fehlte aber bei Hans R. und, soweit wir sehen, auch bei den Fällen der erwähnten Autoren, das eigentliche Zwangserleben des Befremdlichen, Aufdringlichen völlig. Die Dinge haben für die autistischen Kinder kein doppeltes Gesicht, nicht ein intersubjektiv in seinen verschiedenen Aspekten festgelegtes und gesichertes und ein zweites befremdlich sich aufdrängendes, der Vernunft widerstreitendes, sondern sie werden eindeutig als der Beschwörung, der magischen Praktik zugänglich gelebt. Es darf daran erinnert werden, daß wir schon mehrfach das richtungslose In-die-Luft-Sprechen der autistischen Kinder mit dem Aussprechen magischer Beschwörungen verglichen haben. Diese Kinder leben in einer Welt, in der das bloße Wünschen noch die Handlung ersetzt.

In dem Abschnitt über den verbalen Weg zum Ich haben wir gezeigt, daß den autistischen Kindern das handelnde Hinausgreifen in die Zukunft weitgehend verschlossen ist. Im Umgang mit den Dingen sind sie keine Experimentierer. Es ist uns aufgefallen, daß die autistischen Kinder meist saubere Kinder sind, sich selbst nicht schmutzig machen und mit ihrem Spielzeug vorsichtig umgehen. Das heißt aber, daß sie sich nicht wirklich mit den Dingen einlassen. Sie zerstören nicht, bearbeiten nicht, untersuchen nicht, sondern belassen die Dinge so, wie sie sie vorfinden oder führen immer wieder die gleichen einmal erlernten Handlungen mit oder an ihnen aus. Einzelheiten dazu sollen in Zusammenhang mit der Nachahmung und Darstellung angeführt werden. Das Interesse der autistischen Kinder für technische Gegenstände und Funktionen steht u. E. nicht im Widerspruch zu dieser Beobachtung und Deutung, da die autistischen Kinder, die wir selbst beobachten konnten, in der Welt der Technik als Sammler (Räder, Kugeln, Maschinen, Taschenlampen, Gießkannen), als Nachvollzieher einfacher Tätigkeiten (Drehen, Licht An- und Ausknipsen, Schleifen) oder schließlich als Bastler im Rahmen völlig bekannter Funktionszusammenhänge sich betätigen. Es fehlt also das, was man mit HEIDEGGER als das hervorbringende Entbergen bezeichnen kann.

Wir müssen bei der Dingkonstitution aber auch bedenken, daß zu ihrer Ausgestaltung eine Offenheit gegenüber dem Eigenwesen der Dinge erforderlich ist. Bei den autistischen Kindern finden wir jedoch sehr häufig ganz eingeengte und oft den Besonderheiten des Gegenstandes nicht angemessene Weisen des Umgehens damit. Bei Hans R. wird jede Uhr auseinandergenommen, um die Zahnräder seiner Sammlung einzuverleiben. Konservenbüchsen sind jahrelang nur dazu da, am Boden spiralig durchlöchert zu werden. Alle dazu nur irgend geeigneten Gegenstände werden gedreht, ob es nun Teller, Kissen oder Stühle seien. Das Nicht-Beachten des besonderen Eigenwesens der Dinge zeigt sich indessen nicht nur an der Art und Weise, wie sie mit den Gegenständen umgehen, sondern auch an der Nichtbeachtung vieler anderer. Aus der Fülle der Dinge, die einem Kinde während einer Autofahrt oder eines Spazierganges begegnen, wählt Hans R. nur runde Gegenstände oder Löcher aus, Dieter E. sieht nur Gießkannen, Taschenlampen oder später Schleifmaschinen, und bei Manfred B. ist ein Spaziergang über eine Landstraße mit blühenden Bäumen ein Weg von einem Meilenstein zum anderen, um darauf die Zahlen zu lesen.

In diesen Zusammenhang gehört die Störung des Lernens (ASPERGER), die wir auch bei unseren Fällen gesehen haben. Denken wir an die Schwierigkeiten, Hans R. auch nur das Binden einer Schleife beizubringen, obwohl er durch seine Drehkünste, seinen geschickten Umgang mit Hammer und Nagel, seine präzise Zeichenfähigkeit bewiesen hatte, daß ihm diese Leistung an sich möglich sein müßte.

Schließlich ist zu beachten, daß die Dinge um den Menschen herum nicht für ihn alleine da sind, sondern auch für die Mitmenschen. Ihre Beschaffenheit und ihren Zweck erfährt das Kind in einem weiten Ausmaß durch Mitteilung, durch Belehrung und durch Verstehen des Dinggebrauchs anderer. Es gibt vielerlei Dinge, die daraufhin angelegt sind, mit einem anderen Menschen zusammen benutzt zu werden. LANGEVELD[1] erwähnt zur Verdeutlichung dieser bipersonalen Konstitution das Beispiel der Wippe, die von einem nur sich selbst wissenden Menschen in ihrer Funktion gar nicht verstanden werden könne.

Es ist entsprechend aufschlußreich, ein autistisches Kind auf einer Wippe zu beobachten. Eberhard H. (5;0) saß wie eine tote Puppe auf der Wippe, klammerte sich wohl fest, vermochte aber nicht durch Abstützung und Wiederaufstoßen an der Bewegung der Wippe aktiv teilzunehmen oder sich auf die Aktivität des anderen durch Abfedern am Boden oder Veränderung der Haltung einzustellen. Die autistischen Kinder wissen durchweg auch nicht, was sie mit einem Ball anfangen sollen. Allenfalls wird dieser gerollt oder in der Hand gedreht, aber nicht aufgefangen oder einem anderen zurückgeworfen.

Wir haben im Vorstehenden zu zeigen versucht, daß nicht nur die Konstitution des anderen Menschen, sondern auch die Dingkonstitution der autistischen Kinder eine verzögerte und in mancher Hinsicht eingeschränkte ist. Erst in Abhebung von der Konstitution des Belebten gelingt die des Unbelebten, und im Vollzug mitmenschlichen Lebens baut sich in Akten der Verständigung, des Handelns miteinander, der wechselweisen Abgrenzung die Konstitution der Dinge in der Fülle ihrer möglichen Aspekte auf.

8. Nachahmung und Darstellung in der Sprache des autistischen Kindes

Bisher haben wir uns von den Gesichtspunkten BRUNO SNELLS und ERNST CASSIRERS ausgehend bestimmten „Urphänomenen des Bedeutens", nämlich dem Wirken und Haben zugewandt und die von ihnen besonders geprägten Sprachformen in ihrer Entwicklung beim autistischen Kinde verfolgt. Dabei sind wir auf einen durchgehenden Mangel bzw. einen deutlichen Rückstand in der Entwicklung gerade dieser Sprachformen gestoßen. Wir haben dabei zu zeigen versucht, daß es sich bei diesem Entwicklungsrückstand nicht um isoliert erklärbare Symptome bestimmter cerebraler Funktionsstörungen handelt, sondern um Phänomene, die aus der Gesamtstruktur

[1] M. I. LANGEVELD: a. a. O. S. 97.

bestimmter Daseinsformen der autistischen Kinder verstehbar sind. Als einen besonderen Zug dieser autistischen Daseinformen haben wir eine verspätet auftretende und rudimentär bleibende Scheidung von Eigenwelt und gemeinsamer Welt angesehen. Wir haben uns bei den vorstehenden Darstellungen aber bemüht, das autistische Kind nicht nur als Mangelwesen zu beschreiben, sondern auch positiv die Daseinsform, in der es in der Welt ist, in ihrer Eigenart zu erfassen. Dabei mußten wir bisher eine der „einfachen Formen des Sinns“, die SNELL aufgestellt hat, vernachlässigen: Das ist das *Sein.* Wir führten (S. 65) das Beispiel SNELLs an: Der Löwe ist ein Raubtier, oder auf eine Formel gebracht, *a* ist *b*, ein Sachverhalt wird, so wie er ist, dargestellt. Dieses Sein findet SNELL in den Vorstufen der Sprache, in der Bewegung und im Laut zunächst in der Nachahmung am deutlichsten ausgeprägt. Im Nachahmen einer Bewegung wird diese, so wie sie ist, durch das nochmalige Vollziehen in die eigene Bewegung hereingenommen. Diese Nachahmung ist also nicht Ausdruck, Kundgabe eines eigenen Zustandes, hat nicht den Zweck der Wirkung auf andere, des Angriffs, der Verteidigung etwa, sondern formt etwas Seiendes nach. Das gleiche leistet der Nachahmungslaut. Während man aus der Zweckbewegung heraus versteht, was der Bewegende will und aus der Ausdrucksbewegung, was er empfindet, kann man aus der Nachahmungsbewegung und dem Nachahmungslaut entnehmen, daß etwas so oder so ist bzw. von dem Nachahmenden in dieser Weise erfahren wurde. Wir haben schon auf die Nachahmungstheorie der Sprachentstehung hingewiesen, die davon ausgeht, daß die ersten Worte Nachahmungen von Lauten seien, die von den Gegenständen ausgingen und durch deren Wiederholung der Gegenstand gleichsam am Laut erstmals ergriffen werde. Das erste Nachahmen des Kindes ist oft sinnleer, ergreift irgendeinen Laut, ohne eine Verbindung mit der Herkunft des Lautes, dem ihn aussendenden Objekt herzustellen. Solche nachgeahmten, papageienhaft gelallten Laute bleiben also zunächst ohne symbolische, repräsentative Bedeutung. Das Ich bleibt, wie CASSIRER es ausdrückt, im äußeren Eindruck und seiner Beschaffenheit befangen. Es liegt aber doch in der Nachahmung schon ein Keim weiterer Entwicklungsmöglichkeit, indem sie umschriebene Lautgestalten aus der Flut der Eindrücke herausgreift und festhält. Dieses Festhalten von nachgeahmten Lauten geschieht in einem Entwicklungsalter, in dem bereits durch die Zusammenarbeit von Auge und Hand eine vorbereitende, vorsprachliche Symbolisierung der Umwelt eingesetzt hat, in der damit die Voraussetzung für eine Verbindung der Lauterfahrung mit Tast- und Seherfahrungen abgegrenzter Gegenstände gegeben ist. So führt der Weg der Entwicklung von der feststellenden Wahrnehmung über die Nachahmung hin zur sprachlichen Feststellung und Darstellung. Es sei auf das verwiesen, was von CASSIRER als nominale Sprachform der verbalen gegenübergestellt worden ist, soweit darin ein Konstatieren und Darstellen des Seins und kein verborgenes Haben sich vorwiegend ausprägt. Aus der Darstellung SNELLs haben wir als solche besonderen Ausprägungen des Seins folgende kennengelernt: Das Einzelwort, das den Gegenstand wie ein Bild vor den anderen hinstellt; unter den einzelnen Wortklassen das Substantiv oder das substantivierte Verb, in dem nicht die lebendige Aktion, sondern das Ergebnis des Handelns dargestellt wird; von den verbalen Zeitstufen ist es die Vergangenheit, die das Geschehene abrückt und in seiner Abgeschlossenheit der Darstellung am besten zugängig macht; von den Personen die objektiviert beobachtete 3. Person, das Er, in dem sich das Sein am deutlichsten erfassen läßt, während das Du in seinen Eigenschaften, wie es ist, mich unmittelbar anspricht und das Ich sich in seinem Wirken kundtut. Unter den Genera verbi hat das „Sein“ das Passiv geprägt. Während im Aktiv sich die Wirkung und in den reflexiven Verben, im „Sich-Freuen“ etwa, das Haben der Freude kundtut, wird im Passiv das faktische Geschehen darstellend ausgedrückt. (Das Haus wird gebaut.)

Wenden wir uns nach dieser erinnernden Orientierung unserem Material zu, so muß uns das besondere Hervortreten von Nachahmung und Darstellung geradezu ins Auge springen. Schon in seiner ersten Mitteilung über autistische Kinder hat KANNER beschrieben, daß nach dem verspäteten Sprachbeginn zunächst lange Zeit papageienhafte Wiederholungen gehörter Wortkombinationen im Vordergrund stünden. Manchmal schlossen sich diese Nachahmungen unmittelbar an die Wahrnehmung an, gelegentlich aber wurden sie aufbewahrt und zu einer späteren Zeit geäußert. Auch VAN KREVELEN beschreibt ein vierjähriges Mädchen, das auf Fragen mit Wiederholungen der Frage in derselben Intonation reagierte. Auch eine „verzögerte Echolalie“, wie KANNER die verspätete Nachahmung benennt, hat er bei diesem Kinde beobachtet[1].

Es wurde anläßlich eines Falles vom Vater mit den Worten: „Bist du gefallen in der Straße?“[2] bemitleidet. Daraufhin folgte keine Reaktion. Aber sechs Wochen später sagte das Mädchen ohne irgendwelchen Anlaß in der gleichen Intonation: „Bist du gefallen in der Straße?“ und behielt diese Wendung einige Tage bei. KANNER erwähnt weiterhin, daß bei seinen Fällen die Benennung von Gegenständen keine Schwierigkeiten machte. Es wurden sogar lange und schwierige Worte mit bemerkenswerter Genauigkeit behalten und nachgesprochen. Eine Reihe der Kinder zeigten ein ganz ausgezeichnetes „mechanisches Gedächtnis“. Sie vermochten viele Gedichte, Kinderlieder nachzusprechen. Eines von ihnen beherrschte die ganze Liste der Präsidenten der Vereinigten Staaten, und manche der Eltern glaubten stolz, Wunderkinder aufzuziehen.

Die gleiche Beobachtung können wir bei unseren Fällen machen. Das Kind Volker Sch. konnte im 3. Lebensjahr große Teile des Struwelpeter auswendig. Während sonst kaum sprachliche Äußerungen von ihm zu hören waren, frappierte er gelegentlich seine Eltern dadurch, daß er vor einem Schaufenster plötzlich sämtliche darin befindlichen Gegenstände exakt bezeichnete. In den zahlreichen Monologen des Kindes Karl B. fällt besonders die Verbindung von Lallformen mit Nachahmungen auf.

---

[1] TRAMER: Lehrbuch der Kinderpsychiatrie 3. Aufl. Basel: 1949. S. 396. (Zschr. Kinderpsychiatrie 1 u. 2 1934/35.) TRAMER hat wohl zuerst auf diese Nachahmungsform, die er „Phonographismus“ nennt, auf Grund der Beobachtung eines schizophrenen Kindes hingewiesen. Auch für diesen „Phonographismus“ findet sich, wie für die meisten eigentümlichen Sprachformen autistischer Kinder, eine Parallele in der Normalentwicklung des Kleinkindes. In meiner Arbeit über „Demenz als Folge von Masernencephalitis im Kindesalter“ (Nervenarzt 19, 261, 1948) habe ich die Beziehung zu der zeitlich mittelbaren Nachahmung des Kleinkindes (Metalalie W. STERN) aufgezeigt. Bedeutsam für unsere Fragestellung ist es wohl, daß sowohl die Fälle, die TRAMER im Auge hat, als auch meine damaligen Fälle sich durch einen „Beziehungsverlust“ zur Umwelt auszeichneten. Insofern wird man den „Phonographismus“ nicht als spezifisch für eine kindliche Schizophrenie oder eine besondere Form kindlicher Demenz ansehen dürfen, sondern als mögliche sprachliche Ausdrucksform eines in seiner Daseinsentfaltung in bestimmter Weise behinderten oder eingeengten Kindes.

[2] Die eigenartige Sprachform erklärt sich wohl dadurch, daß VAN KREVELEN die Äußerung aus dem Holländischen nicht ganz angemessen ins Deutsche übersetzt hat.

Er wurde z. B. zum Malen angehalten und geriet in folgenden Singsang: „gleich mal ... die mal ... die mal ...“ Dann machte er plötzlich mehrere lange parallel verlaufende Striche und sang dabei vor sich hin: „die fins ... die fins ... hier hoch dei te ... hier hoch dei te ...“, dann ergriff er das Blatt, wedelte damit vor seinem Gesicht herum und sagte dazu rhythmisch: „... love, love, love.“ Gleichzeitig begann er sich in den Hüften zu wiegen. Als ihm Bauklötze mit der Bemerkung angeboten wurden: „Wir wollen mal etwas bauen“, ergriff er einen, schaukelte sich damit hin und her und sprach in einer Singsangart: „mir wolle mal was baue ... mir wolle mal was baue ... nimm mal was hoch und male ...“ Den Satz des Ref.: „Tun wir was anderes!“ wiederholte er wörtlich und begann dann wieder einen Lallsingsang, aus dem sich einzelne, vorher vom anderen gesprochene Sprachelemente heraushören ließen. Ein anderes Mal begann er einige Zeit, nachdem er es von anderen Kindern gehört hatte, Teile dieses Liedes vor sich hin zu summen und zu sprechen.

In diesen Sprachproduktionen des Kindes Karl B. gehen noch Fremdnachahmungen und Selbstnachahmungen ungeschieden durcheinander. Das Wort des anderen wird in der gleichen Weise in den Lallmonolog eingebaut, wie das selbstausgestoßene Wort oder der Lallaut. Beides verbindet sich mit bestimmten Handlungen, diese ausdrucksmäßig unterstützend oder mit rhythmischen Bewegungen, indem das Lallen in Form eines Singsangs in den gleichen Rhythmus, wie ihn die wiegenden Körperbewegungen zeigen, einfällt. Diese Nachahmungen bei den jüngeren autistischen Kindern unterscheiden sich in der Art nicht von denen, die man auch bei Normalkindern zu sehen bekommt. Es ist vielmehr der *Anteil* auffällig, den die Nachahmung an den sprachlichen Produktionen überhaupt gewinnt. Da Kundgabe und Appell beim autistischen Kinde weitgehend zurücktreten, können Nachahmung und Darstellung das Feld beherrschen. Auch wenn die Kinder über die papageienhafte lallende Nachahmung hinauskommen und das Stadium der Benennung und des Satzverständnisses erreichen, zeigt sich das Überwuchern der Nachahmung gerade in jenem so bemerkenswerten Festhalten gehörter Satzformen, auf die wir schon bei Erwähnung des fehlenden Ich-Sagens eingegangen sind. Wenn das Kind Karl B. seinen Wunsch in den Garten zu gehen mit den Worten äußert: „Willst du mal in den Garten gehen“, oder seine Abneigung gegen den Garten mit dem Satz: „Wills du rein bleiben“, so können wir an diesen Sätzen — außer der fehlerhaften Verwendung des Personalpronomens und der im ganzen fehlenden Durchgestaltung der grammatischen Form zu einem Wunsch — als Positives die exakte Erfassung und Nachahmung bemerken. Die Sprache wird gleichsam genauso gelassen, wie sie vorgefunden wird. Auch beim normalen Kinde finden wir solche Formen im 2. und 3. Lebensjahr, wie z. B. die Übernahme von Rede und Gegenrede in den Monologen; oder das unveränderte Übernehmen einer Frageform zur Verneinung, wie z. B. C. und W. STERN es berichten: Hilde Stern sagt mit 2;0 „braucht de Hilde?“. Das sollte bedeuten: „Hilde braucht doch nicht“. Solche Wendungen treten aber schon im 3. Lebensjahr, ganz entscheidend aber nach der ersten kindlichen Trotzphase zurück, während beim autistischen Kinde erst im 5. oder 6. Jahr, wenn überhaupt, diese grammatische Durchformung des Satzes, die ihren deutlichsten Ausdruck in der regelrechten Verwendung des Ich findet, gelingt. Häufiger hört man von Eltern autistischer Kinder, daß diese nach langem Ausbleiben einer Sprachentwicklung plötzlich ganz „richtig“ und nicht in kindertümlicher Weise gesprochen hätten. In diesem „Richtig-Sprechen“ möchten wir auch keinen Vorzug der Kinder sehen, sondern ein Überwiegen der Nachahmung gegenüber der normalen kindlichen Arbeit an der

Sprache in der allmählichen produktiven Übernahme der Erwachsenensprache im Rahmen ständigen Sprechens mit anderen.

Bei dem Kinde Hans R., das zwar sprachlich recht produktiv war, aber mit 10 Jahren noch immer nicht bis zum Ich-Sagen gelangte, läßt sich das Hervortreten der *Darstellung* in den Formen, wie sie von SNELL herausgestellt worden sind, sehr schön erkennen. Wenn er z. B. ein Begehren damit ausdrückt, daß er feststellend sagt: „Der will drehen", oder „er will nach Hause", so wird dieses Begehren nicht appellierend an den anderen gerichtet, sondern in der Distanz der Darstellung geäußert. Auf die Frage, was er zu Hause tun wolle, antwortet er: „gutti machen ... Puppenwagen ... Roller haben". Auch hier wird eine in die Zukunft strebende Aktivität entweder durch eine einfache Gegenstandsbenennung, wie „Puppenwagen", oder durch eine in ihrem Sinn nominale Infinitivform wie: „gutti machen" oder „Roller haben" ersetzt[1]. Eine mehrfache Aufforderung, doch ins Zimmer hereinzukommen, beantwortet er nicht etwa mit der Ablehnung „ich will nicht kommen", sondern mit der Feststellung „es ist genug gekommen", oder „es soll nicht gekommen werden". An die Stelle eines personal bestimmten Wunsches oder einer Willensäußerung tritt die Feststellung eines allgemeinen Gesetzes, einer unpersönlichen Bestimmung. Zum Kasperlespiel gedrängt vermag der Junge nur die Puppe in die Höhe zu heben und festzustellen: „Ei, da ist ja der Kasperle, da spielt der Hans ja Kasperle ..."

Von dieser trotz der hypertrophierenden Ausbildung positiv angesehenen Möglichkeit der Nachahmung und der Darstellung bei den autistischen Kindern ausgehend, eröffnet sich ein Zugang zu weiteren auffallenden Verhaltensformen und Leistungen. KANNER hat die Ansicht geäußert, daß bei den autistischen Kindern die kognitiven Potenzen nicht beeinträchtigt, sondern lediglich durch die „affektive Störung" in ihrer Realisierung behindert, maskiert seien. In überraschenden Äußerungen der Kinder sowie in ihrem geschickten Umgang mit Material und ihren guten Leistungen an Tests, die die Formerfassung prüfen, sah er diese Annahme bestätigt. Auch bei unseren Kindern sind durchweg Intelligenzleistungen zu beobachten, die auf wesentlich höherem Niveau stehen als ihre Erfassung des Mitmenschen und ihre Bewältigung der Lebenspraxis. ASPERGER hat besonders das originelle Denken dieser Kinder hervorgehoben, ihre oft geradezu weisen Einsichten, in denen sie gelegentlich ihren Altersgenossen voraus sein konnten. Wenn wir auch unserer Beschränkung auf die eigentlichen Kernfälle entsprechend diese Beobachtung von ASPERGER, die sich auf besonders intelligente, autistisch-psychopathische Kinder bezieht, ausklammern möchten, so bleibt doch als gemeinsame Beobachtung das überraschende Hervortreten origineller Denkleistungen von oft altersgemäßem Niveau bei den autistischen

---

[1] Es gibt in der Normalsprache allerdings auch einen imperativen Gebrauch des Infinitiv, wie z. B.: einsteigen! vorsehen! (elliptischer Infinitiv im Sinne der Dudengrammatik 1959, S. 128). Ein solcher imperativischer Gebrauch, der sich aus dem Wort allein nicht ablesen läßt, müßte durch Gestik und Tonfall deutlich gemacht werden. Bei den Kindern wurden diese Worte aber ruhig, ohne betonende Geste und ohne Hinwendung zu einem anderen ausgesprochen, so daß man grammatisch, soweit überhaupt eine Einordnung solcher Bruchstücke möglich ist, eher vom Gebrauch des Infinitiv als Akkusativobjekt sprechen kann, wenn man sich die Ergänzung „er will" oder „ich will" hinzu denkt. (Dudengrammatik S. 502) Man könnte auch an eine Zuordnung zu der Konstruktion: Modalverb mit reinem Infinitiv denken, wenn man sich zur Ergänzung „wollen" oder „sollen" hinzu denkt.

Kindern. Wenn wir bedenken, daß schon im wahrnehmenden Feststellen von Gestalten gegenüber der Empfindung und erst recht in der Symbolisierung des Wahrgenommenen vermittels des benennenden Wortes Leistungen einer im weiteren Sinne verstandenen Intelligenz erkennbar sind[1], so ergibt sich von der Nachahmung und sprachlichen Darstellung aus ein Entwicklungsweg zu Intelligenzleistungen, wie wir ihn bei unseren Kindern beobachten können. Wir müssen uns allerdings in diesem Rahmen eine ausführliche Darlegung der intellektuellen Entwicklung der autistischen Kinder versagen, da dies ohne umfangreiche theoretische Vorerörterungen und Untersuchungen nicht möglich ist. Im Rahmen der hier berücksichtigten Gesichtspunkte können wir aber doch beschreibend herausstellen, daß sich gerade jene Seiten der Intelligenz und des intellektuellen Lebens beim autistischen Kind entfalten, die offenbar nur in ganz beschränktem Maße der vorgängigen Konstitution einer gemeinsamen Welt bedürfen. HUSSERL[2] hat die interessante Frage erörtert, bis zu welchem Grade ein solipsistisch gedachtes Subjekt, d. h. ein ohne die geringste Ahnung eines anderen und damit auch selbstvergessen ohne Ahnung seiner selbst wahrnehmendes und denkendes Subjekt, zur Konstitution einer Welt vordringen könne. Gelingen könne dem Subjekt dabei die Wahrnehmung, d. h. die Abgrenzung von Gestalten und unter Umständen die Trennung von Schein und Wirklichkeit, insofern Wahrnehmungen in einzelnen Sinnesgebieten durch solche in anderen keine Bestätigung fänden. Die Möglichkeit, ein Ding einmal „anders", mit den Augen anderer zu sehen, d. h. die intersubjektive Objektivierung wäre ihm indessen nicht gegeben. Die solipsistisch gewonnene Erfahrung könnte sich in dem Meinungsaustausch mit dem anderen, im Eintreten in eine gemeinsame Welt als unvereinbar mit den Erfahrungen anderer oder als weitgehend der Korrektur bedürftig erweisen, auch wenn sie vorher in der solipsistischen Partner- und Selbstvergessenheit einstimmig und bestätigt erlebt wurde. Von der Bestätigung durch den anderen, der intersubjektiven Objektivierung unabhängig sind lediglich solche Erfahrungen, die durch logisch-mathematische Gesetze objektiviert werden. Sei es nun die Konstitution eines physikalischen Dinges nach Maß, Zahl, Gewicht, also physikalisch bestimmten meßbaren Eigenschaften, sei es die Erfassung eines mathematischen Satzes oder der Gesetzlichkeit einer Zahlenreihe. Alle diese logisch-mathematisch bestätigten Konstitutionen tragen ihre Objektivierung in sich selbst und sind unabhängig von Ort, Zeit und menschlicher Gemeinschaft.

Betrachten wir unter diesem Gesichtspunkt die bei den autistischen Kindern hervortretenden Interessen und Leistungen, so finden wir, daß sie sich durchweg als solche bestimmen lassen, die weitgehend der Objektivierungen innerhalb einer gemeinsamen Welt nicht oder nur in geringem Maße bedürfen. Wenn wir im folgenden diese Sonderinteressen aufführen und dabei den Gesichtspunkt ihrer Unabhängigkeit von einer gemeinsamen Welt hervorheben, dann soll damit nicht gesagt sein, daß diese verschiedenen Sonderinteressen und Leistungen nicht noch innerhalb anderer Verstehenshorizonte erfaßt werden und in ihnen andere wesentliche Bedeutungen zeigen könnten. Es ist also nur einer von möglichen Gesichtspunkten, unter dem wir diese Phänomene jetzt betrachten. Erinnern wir uns an die Sonderinteressen bei

[1] Zu diesem Intelligenzbegriff siehe meine Arbeit: „Zur Psychopathologie des Schwachsinns im Kindesalter." Nervenarzt **26**, 417, 1955.

[2] HUSSERL: Ideen ... Bd. II. S. 89.

unseren Fällen, so lassen sich insbesondere folgende hervorheben: Bei Hans R. eine bevorzugte Beschäftigung mit allem, was sich dreht, ein Interesse für alles Runde, auch dann, wenn es ruht, ein Interesse für bestimmte Maschinen, insbesondere Nähmaschinen, an denen allerdings wiederum das Rad besonders faszinierte. Bei Dieter E. richtete sich ein Sammeleifer auf Gebrauchsgegenstände und technische Objekte, auf Lampen aller Art, auf Nähmaschinen, Schleifmaschinen und weitere elektrische Geräte. Ebenso wie bei Hans R. trat neben dem bevorzugten Umgang und der Beachtung dieser Gegenstände und Interessengebiete auch deren zeichnerische Darstellung in immer wiederholten, meist stereotypen Darstellungen hervor. Bei dem Kinde Fritz K. wurde ebenfalls über Faszination durch Räder, ein Interesse für Geräuschunterscheidungen z. B. der Straßenbahnen, ein Interesse für Zahlen in Form einer Beachtung sämtlicher Zahlen (Hausnummern, Kalender, Geburtsdaten) beobachtet. Am reichhaltigsten haben sich die Sonderinteressen im Lauf der Kindheit und Pubertät bei Richard L. entwickelt. Auch hier zeigte sich am Anfang eine Hinwendung auf alles Sich-Drehende, dann folgte eine Bauperiode, die im Ansatz auch bei den anderen eben erwähnten Kindern zu beobachten war. In dieser Zeit entstanden ausgedehnte komplizierte Bauwerke. Dann folgte eine Zeichenperiode, die bis weit in die Pubertät hineinragte und sich zur Konstruktion „eigener Welten" ausbildete. Dazwischen schob sich ein Zählfimmel, in dem der Junge bis in die Nächte hinein Zahlenreihen durchzählte oder bestimmte Rechnungen, die er erlernt hatte, immer wiederholend vollführte. Schließlich tauchte bei dem musikalischen Jungen auch eine Neigung zu musikalischen Produktionen streng mathematisch gegliederter Art auf. Erwähnt werden muß noch, daß die Zeichnungen der autistischen Kinder durchweg starr schematisch und menschenleer blieben, bis auf die des letzterwähnten Patienten, bei dem mit zunehmendem Alter Stimmungselemente und Landschaftsphysiognomie erfaßt und ausgedrückt wurden.

Befragen wir diese Leistungen auf ihre Beziehung zu Nachahmung, Darstellung und logisch-mathematischem Denken, so können wir in der Bervorzugung der Drehbewegung und der sich drehenden Gegenstände ein Hervortreten der Nachahmung wohl mit Recht annehmen, wenn wir hier den Ausdrucksgehalt der Drehbewegung vernachlässigen. Schon bei der Beobachtung normaler Kinder fällt auf, wie sehr sie durch Drehbewegungen fasziniert werden, mit welch gebanntem Interesse sie etwa einem fahrenden Auto, einem sich drehenden Karusell, einem Spielzeug, an dem drehende Elemente in Bewegung sind, folgen. Auch das Sich-selbst-Drehen, das windmühlenflügelartige Drehen der eigenen Arme sind Bewegungsformen, die in der frühen Funktionslust des Kindes häufig auftauchen, dann aber zugunsten zweckhaft gerichteter Bewegungen überwunden werden. Ähnlich wie in der Sprache der autistischen Kinder die Nachahmung überwuchern konnte gegenüber den Formen des Wirkens und Habens, so kann wohl hier beim autistischen Kind die zwecklose, von Funktionslust und Nachahmung getragene ziellose Bewegung das Sich-Drehen, das rhythmische Wiegen, eine unverhältnismäßig große Rolle im Rahmen der Aktivitäten des Kindes einnehmen[1]. Die Darstellungsleistung tritt hervor in den schematischen menschenleeren oder allenfalls Menschen als Schema starr wiedergebenden Zeichnun-

[1] Bezüglich anderer möglicher Sinndeutungen der rhythmischen und Drehbewegung sei wiederum auf meine Arbeit über „Phantasiegefährten bei einem hirngeschädigten Kinde", Nervenarzt **29**, 206, 1958, verwiesen.

gen der autistischen Kinder, aber auch in ihren Bauten oder Konstruktionen mit anderen Elementen. Im Sammeln der verschiedensten Gegenstände, im uferlosen Zählen oder im immer wieder wiederholten Ausführen bestimmter Rechenoperationen wird dann jene mathematische Möglichkeit autistischen Denkens sichtbar, die aber durch ihre Zwecklosigkeit, ihre Neigung zu stereotyper Wiederholung, zu endloser Weiterführung ihre Sinnarmut, ihren Mangel an Führung durch eine mitmenschliche Gemeinschaft und ein sich selbst historisch verstehendes und entwerfendes Subjekt deutlich zeigen[1].

VII. Zusammenfassung und abschließende Erörterungen

Mit dem letzten Abschnitt haben wir eine gewisse Abrundung unserer Untersuchung dem eingangs skizzierten Rahmen entsprechend erreicht. Zum Abschluß wollen wir nun versuchen, in Kürze noch einmal einen Gesamtüberblick des Untersuchungsverlaufes und der Ergebnisse zu geben, um die herausgearbeiteten Details und Einzelstrukturen in ihrem Zusammenhang mit dem Ganzen besser sichtbar zu machen.

Die philosophisch-anthropologischen Voraussetzungen, von denen wir ausgingen, sind in der Einleitung eingehender dargelegt worden und müssen hier nicht noch einmal angeführt werden. Für unsere Studie ergab sich daraus folgender Untersuchungsweg: Im wesentlichen auf HUSSERL gründend sind wir nicht vom naturwissenschaftlichen Modell des „beseelten Leibes", der in einem Reiz-Reaktionsaustausch mit der Umwelt steht, ausgegangen, sondern von dem Ich, das eine Welt „für mich", auf die es immer schon bezogen und von der es untrennbar ist, vorfindet und konstituiert. Wir fanden in Anwendung auf das Problem des Autismus hiermit eine gemeinsame Basis mit MINKOWSKI, dessen schon 1923 geübte Kritik an der Auffassung des Autismus als Rückzug in eine „Binnenwelt" und dessen Einwände gegen die dieser Deutung zugrunde liegende naturwissenschaftliche Auffassung des Menschen auch heute noch aktuell ist und ein angemessenes Verstehen auch des frühkindlichen Autismus verhindert. Es ging uns vor allem auch darum, die von MINKOWSKI kritisierte allzu einfache und bei unvorgenommener Würdigung der Untersuchungsergebnisse unhaltbare Vorstellung vom „völligen" autistischen Beziehungsmangel oder -rückzug zu ersetzen durch eine Beschreibung der tatsächlich beobachteten Phänomene fehlender *und* nachweisbarer Beziehungen zur Mitwelt im Vergleich mit deren Eigenart bei normalen Kindern.

Es ergab sich dabei, daß keines der autistischen Kinder unseres Untersuchungsgutes (man darf diese Feststellung aber auch auf die in der Literatur mitgeteilten Fälle ausdehnen) „völlig beziehungslos" lebte. Wir fanden vielmehr durchweg eine Einbettung in eine enge, „symbiotisch" genannte Bindung an die Umwelt, vergleich

[1] H. THOMAE: Die Periodik im kindlichen Verhalten. Göttingen 1957 konnte zeigen, daß sich bei Kindern durchweg periodische Gliederungen des Verhaltens finden, die um so mehr zurücktreten, je mehr kulturelle Einflüsse das Verhalten überformen. Das Hervortreten rhythmisch-periodischer Verhaltensformen bei den autistischen Kindern dürfen wir auch in diesem Sinne als Folge einer mangelnden Formung und Formbarkeit durch die Mitmenschen ansehen.

bar der Daseinsform in den ersten Lebensmonaten. Diese Daseinsform, charakterisiert durch eine symbiotische Bindung, wir möchten nicht von einer Beziehung sprechen, bleibt bei den autistischen Kindern durchweg lange bestimmend, wenn die äußere Pflegesituation das gestattet, weil Entfaltung und Überformung zu einer neuen „Beziehungsform", der Begegnung, verzögert und nur rudimentär erfolgen. In dieser verzögerten oder rudimentären Konstitution der Begegnung haben wir die wesentliche „Störung" der autistischen Kinder gesehen. Die Konstitution der Begegnungsstruktur haben wir am Leitfaden der Sprache verfolgt.

Ausgehend vom a priori des Mitseins, als dessen früheste Konkretisierung wir die Symbiose aufgefaßt haben, sahen wir in der Lösung aus der Symbiose, im Gewinnen einer Distanz zum anderen Menschen und zu den Dingen die Voraussetzung der Möglichkeit des Gegenübertretens und des Begegnens. Das keimhaft vorgegebene Subjekt gewinnt Erfahrungen seiner selbst aus den Verweisungen der Welt, die es als eine für sich daseiende erfährt. Verbunden damit erfährt es, — die Wege dieser Erfahrung haben wir im einzelnen erörtert —, den anderen in einer neuen, reichen und zunehmend differenzierteren Weise als vertrautes Du, aber auch als undurchsichtiges, unvertrautes, bedrohendes Fremdes, dessen Rückäußerungen auf eigenes Handeln oder dessen spontane Handlungen nicht in der gleichen Weise durchschaubar und vorhersehbar sind wie das „Verhalten" eines Gegenstandes. „Ich" und „Andere" werden in zunehmenden Erfahrungen konstitutiert als „ego" und „alter ego", beide bezogen auf eine vorgegebene Lebenswelt, beide aber in originärer Weise jeweils einen Welt- und Erfahrungszusammenhang konstitutierend. Diese Weltkonstitution vollzieht nicht jedes Ich für sich alleine, sondern weil es immer schon mit anderen da ist, mit den anderen gemeinsam im ständig bereichernden Austausch, in immer neuen Einigungen. Diese in Verständigung und Einigung konstituierte Welt haben wir mit HUSSERL als die kommunikative oder „gemeinsame" Welt bezeichnet. Den Kern eigener Erfahrungen, der dem anderen niemals originär zugänglich ist, um dessen Mitteilung es in der Verständigung geht, nannten wir die „Eigenwelt". Dieser Untersuchungsansatz sollte uns vor der Sackgasse, in die uns die naturwissenschaftlich fundierten Begriffe von „innen" und „außen" und der Begriff des „Ich" als intrapsychisches Organisationszentrum, wie er in der Entwicklungspsychologie, der Charakterologie oder der Psychoanalyse gebraucht wird, immer wieder hineinführt, bewahren. Wenn wir Veränderungen der mitmenschlichen Beziehungen untersuchen, ist es eben angezeigt, auch an dieser Beziehung selbst anzusetzen, ihre Phänomene unmittelbar zu beschreiben und nicht erst einen Umweg über wissenschaftliche Entwürfe zu gehen, die unter einer ganz anderen Zielsetzung entstanden sind und ihren Sinn haben. Insbesondere müssen wir uns vor immer wieder möglichen Mißverständnissen über das schützen, was wir „Subjekt einer Daseinsform" nannten. Mit der Formulierung „keimhaft vorgegebenes Subjekt" haben wir auf einen nicht mehr sagbaren Bereich hingezielt, dem gegenüber Begriffe immer daneben gehen. ZUTT spricht darum hier vom „gelebten, welthaften Leib", in dem sich das, was in der üblichen wissenschaftlichen Sprache als Seele, Leib, Welt auseinander tritt, in eins findet. ORTEGA Y GASSET[1] zieht sich auf den Begriff des „Lebenden" zurück, da jedes Aussprechen eines Subjektes (ich, selbst, Mensch usw.) unzutreffend bleiben müsse. Die Subjektbegriffe, die mit der Konstitution der Sprache auftreten, sind

[1] ORTEGA Y GASSET: Der Mensch und die Leute. Stuttgart: 1958.

dann als inhaltlich und strukturell bestimmbare Korrelate der Selbsterfahrung zu verstehen, die sich in einem bestimmten sprachlichen Symbol oder — verborgener — in vielen anderen Sprachformen kundtut. Erst die Sprache gibt uns somit Einblick in die fortschreitende Subjektkonstitution, nämlich diejenige der Selbst- und Fremderfahrung und damit gleichzeitig derjenigen von Eigenwelt und gemeinsamer Welt. Sie ist zudem der wesentlichste Träger der Tradition intersubjektiver Weltkonstitution und zugleich deren Medium. Darum haben wir mit unserer Untersuchung des kindlichen Autismus an der Sprache angesetzt.

Wir sind ausgegangen von dem Begriff der „dreistrahligen semantischen Relation", mit dem K. BÜHLER die Struktur der Begegnung und die Leistungen der Sprache im Miteinandersprechen umfaßt. Im einzelnen sind wir der auf BÜHLER fußenden Untersuchung des Aufbaus der Sprache von BRUNO SNELL gefolgt, der in diesen Relationen „Urphänomene" des Bedeutens, nämlich Wirken, Haben und Sein gesehen und deren Ausprägung in den verschiedenen grammatischen Gebilden der Sprache verfolgt hat. Beim Vergleich der Autistensprache mit der normaler Kinder ergab sich uns dabei, daß gerade jene Formen bei den autistischen Kindern verzögert oder gar nicht auftraten, in denen normalerweise die Bedeutung des „Wirkens" und „Habens" besonders hervortreten bzw. die zur Entstehung das Erfahren dieser Bedeutungen durch das Kind zur Voraussetzung haben. Nicht nur das verzögerte Auftreten des Ich-Sagens, von dem wir ausgingen, sondern auch wesentliche Formen verbaler Aussage, wie z. B. die Verbindung von Ich und Futur sowie der Imperativ, insofern in ihnen das Intendieren und Erfassen einer Handlungsgestalt ausgesprochen wird, die über den festgestellten Zustand hinaus den Gang und Zweck eines Tuns antizipiert, gehören zu den „Wirkformen", die beim autistischen Kinde in gleichem Maße wie das Ich-Sagen zurücktreten. Im Erfassen des „Du", dem Auftreten des Possessivpronomen und in der beobachtbaren ungenügenden Entwicklung eines Verhältnisses zum Eigentum haben wir die gestörte Ausprägung des „Habens" nachweisen können. Aber nicht nur an einzelnen Satzgliedern, sondern auch an Strukturen des Miteinandersprechens, des Gespräches, ließen sich „Wirken", „Haben" und „Sein" in jeweils unterschiedlicher Ausprägung erkennen. In der verzögerten Entwicklung der Anrede (Appell, Wirkung auf den anderen), des Hinweises als Kundgabe eines Gehabten (Wahrgenommenen, Festgestellten), dem erst dessen Darstellung folgt und schließlich im Ausbleiben oder der Verzögerung der Entwicklung von Frage und Antwort, in denen die auf Wirken, Kundtun und Erkennen gegründete mitmenschliche Gemeinschaft zu einer neuen Einheit verbunden wird, ließ sich die grundlegende Bedeutung dieser Sinnformen für die Konstitution des Mitseins in der Sprache in den Formen des Miteinandersprechens zeigen.

Das Besondere an den autistischen Kindern ist aber, daß neben diesem Mangel in der Konstitution von gemeinsamer Welt und Eigenwelt, die in der hier dargelegten Weise im Verhalten und in der Sprache erkennbar wird, andere Beobachtungen überraschend gute Leistungen, intensiv verfolgte Interessen und originelle Gedanken erkennen lassen. Die „kognitiven Potenzen" (KANNER) liegen jedenfalls auf einem wesentlich höheren Entwicklungsniveau als die Konstitution der gemeinsamen und Eigenwelt. An der Sprache haben wir auf das Hervortreten von Formen der Nachahmung und der Darstellung, also der eigentlichen Symbolfunktion der Sprache hingewiesen. Da die vom „Wirken" und „Haben" her erschlossenen und geprägten

Sprachformen verzögert und schwach ausgebildet werden, rücken diejenigen der Nachahmung und Darstellung hypertrophierend in den Vordergrund und treten in der Sprache des autistischen Kindes als Umweg und Ersatzleistung da ein, wo ihm durch seine spezifische Schwäche der sprachliche Ausdruck mit Formen des „Wirkens" und „Habens" nicht gegeben ist.

Das autistische Kind, so wie es sich uns in dieser Untersuchung dargestellt hat, *scheitert an dem Zugang zum Bereiche der Begegnung, zur Konstitution einer eigenen und gemeinsamen Welt.* Erinnern wir uns daran, daß wir besonders den Mangel an Sprachformen, die von der Bedeutung des Wirkens und Habens geprägt waren, nachweisen konnten, daß wir weiterhin die Wege zur Konstitution der Eigenwelt und gemeinsamen Welt über das Handeln und über das Haben, sei es als Erfassen des Besitzes und seiner Grenzen, sei es als Verstehen der Gehalte fremden Daseins, als Zugang zum Ausdruck fremder Physiognomie verfolgt haben. Wir erkennen dann, daß das Studium der Störungen autistischer Kinder uns den Zugang zu einem eigenen Bereich erschlossen hat, der bisher zu Unrecht zwischen dem Bereich des rationalen und dem des affektiv-vegetativen Lebens in der Psychopathologie vernachlässigt worden ist. ZUTT[1] hat mit seinen Arbeiten über den physiognomisch-ästhetischen Erlebnisbereich, an die wir hier unmittelbar anknüpfen können, eine Lücke geschlossen und vielerlei Verstreutes in einen fruchtbar weiterwirkenden Sinnzusammenhang gestellt. Es ist den autistischen Kindern verschlossen oder erst sehr verspätet zugänglich, vor anderen in Erscheinung zu treten, Haltungen einzunehmen, eine Rolle zu spielen. Es geht ihnen nicht in liebender oder freundschaftlicher Verbindung die Tiefe des anderen, des Du auf, und sie finden keinen Zugang zu den vielfältigen Formen des mitmenschlichen Verkehrs, zu den Sitten und Gewohnheiten, erfahren nicht die Grenzen von Anstand, Rang und Eigentum, und es bleibt ihnen der Zugang zur Geschichtlichkeit, Freiheit und Verantwortlichkeit eigenen und fremden Daseins verschlossen. So sind sie einerseits in die Hilflosigkeit einer Pflege- und Versorgungsbindung primitiv-symbiotischer Art gebunden, und zum anderen konstituieren sie über dieser symbiotischen Lebensbasis mit Hilfe der Ratio eine starre, schematisch konstruierte, durch Maß, Zahl und Gewicht bestimmte Welt, die der Sinnbeziehung und -erfüllung durch eine entsprechend entfaltete gemeinsame Welt entbehrt. Sie wird dadurch unpersönlich, statisch und in bezug auf eigenweltliche oder gemeinsamweltliche Zwecke sinnlos. Innerhalb dieser Welt eines „starren Rationalismus" (MINKOWSKI) denken und agieren sie automatenhaft, perseverierend, aber gesichert.

Da sich aber, wie wir gesehen haben, der physiognomisch-ästhetische Bereich (ZUTT), die pragmatische Region (ORTEGA Y GASSET) bei vielen der autistischen Kinder stark verzögert, aber doch „wie im Zeitlupentempo" (VAN KREVELEN) entwickelt, ist das Bild des kindlichen Autismus im Laufe der Entwicklung meist einer zum Teil krisenhaften Wandlung unterlegen. Es gibt zwar Fälle (z. B. Hans R.), bei denen die anfangs beobachtbare Entfaltung dieser Bereiche die bereits konstituierte starre Lebensordnung nicht mehr zu durchbrechen vermag und das Bild des kindlichen Autismus auch über die Pubertät hinaus getreu bewahrt wird, in seiner starren, rituellen Lebensform an Zwangskranke erinnernd. Bei anderen indessen zeigt sich

[1] J. ZUTT: Vom ästhetischen im Unterschied zum affektiven Erlebnisbereich. Wiener Z. Nervenheilk. 10, 285, 1955.

in der Sprache, im mitmenschlichen Verhältnis eine Weiterentwicklung, die diese Menschen später zwar noch als beziehungsschwache, in der Lebenspraxis ungeschickte Sonderlinge, als versponnene Muttersöhnchen, aber nicht mehr in der typischen Weise als frühkindliche Autisten erscheinen läßt. Nicht selten erfolgen solche Durchbrüche und Weiterentwicklungen krisenhaft, verbunden mit Aggressionen, Ängsten und Auftreten regressiver Phänomene. Insofern diese Kinder sich der Begegnung, die sie nicht zu bewältigen vermögen, entziehen, kann man sie als begegnungsscheu (ZUTT) bezeichnen.

In der vorliegenden phänomenologisch-anthropologischen Untersuchung haben wir uns verstehend um einen Zugang zum Wesen des frühkindlichen Autismus bemüht. Klinisch-nosologische Fragen haben wir eingangs gestreift, aber nicht eingehend bearbeitet. Auch die folgenden Bemerkungen dazu sollen nur einige Folgerungen aufzeigen, die sich aus unserer Untersuchung für die Klinik ergeben. Die ganze Problematik kann aber an dieser Stelle nicht mehr aufgerollt werden. Wir sind davon ausgegangen, daß den Beobachtungen der verschiedenen Autoren, insbesondere von KANNER und ASPERGER, vergleichbare „Kernfälle" zugrunde liegen. *Der frühkindliche Autismus,* wie wir ihn hier dargestellt haben, *als ausbleibende oder verzögerte Konstitution von Eigen- und gemeinsamer Welt, als rudimentäre Erschließung eines physiognomisch-ästhetischen* und *pragmatischen Lebens- und Erlebnisbereiches* umgreift *mehr als die von den erwähnten Autoren abgesteckten klinischen Einheiten.* Wir zögern nicht, in unserem Sinne die von ASPERGER, KANNER, VAN KREVELEN und anderen mitgeteilten Fälle zusammenfassend als „autistisch" zu bezeichnen. Es entsteht auch auf Grund unserer Bestimmung keine Schwierigkeit, alle Übergänge von einem schwersten Autismus bis zur leichten Schwäche in der Entwicklung dieser Bereiche anzunehmen. Bedenken wir, daß sich beim frühkindlichen Autismus — ähnlich wie der Schwachsinn die rationale Weltkonstitution ungenügend sein läßt — die Konstitution im ästhetisch-physiognomischen und pragmatischen Sinne als ungenügend erweist, alle Übergänge von leichtesten zu schwersten Ausfällen nachweisbar sind und sich eine Weiterentwicklung in einem jeweils unterschiedlichen Abstand zum Normalen vollziehen kann, so liegt es nahe, *im frühkindlichen Autismus einen angeborenen oder früh erworbenen, dem Schwachsinn analogen ästhetisch-physiognomischen* und *pragmatischen Schwächezustand* zu sehen [1].

Denkt man unter diesem Aspekt die Möglichkeiten der Ätiologie des Autismus durch, so können wir ebenso wie beim Schwachsinn angeborene oder erworbene Mängel annehmen. Gerade unter den Fällen ASPERGERS, seinen autistischen Psychopathen, finden sich wohl Fälle, die wir dem Schwachsinn analog als Minusvarianten normaler ästhetisch-physiognomischer und pragmatischer „Begabung" bezeichnen könnten. Zu den erworbenen Schwächezuständen gehörten solche durch cerebrale Schädigungen (ASPERGER, POPELLA), zu denen wir mit Sicherheit auch fünf unserer eigenen Fälle rechnen können. Offen bleibt die Frage, ob auch Krankheitsformen, den schizophrenen Psychosen analog, zu solchen frühkindlich autistischen Bildern führen können. Bei Fällen wie Dieter E., Eberhard H. und Hans R. liegt die Annahme einer Reifungskrise und Reifungsverfehlung zur Zeit der ersten Trotzphase

[1] Anm. bei der Korrektur: In ihren jüngsten Arbeiten haben auch ASPERGER (1960) und VAN KREVELEN (1962) mit den Hinweisen auf wesentliche Defekte im „thymischen" Bereich bzw. im „intuitiven" verwandte Gedanken ausgesprochen.

nahe, ähnlich wie manche Züge der Hebephrenie an eine gescheiterte puberale Reifung denken lassen. Diese Möglichkeit wird man um so mehr im Auge behalten müssen, als eine spezifische Beziehung der schizophrenen Krankheitsformen zum ästhetisch-physiognomischen Bereich in den Arbeiten von ZUTT und KULENKAMPFF wiederholt herausgearbeitet worden ist. Schließlich könnte man analog dem Scheinschwachsinn, einer Behinderung der intellektuellen Leistungsfähigkeit und Entwicklung durch ungenügende Förderung und andere negative Milieueinwirkungen, auch einen rein umweltbedingten (Pseudo)-Autismus annehmen. Ein solches, allzu einfaches Schema kann bei dem heutigen Stande der Forschung der Differenziertheit der ätiologisch-nosologischen Problematik natürlich nicht gerecht werden. Es sollte damit nur die Richtung angedeutet werden, in die solche Fragen zu gehen hätten. Der Begriff „Begabung" weist darauf hin, daß wir uns diesen Erfahrungs- und Leistungsbereich biologisch fundiert denken, ebenso wie denjenigen der Intelligenz. Betrachtet man aber die Situation der Intelligenzforschung mit ihren gerade bezüglich wesentlicher „Faktoren" oder „Radikale" recht widersprüchlichen Ergebnissen, so wird man verstehen, daß jegliche Aussage in dieser Richtung für den hier angezielten Bereich verfrüht erscheint.

Auf diese Erörterung der nosologischen und ätiologischen Fragen wollen wir uns hier beschränken, denn die Aufgabe dieser Studie lag darin, das Verstehen des frühkindlichen Autismus zu fördern und das Gemeinsame der verschiedenen Formen frühkindlichen Autismus in ihrer Verfehlung einer wesentlichen Seite menschlicher Daseinsentfaltung aufzuzeigen. Vor diesem Hintergrund der vergleichbaren Verfehlung wird sich klarer als bisher die klinisch bedeutsame Verschiedenheit der ätiologisch unterschiedlichen Autismusformen abheben lassen. Diese Aufgabe, die beim Schwachsinn zunehmend in Angriff genommen worden ist, erfordert für den Autismus aber eine Materialsammlung, die die ganze Breite des kindlichen Autismus umfassen muß, und die sich nicht einengen lassen darf durch die bisher vorgenommenen, zur ersten Materialgewinnung und Klärung wertvollen, aber nunmehr zu starr erscheinenden klinischen Begrenzungen. Dem unbefangen beobachtenden Kliniker, es sei auf die jüngste Darstellung von STUTTE sowie die Gemeinsamkeit autistischer Züge bei frühkindlichen Psychosen, Dementia infantilis (HELLER) und dem eigentlichen frühkindlichen Autismus, die VON STOCKERT hervorgehoben hat, verwiesen, stellt sich auch jetzt schon dieser Bereich sehr differenziert dar.

VIII. Literatur

Es sind nur Arbeiten angeführt worden, die allgemein, ohne Hinweis auf eine bestimmte Literaturstelle zitiert wurden. Außerdem erschien es ratsam, eine Übersicht der herangezogenen Arbeiten über den frühkindlichen Autismus anzufügen, auch wenn die eine oder andere der Arbeiten im Text nicht besonders erwähnt worden ist.

AHRENS, R.: Beitrag zur Entwicklung des Physiognomie- und Mimikerkennens. Z. exp. ang. Psychol. II, 412 u. 599, (1954),

ASPERGER, H.: Die „Autistischen Psychopathen" im Kindesalter. Arch. Psychiat. Nervenkr. 117, 76 (1944).

— Heilpädagogik. Wien: Springer 1952.

— Autistisches Verhalten im Kindesalter, in Jahrbuch für Jugendpsychiatrie und ihre Grenzgebiete, Hrsg. v. W. Villinger, Bern, Stuttgart 1960 S. 53.

BINDER, H.: Zum Problem des schizophrenen Autismus. Z. Neur. **125**, 655 (1930).
BLEULER, E.: Handbuch der Psychiatrie. Hrsg. v. Aschaffenburg. Abtl. 4, Teil 1: Dementia praecox. 1911.
BOSCH, G.: Über primären Autismus im Kindesalter. Vortr. Frankf. Nervenärztl. Gesellschaft 1953.
— Bemerkungen über Selbst- und Weltgestaltung bei autistischen Kindern. Vortr. b. d. 5. Tagung d. Deutsch. Vereinigung f. Jugendpsychiatr. Marburg 1958. Ref. Zbl. ges. Neurol. Psychiat. **148**, 16 (1958).
BÜHLER, K.: Sprachtheorie. Jena: Gustav Fischer 1935.
EISENBERG, L.: The father of autistic childern. Amer. J. Orthopsychiat. **27**, 715 (1957).
— The autistic child in Adolescence. Amer. J. Psychiat. **112**, 607—612 (1956).
—; and L. KANNER: Early Infantile Autism 1943—1955. Amer. J. Orthopsychiat. **26**, 556 (1956).
GREWEL, F.: Infantiel Autisme. Purmerend 1954.
GRUHLE, H. W.: in Berze-Gruhle: Psychologie der Schizophrenie. Berlin 1929.
KAHN, E.: Die psychopathischen Persönlichkeiten. Handbuch der Geisteskrankheiten. Hrsg. v. O. Bumke Bd. V. 1. Teil.
KAILA, E.: Die Reaktionen des Säuglings auf das menschliche Gesicht. Annales Universitatis Aboensis. Ser. B. Bd. 17, 1932.
KANNER, L.: Autistic disturbance of affective contact. Nerv. Child **2**, 2/7 (1943).
— Early Infantile Autism. J. Pediat. **25**, 211 (1944).
— Irrelevant and metaphorical language in Early Infantile Autism. Amer. J. Psychiat. **103**, 242 (1946).
— Child Psychiatry. Springfield Illinois: Thomas 1948.
— Problems of nosology and psychodynamics in Early Infantile Autism. Amer. J. Orthopsychiat. **19**, 4/6 (1949).
— The conception of wholes and parts in Early Infantile Autism. Amer. J. Psychiat. **108**, 23 (1951).
— und L. EISENBERG: Notes on the follow-up Studies of autistic children. In: Psychopathology of childhood. Ed. by Paul Hoch, New York 1955. S. 227.
— The Specifitiy of Early Infantile Autism. Z. Kinderpsychiat. **25**, 108 (1958).
VAN KREVELEN, A.: Early infantile autism. Z. Kinderpsychiat. **19**, 91 (1952).
— Zur Problematik des Autismus. Prax. Kinderpsychol. **7**, 87 (1958).
— Autismus infantum. Z. Kinderpsychiat. **27**, 97 (1960).
— The psychopathology of autistic Psychopathy. Acta Paedopsychiatr. **29**, 22, 1962.
LOBAUER, H.: Der Weg zum Ich in der frühen Kindheit. Z. Päd. Psychol. XXXI, 176 u. 234. Leipzig 1930.
MAHLER, M. S.: On Child Psychoses and Schizophrenia. Autistic and Symbiotic Infantile Psychoses. Psychoanal. St. Child **7**, 286—305 (1952).
POPELLA, E.: Das Krankheitsbild des frühkindlichen Autismus. Nervenarzt **26**, 268 (1955).
RITRO, S., and S. PROVENCE: Form perception and limitation in some Autistic Children Psychoanal. St. Child. **8**, 155 (1953).
SPIEL, W.: Die endogenen Psychosen im Kindesalter, Basel, New York 1961.
SPITZ, R. A.: The Smiling Response. A Contribution to the ontogenesis of social relation. Genet. Psychol. Monogr. **24**, 57 (1946).
— Die Entstehung der ersten Objektbeziehungen. Stuttgart 1957. S. 13.
STERN, E.: A propos d'un cas d'autisme chez un jeune enfant. Arch. franç. Pédiat. **9**, 157 (1952).
— und M. SCHACHTER: Zum Problem des frühkindl. Autismus. Prax. Kinderpsychol. **2**, 113 (1953).
F. G. v. STOCKERT: Psychosen im Kindesalter. In: Jahrbuch f. Jugendpsychiatr. Hrsg. W. Villinger, Stuttgart 1956. S. 223.
— Einführung in die Psychopathologie des Kindesalters. 3. Aufl. Berlin, München 1957.
STUTTE, H.: Kinder- u. Jugendpsychiatrie. In: Psychiatrie der Gegenwart Bd. II. Berlin, Göttingen, Heidelberg: Springer 1960.
TRAMER, M.: Tagebuch über ein geisteskrankes Kind (frühinfantile Schizophrenie). Z. Kinderpsychiat. I u. II (6 Fortsetzungen) (1934/35).
— Lehrbuch der Kinderpsychiatrie. 3. Aufl. Basel 1949.

Namenverzeichnis

Die kursiven Ziffern beziehen sich auf das Literaturverzeichnis

Sachverzeichnis